SPINAL NEUROSURGERY

脊柱外科手册
——典型病例详解与分析

主 编 ［美］James S. Harrop

［美］Christopher M. Maulucci

主 译 李念虎

主 审 徐展望

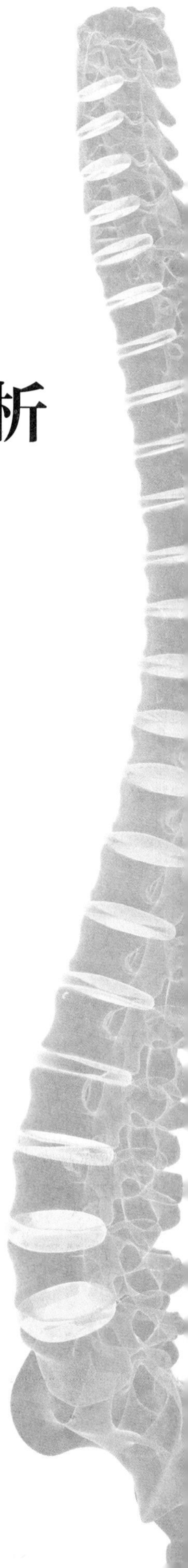

山东科学技术出版社

·济南·

图书在版编目（CIP）数据

脊柱外科手册：典型病例详解与分析 /（美）詹姆斯 S. 哈罗普，（美）克里斯托弗 M. 莫鲁奇主编；李念虎主译 . —济南：山东科学技术出版社，2022.2
ISBN 978-7-5723-1039-3

Ⅰ . ①脊…　Ⅱ . ①詹…　②克…　③李…　Ⅲ . ①脊柱病 – 外科学 – 诊疗 – 手册　Ⅳ . ① R681.5-62

中国版本图书馆 CIP 数据核字（2021）第 261626 号

脊柱外科手册——典型病例详解与分析

JIZHU WAIKE SHOUCE——DIANXING BINGLI XIANGJIE YU FENXI

责任编辑：冯　悦
装帧设计：李晨溪

主管单位：山东出版传媒股份有限公司
出 版 者：山东科学技术出版社
地址：济南市市中区英雄山路 189 号
邮编：250002　电话：（0531）82098088
网址：www.lkj.com.cn
电子邮件：sdkj@sdcbcm.com
发 行 者：山东科学技术出版社
地址：济南市市中区英雄山路 189 号
邮编：250002　电话：（0531）82098071
印 刷 者：山东联立文化发展有限公司
地址：山东省日照市莒县招贤镇罗庄二路西路 3 号
邮编：276526　电话：（0633）6622299

规格：16 开（184 mm × 260 mm）
印张：15　**彩页：**4　**字数：**284 千　**印数：**1~1500
版次：2022 年 2 月第 1 版　2022 年 2 月第 1 次印刷
定价：120.00 元

主　编

James S. Harrop, MD, FACS
Professor, Departments of Neurological and Orthopedic Surgery
Director, Division of Spine and Peripheral Nerve Surgery
Neurosurgery Director of Delaware Valley SCI Center
Thomas Jefferson University
Philadelphia, Pennsylvania

Christopher M. Maulucci, MD, FACS
Associate Professor of Neurological Surgery
Director of Spine Surgery
Tulane University
New Orleans, Louisiana

编　者

Bizhan Aarabi, MD, FRCSC, FACS
Professor, Neurosurgery
Director of Neurotrauma, R. Adams Cowley Shock Trauma Center
Department of Neurosurgery
University of Maryland School of Medicine
Baltimore, Maryland

Aimee M. Aysenne, MD, MPH
Director of Neurocritical Care
Department of Clinical Neurosciences
Tulane University, School of Medicine
New Orleans, Louisiana

Tej D. Azad, BA
Medical Student
Department of Neurosurgery
Stanford University School of Medicine
Stanford, California

G. Damian Brusko, BS
Department of Neurological Surgery
The Miami Project to Cure Paralysis
University of Miami Miller School of Medicine
Miami, Florida

Joseph Cheng, MD, MS
Professor of Neurosurgery
Frank H. Mayfield Chair
Department of Neurological Surgery
University of Cincinnati Health
Cincinnati, Ohio

Domagoj Coric, MD
Chief, Department of Neurosurgery
Carolinas Medical Center
Carolina Neurosurgery and Spine Associates
Charlotte, North Carolina

Andrew Dailey, MD
Professor
Department of Neurosurgery
University of Utah
Salt Lake City, Utah

Justin R. Davanzo, MD
Department of Neurological Surgery
Penn State Health Milton S. Hershey Medical Center
Pennsylvania, Pennsylvania

Hansen Deng, BS
Medical Student
Department of Neurological Surgery
University of California, San Francisco
San Francisco, California

Atman Desai, MD
Assistant Professor
Department of Neurosurgery
Stanford University School of Medicine
Stanford, California

Alexander B. Dru, MD
University of Florida
Department of Neurosurgery
Gainesville, Florida

Benjamin D. Elder, MD, PhD
Assistant Professor of Neurosurgery, Orthopedic Surgery, and Biomedical Engineering
Mayo Clinic School of Medicine
Rochester, Minnesota

Ilyas Eli, MD
Resident
Department of Neurosurgery
University of Utah
Salt Lake City, Utah

Michael G. Fehlings, MD, PhD, FRCSC, FACS
Vice Chair Research
Professor of Neurosurgery
McLaughlin Scholar in Molecular Medicine
Co-Chair Spinal Program
University of Toronto
Gerry and Tootsie Halbert Chair in Neural Repair and Regeneration
Head, Spinal Program
Toronto Western Hospital
Toronto, Ontario, Canada

Jared Fridley, MD
Assistant Professor of Neurosurgery
Brown University
Department of Neurosurgery
Providence, Rhode Island

Michael A. Galgano, MD
Clinical Instructor of Neurosurgery
Brown University
Department of Neurosurgery
Providence, Rhode Island

Mario Ganau, MD, PhD, FACS
Spine Fellow
Toronto Western Hospital
Toronto, Ontario, Canada

Ziya Gokaslan, MD
Professor and Chair
Brown University
Department of Neurosurgery
Providence, Rhode Island

James S. Harrop, MD, FACS
Professor, Departments of Neurological and Orthopedic Surgery
Director, Division of Spine and Peripheral Nerve Surgery
Neurosurgery Director of Delaware Valley SCI Center
Thomas Jefferson University
Philadelphia, Pennsylvania

Randall J. Hlubek, MD
Department of Neurosurgery
Barrow Neurological Institute
St. Joseph's Hospital and Medical Center
Phoenix, Arizona

Daniel J. Hoh, MD
Associate Professor
Dunspaugh-Dalton Endowed Professorship
Department of Neurological Surgery
University of Florida
Gainesville, Florida

David M. Ibrahimi, MD
Assistant Professor
Department of Neurosurgery
University of Maryland School of Medicine
Baltimore, Maryland

Rajiv R. Iyer, MD
Department of Neurosurgery
The Johns Hopkins University School of Medicine
Baltimore, Maryland

George I. Jallo, MD
Professor of Neurosurgery, Pediatrics and Oncology
Director, Institute for Brain Protection Sciences
Johns Hopkins All Children's Hospital
St. Petersburg, Florida

Jacob R. Joseph, MD
Department of Neurosurgery
University of Michigan
Ann Arbor, Michigan

James Kalyvas, MD
Neurosurgeon
Ochsner Clinic Foundation
New Orleans, Louisiana

Michael Karsy, MD, PhD
Resident
Department of Neurosurgery
University of Utah
Salt Lake City, Utah

So Kato, MD
Spine Fellow
Toronto Western Hospital
Toronto, Ontario, Canada

John P. Kelleher, MD
Department of Neurological Surgery
Penn State Health Milton S. Hershey Medical Center
Pennsylvania, Pennsylvania

Omaditya Khanna, MD
Resident
Thomas Jefferson University Hospital
Philadelphia, Pennsylvania

Mathew Kole, MD
Resident in Training
Department of Neurosurgery
University of Maryland School of Medicine
Baltimore, Maryland

Michael LaBagnara, MD
Assistant Professor of Neurological Surgery
University of Tennessee
Semmes-Murphey Clinic
Memphis, Tennessee

Ilya Laufer, MD
Department of Neurosurgery
Memorial Sloan Kettering Cancer Center
New York, New York

Evan Lewis, MD
Neurosurgeon
Baptist Medical Group–Neurosurgery
Pensacola, Florida

Jason Liounakos, MD
Resident
Department of Neurological Surgery
Univeristy of Miami Miller School of Medicine
Miami, Florida

Christopher M. Maulucci, MD, FACS
Associate Professor of Neurological Surgery
Assistant Residency Program Director
School of Medicine
Tulane University
New Orleans, Louisiana

Hector G. Mejia Morales
Medical student
Tulane University School of Medicine
New Orleans, Louisiana

Yusef I. Mosley, MD
Department of Neurosurgery
Thomas Jefferson University
Philadelphia, Pennsylvania

Praveen V. Mummaneni, MD
Joan O'Reilly Endowed Professor
Vice Chairman
University of California, San Francisco Neurosurgery
San Francisco, California

Harry Mushlin, MD
Resident in Training
Department of Neurosurgery
University of Maryland School of Medicine
Baltimore, Maryland

Rani Nasser, MD
Clinical Instructor of Neurosurgery
University of Cincinnati Health
Cincinnati, Ohio

Mark E. Oppenlander, MD
Assistant Professor
Department of Neurosurgery
University of Michigan
Ann Arbor, Michigan

Jonathan M. Parish, MD
Resident Physician
Carolinas Medical Center
Charlotte, North Carolina

Lahiru Ranasinghe, BS
Medical Student
Department of Clinical Neuroscience
Tulane University School of Medicine
New Orleans, Louisiana

John K. Ratliff, MD
Professor
Department of Neurosurgery
Stanford University School of Medicine
Stanford, California

Adam M. Robin, MD
Department of Neurosurgery
Memorial Sloan Kettering Cancer Center
New York, New York

Miner N. Ross, MD, MPH
Resident Physician
Department of Neurological Surgery
Oregon Health and Science University
Portland, Oregon

Charles A. Sansur, MD
Associate Professor
Department of Neurosurgery
University of Maryland School of Medicine
Baltimore, Maryland

Christopher I. Shaffrey, MD
John A. Jane Professor of Neurological Surgery
Division Head Spinal Surgery
Professor of Orthopaedic Surgery
University of Virginia Medical Center
Charlottesville, Virginia

Emily P. Sieg, MD
Department of Neurological Surgery
Penn State Health Milton S. Hershey Medical Center
Pennsylvania, Pennsylvania

Manish K. Singh, MD
Assistant Professor of Neurological Surgery
Director of Spine Surgery Program
Tulane University School of Medicine
New Orleans, Louisiana

Brandon W. Smith, MD, MS
Department of Neurosurgery
University of Michigan
Ann Arbor, Michigan

Justin S. Smith, MD, PhD
Harrison Distinguished Professor
Neurological Surgery
University of Virginia Medical Center
Charlottesville, Virginia

Geoffrey P. Stricsek, MD
Resident
Thomas Jefferson University
Philadelphia, Pennsylvania

Durga R. Sure, MD
Department of Neurosurgery
University of Virginia
Charlottesville, Virginia

Daniel Tarazona, MD
Department of Orthopedics
Rothman Institute
Philadelphia, Pennsylvania

Khoi D. Than, MD
Assistant Professor
Neurological Surgery
Oregon Health and Science University
Portland, Oregon

Nicholas Theodore, MD
Department of Neurosurgery
Barrow Neurological Institute
St. Joseph's Hospital and Medical Center
Phoenix, Arizona

Vincent C. Traynelis, MD
Professor
Department of Neurosurgery
Rush University Medical Centre
Chicago, Illinois

Mazda K. Turel, MBBS
Clinical Fellow in Cerebrovascular and Bypass Surgery
Department of Neurosurgery
Rush University Medical Centre
Chicago, Illinois

Derrick Umansky, MD
Resident
Department of Neurosurgery
Tulane University School of Medicine
New Orleans, Louisiana

Alexander R. Vaccaro, MD, PhD, MBA
Department of Orthopedic Surgery
Rothman Institute (President)
Philadelphia, Pennsylvania

Anand Veeravagu, MD
Assistant Professor
Department of Neurosurgery
Stanford University School of Medicine
Stanford, California

Todd D. Vogel, MD
Minimally Invasive and Complex Spine Fellow
Department of Neurological Surgery
University of California, San Francisco
San Francisco, California

Michael Y. Wang, MD
Chief of Neurosurgery
University of Miami Hospital
Professor
Departments of Neurological Surgery and Rehabilitation Medicine
University of Miami School of Medicine
Miami, Florida

Jean-Paul Wolinsky, MD
Department of Neurosurgery and Oncology
Clinical Director of the Johns Hopkins Spine Program
Johns Hopkins University
Baltimore, Maryland

Scott Zuckerberg, MD, MPH
Co-Director
Research of the Vanderbilt Sports Concussion Center Research Group
Department of Neurological Surgery
Vanderbilt University Medical Center
Nashville, Tennessee

主译 李念虎

主审 徐展望

译者（以姓氏笔画为序）

朱秉瑞 江 璐 陈仁场 岳 晨 姜 平

贾梦龙 高 尚 谭国庆 薛海鹏

前　言

我很高兴能为读者介绍《脊柱外科手册——典型病例详解与分析》一书。脊柱外科医生在临床实践中最重要的是用专业知识、正确的判断和熟练的技术处理广泛复杂的临床病例。在本书中，编者按照在骨科诊所、医院急诊科和手术室实际遇到的情况来介绍典型的病例。

在本书中，James Harrop 博士、Christopher Maulucci 博士和其他编者们分享了他们在脊柱外科主要领域的智慧和经验。每个章节包含一个重要的临床经典案例的介绍，通过评估和方案、决策制定、手术过程、术后护理和并发症治疗几个部分，指导读者进行病例的学习。“要点部分”阐明了在其他或非典型情况下处理患者的注意事项。

本书还列出了每个临床病例的准确诊断、成功治疗和相关并发症的有效处理的主题清单。这三个重点部分对准备参加美国神经外科委员会口试的神经外科医生特别有帮助，该委员会将根据这三个主题进行评分。

最后，每一章节都包含对医学证据和预期结果的重点回顾，有助于为患者提供咨询和设定预期。作者提供的不是详尽的参考清单，而是推荐高优先级额外阅读清单，以帮助读者加深理解。

在北美一些顶尖专家的指导下，本书将为您提供一次脊柱神经外科临床实践之旅。

Nathan R. Selden, MD, PhD

Campagna Professor and Chair

Department of Neurological Surgery

Oregon Health and Science University

Portland, Oregon

中文版序

《脊柱外科手册——典型病例详解与分析》是专门介绍脊柱外科手术的一本专业书籍。该书切合临床实际，选取来自编者医疗实践的真实典型病例，根据患者的症状体征、影像学资料以及各种检查来指导读者对患者进行评估与诊断，进行临床决策，确定手术方案与步骤，进行术后护理和并发症处理。

该书难能可贵的是对术者在临床诊疗过程中可能遇到的陷阱及其规避方法进行了较为明确和深入的探讨，另外一个特色是结合美国医生执业考试之需，专门设置了考试时可能会出现的口试题，对我国医学生参加相关专业面试和临床查房提问也有较高的参考价值。该书尤其适合脊柱外科方向的研究生、低年资医生阅读，可以在临床实践中少走弯路。高年资医生阅读本书也可以进一步巩固已有知识，了解学科发展，提高技术水平。

该书编者团队在脊柱外科领域颇有建树，使该书具备一定权威性。另外，每个章节后面均附有参考文献，可供进一步阅读提高。该书译者们具有丰富的脊柱外科临床经验，英语水平可靠，年富力强，译者所在的山东中医药大学附属医院历史悠久，中西并重，积极开展新技术并在临床中获得良好疗效。本书提纲挈领，可读性强，定能成为有价值的提高脊柱外科医生临床水平的参考书。

2021 年 3 月

目 录

第一章　Ⅱ型齿状突骨折

编者：Daniel Tarazona, Alexander R. Vaccaro

病例介绍

一位 79 岁的女性患者在一家疗养院跌倒后被送去急诊。她否认当时失去意识。在转运来院之前已经佩戴了颈托，主诉颈部疼痛。否认存在感觉异常或者无力。患者血压稳定，意识清楚，警觉性和方向感正常。体格检查发现颈后中轴线压痛，无台阶感或畸形。神经检查发现各肌力均为 5 级，无感觉缺失，各肌腱反射（+），直肠指检正常。

问题

1. 诊断可能是什么？
2. 最合适的影像学检查是什么？
3. 齿状突骨折如何分类？

评估和方案

根据病史和体格检查，外科医生怀疑颈椎骨折。鉴别诊断包括上颈椎、下颈椎和上胸椎损伤。由于最初担心颈椎损伤，因此给予脊柱防范措施并行颈椎、胸椎、腰椎 CT 检查，发现Ⅱ型齿状突骨折。

要点回顾：诊断建议

1. Anderson 和 D'Alonzo 对齿状突骨折的分类为骨折不愈合的风险提供了预后信息，并有助于制订治疗计划。
2. CT 扫描是首选的检查方式，具有较高的可信度。它还有助于诊断伴随的脊柱损伤[20]。
3. 如果临床怀疑椎动脉损伤，应考虑 CT 或 MR 血管造影。

颈椎的初始影像学评估应包括前后位（AP）、侧位、开口位和颈椎 CT。磁共振成像（MRI）对神经损伤或考虑伴有韧带损伤时是必要的。如果预期行后路内固定，则需行 CT 血管造影以评估并排除 C2 峡部、C2 椎弓根、C1~C2 关节面或 C1 侧块螺钉置入位置的潜在的血管异常。

齿状突骨折按照 Anderson 和 D'Alonzo 的描述分为 3 型（图 1.1）[3]。Ⅰ型齿状突骨折表现为齿状突尖端通过翼状韧带的撕脱性骨折。Ⅱ型是最常见的 C2 骨折类型，被定义为骨折线在齿状突底部。Ⅱ型骨折由于纤细的血供中断而有非常高的不愈合风险。Ⅲ型骨折发生于椎体并延伸至上关节突。C2 椎体丰富的血供使这种类型的骨折佩戴颈椎支具的不愈合率较低。Grauer 和他的同事提出将Ⅱ型骨折再分类以指导临床治疗（图 1.2）。ⅡA 型为横断骨折，ⅡB 型为前上至后下的斜形骨折，ⅡC 型为前下至后上的斜形骨折或粉碎性骨折[23]。考虑到ⅡC 型患者不适合齿状突螺钉固定，这种骨折分类是有价值的。

在本病例中，脊柱 CT 显示移位型Ⅱ型齿状突骨折伴ⅡC 斜型（影像 1）和 C3 右侧横突骨折。没有明显的脊髓压迫。CT 血管造影没有显示任何血管损伤或异常（图 1.3）。

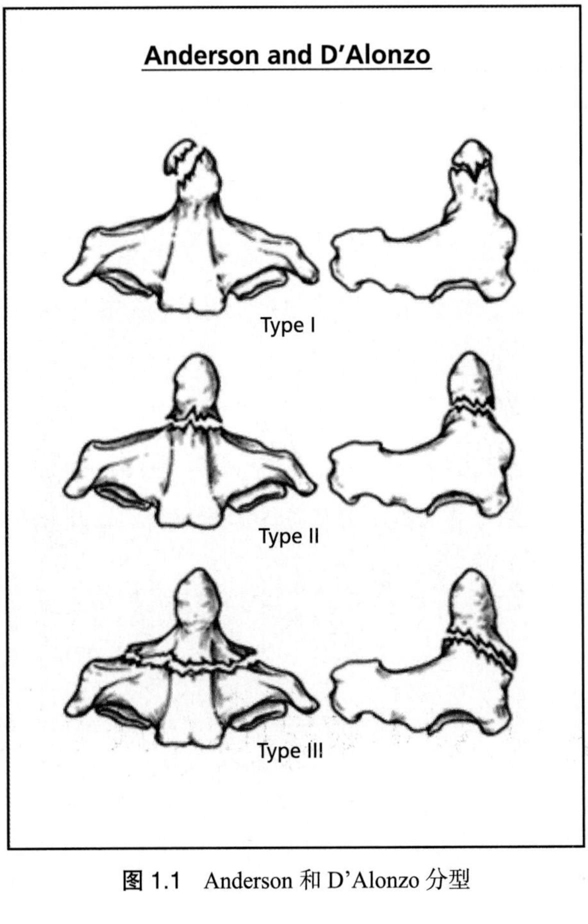

图 1.1　Anderson 和 D'Alonzo 分型

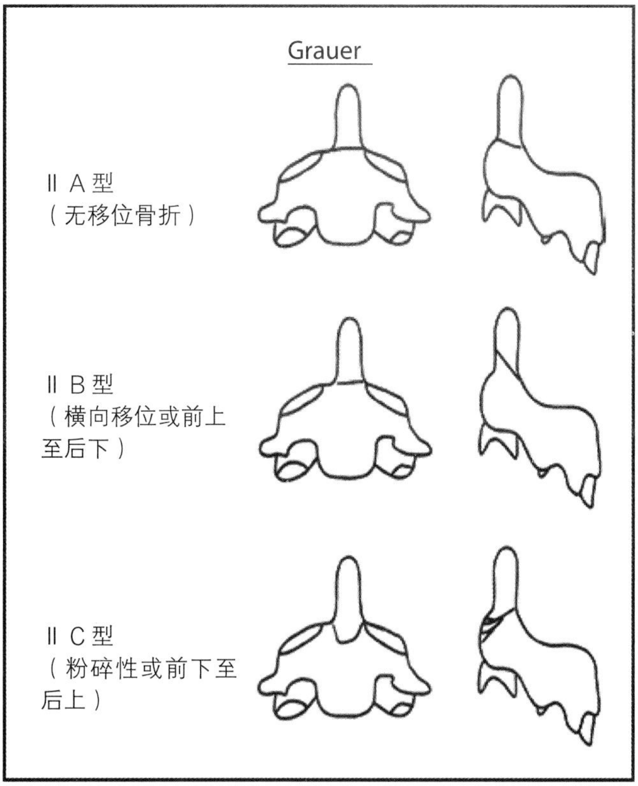

图 1.2　Grauer 分型

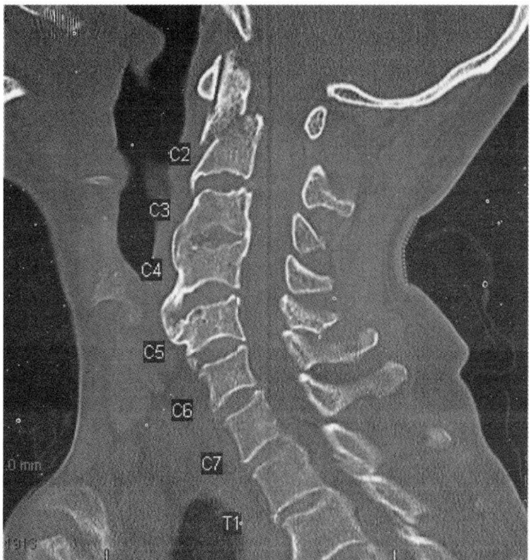

图 1.3　颈椎矢状面显示Ⅱ C 型齿状突骨折

问题

1. 不愈合的危险因素是什么?
2. 高龄患者应如何处理?
3. 这些临床和影像学发现对手术计划有何影响?

决策制定

对于齿状突骨折尚无统一的治疗方法。相反，每个病例都应该根据并发症、合并损伤、先前的功能状态、神经情况和骨折形态进行特殊考虑。治疗方案的选择也基于骨折不愈合的风险，以便对骨折不愈合风险较高的患者进行外科干预。已知的骨折不愈合的危险因素包括年龄 50 岁及以上、粉碎性骨折、大于 5 mm 的骨块后移位、骨折间隙大于 1 mm、受伤到治疗间隔超过 4 天以及 10° 以上的成角。此外有大量文献表明在老年人群中Ⅱ型骨折手术固定可降低死亡率并提高生活质量。

无骨折不愈合危险因素的Ⅱ型骨折的成人可以佩戴颈围领或头环背心来预防之后的移位。有不愈合危险因素的成人及能够安全耐受麻醉的老年患者通常接受后路 C1~C2 融合手术治疗。在恰当选择的患者中，齿状突螺钉可能是有益的，但也被证实存在导致老年人吞咽困难以及在低骨量或骨质疏松的情况下存在螺钉拔出的较高风险。

在过去的 10 年中，老年人Ⅱ型齿状突骨折的治疗方法发生了变化。历史上，已报道了稳定无症状的老年患者纤维连接的骨不愈合为可接受的结果。最近的文献支持 65 岁及以上患者行手术治疗，报道称手术提高了功能和愈合率，并发症无差异，死亡率有改善的趋势。然而，在接受手术治疗的 80 岁或以上患者中，并发症发生的风险增加。因使用后有高发病率、高死亡率，故高龄是使用坚硬的外固定支具（如环形背心）的禁忌证。老年人通常整体功能储备较低，肺功能下降，所以长时间的固定可能导致疾病发生。因此，越来越多的外科医生提倡早期手术干预，而且也有更多的证据支持这一观点。

齿状突骨折有多种手术治疗方法，其中最常用的是节段固定，包括 C1 侧块并 C2 椎弓根或峡部螺钉。其他的选择包括前路齿状突骨折固定和 C1~C2 经关节固定。虽然后路内固定显示出较高的骨愈合率，但前路齿状突骨折固定避免了融合占颈椎旋转度 50% 的 C1~C2 关节。每种方案都有其独特的优点和缺点，这些方案应根据骨折类型、体质和患者期望进行权衡。

在本例中，由于齿状突骨折的移位和不稳定，以及外固定制动的潜在严重并发症，医生选择了手术固定，对 C1~C2 行后路器械融合。由于可能存在患者年龄和骨质疏松而导致螺钉固定失败，拉力螺钉固定导致Ⅱ C 型骨折的平移和移位等情况，通常不推荐前路骨折螺钉固定。身体条件也是一个重要的考虑因素，这名患者的肥胖使螺钉沿预定轨迹置入困难，对前路齿状突骨折螺钉固定技术构成挑战。

手术方法

如前所述，Ⅱ型齿状突骨折有多种手术选择，但这里的重点将是节段性 C1~C2 内固定和融合（C1 侧块技术，**图 1.4**，见彩页）。

定位和准备

为防止颈部过度伸展，应行气管插管和颈椎固定。这可以用可视喉镜或光学纤维镜插管来完成。插管后使用 Mayfield 钳。常规使用神经监测，记录插管前、定位前躯体感觉和经颅运动诱发电位（SSEPs 和 tcMEPs）。然后将患者置于俯卧位，颈部略微弯曲，然后重复 SSEPs 和 tcMEPs。颈椎区域进行消毒铺巾。如果需要收集髂骨移植物，则还应准备好髂后上棘并消毒铺巾。

方　法

采用正中纵切口。术中应采用影像设备确定脊柱水平。应特别注意保持在中线上，并遵循中线正中缝无血管入路。沿 C2 后段及 C1 后弓下方进行骨膜下分离。避免对 C1 侧块外侧和 C1 后环的头侧进行锐性分离，以降低椎动脉损伤的风险。当从 C1 后弓底部剥离到 C1 侧块时，可能出现区域静脉丛的大量出血。

过　程

首先，利用 X 线透视检查来确定 C1 相对于 C2 的适当位置，接下来，确定 C2 峡部螺钉的起始点。在 C2~C3 关节突关节近端 2~3 mm，C2 峡部触诊内侧缘稍外侧（2~3 mm）处形成一个定位孔。钻头向头侧和内侧呈一定角度，沿 C2 峡部路径向前推进至预定的单皮质深度。之后，用探针确认是否存在骨破损，攻丝后置入螺钉。

在放置C2峡部螺钉后，使用X线透视检查来帮助确定C1侧块螺钉的起始点和钉道。在螺钉置入前，必须轻轻向下牵开 C2 神经根，显露骨性结构（**图 1.5**）。入口点位于侧块内侧缘外侧 5 mm 处，C1 后弓的尾侧。使用钻头于侧块入点钻孔，透视引导下平行于颅骨并指向 C1 前弓中点，内倾约 10°。测深尺测量，在螺钉拧入侧块之前确定螺钉的长度和大小。对侧 C1 侧块重复上述操作。在侧位透视下检查螺钉位置，安放连接棒。对 C2 侧块和 C1 后弓下方进行去皮质化，在 C1~C2 间隙进行结构性植骨。最后用 X 线确定植入物的位置。

要点：操作建议

1. 术前影像学评价椎动脉解剖情况，尽量减少寰椎头侧缘的锐性分离，采用 C1 侧块螺钉偏上内侧的钉道轨迹，可降低椎动脉损伤的风险。
2. 对 C1~C2 内植物不满意的侧位透视影像可能导致螺钉位置不当以及神经或血管损伤。
3. C1~C2 多轴螺钉与棒固定不需要齿状突直接解剖复位，术中可通过直接操作 C1 后弓进行复位。

难　点

1. 如果存在异常的椎动脉，则应考虑另一种手术技术，比如 C2 椎板螺钉。解剖异常时应避免选用 C1~C2 关节螺钉及 C2 椎弓根螺钉。
2. 虽然侧块螺钉放置最初可能没有并发症，但如果螺钉尖端靠近椎动脉，正常的搏动血流可能导致血管的延迟损伤。如果考虑到螺钉长度过长，应立即取出螺钉，随后更换较短的螺钉。

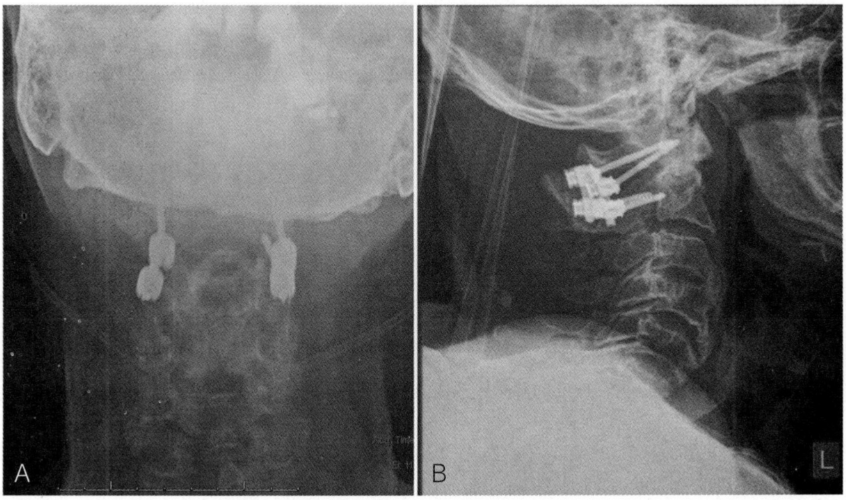

图 1.5　颈椎后路 C1~C2 融合正侧位图

护 理

建议Ⅱ型齿状突骨折的患者佩戴颈部支具，并密切监测潜在的术后并发症。老年患者使用软颈托，但在高能损伤时使用硬颈托。术后患者可以立即下地活动。

应在第 2 周和第 6~8 周时对患者进行影像学随访检查，以确保没有早期内固定失败（**图 1.5**）。术后 3~6 个月可进行屈伸功能位片检查，评估稳定性。一旦初始愈合和持续稳定得以建立，患者可以去掉颈部支具。

并发症和治疗

手术的不同并发症在很大程度上取决于手术的入路和所采用的技术。这些并发症可以进一步分为术中和术后并发症。

术中并发症

神经血管损伤是术中最常见的并发症。在后路手术中，最令人担心的并发症之一就是螺钉位置不当而损伤椎动脉。椎动脉异常进一步增加了损伤的风险，尤其是在 C1~C2 经关节螺钉或 C2 椎弓根螺钉置入时。术前影像应密切评估是否存在血管异常。细致谨慎的术中技术、避免在椎动脉解剖异常的 C2 置入椎弓根螺钉、C1 侧块偏上内侧置钉是避免发生椎动脉损伤的必要条件[13]。如果存在完好的对侧血供，单侧椎动脉损伤可能没有症状，但双侧损伤的结果可能是灾难性的。

在前路手术中应小心地牵拉和分离，以避免损伤颈内动脉和食管。其他可能的罕见并发症包括由于钻孔过深或齿状突螺钉过长导致的神经损伤。

术后并发症

颈椎后路手术后的枕部神经痛是一种常见的主诉。为了降低风险，在侧块螺钉置入时，应轻轻向下牵开 C2 神经根，并用神经剥离子保护。此外，C1 使用部分螺纹螺钉。伤口并发症在后路手术中也更为常见[17]。无菌技术、抗生素和适当的伤口冲洗有助于降低感染的风险。手术部位的感染如果考虑向深部组织扩散都应行外科清创处理。

在前路手术后，常见吞咽困难，可能需要使用饲管[27]。这一入路可能因导致吸入性肺炎而更加复杂，应及时应用抗生素治疗[11, 27]。声音嘶哑或声带麻痹可分别由神经失用或缺血损伤喉上神经和喉返神经引起。还应密切监测患者呼吸窘迫的症状，因为这可能是咽后血肿的迹象，应紧急手术清除。

内固定失败和假关节形成会使术后恢复复杂化。常规的随访 X 线片应细致检查，看是否有愈合迹象。如果考虑骨折不愈合，可以使用 CT 扫描。

并发症要点

1. 如果椎动脉有意外损伤，应立即控制出血，进行初步血管修复，将螺钉暂时拧入钻孔，或用止血剂闭塞或骨蜡封堵。如果不能控制出血并计划结扎，应在术中进行血管造影[28]。不应再次尝试对侧螺钉置入，以避免双侧损伤。
2. C2 神经痛可能是由于 C1 侧块螺钉置入或侧块暴露时过度牵拉所致。
3. 侧块螺钉双皮质内固定有损伤颈内动脉的危险[10]。
4. 先天性弓状孔可与 C1 椎板混淆，必须加以鉴别以避免椎动脉损伤。

证据和结论

Ⅱ型齿状突骨折的最佳手术方法仍存在争议，前路齿状突螺钉固定和后路寰枢椎融合都是可接受的选择[16, 24]。然而，后路手术适合老年患者，而前入路手术在患者存在以下情况时属于禁忌证，如Ⅱ C 型齿状突骨折、伴 C1~C2 损伤、无法复位的骨折、骨折不愈合、体型肥胖并有桶状胸、严重后凸、严重骨质疏松[16]。后路 C1~C2 融合也可用于对前路固定失败进行挽救。总的来说，后路寰枢椎固定具有很高的融合率，接近 100%，且并发症发生率低，因此是一种非常有效的治疗Ⅱ型齿状突骨折的方法[12]。在适应证选择得当的前提下，前路螺钉内固定可达到类似的临床效果[24]。

之前另一个不确定的领域是老年患者的最佳治疗方法，然而，在过去的 10 年里，有大量的研究证明了手术的优越性。Vaccaro 等人进行了一项多中心前瞻性队列研究，比较了 65 岁以上患者的手术治疗和非手术治疗。该研究显示手术具有更好的结局、较低的不愈合率，并发症发生率无差异，虽无统计学差异，但死亡率有降低的趋势[19]。Schroeder 等人进行了一项系统性回顾研究，发现接受手术治疗的患者的短期和长期死亡率都有所下降。然而，研究中手术患者的年龄可能更大[24]。Schoenfeld 等人进行了一项回顾性研究，尽管 65~74 岁接受手术的患者死亡率较低，但当患者接近 85 岁时，死亡率并无差异[22]。

参考文献

1. BOOS N, AEBI M, eds. Spinal Disorders: Fundamentals of Diagnosis and Treatment. Berlin: Springer-Verlag; 2008.

2. KELLER S, BIECK K, KARUL M, et al. Lateralized odontoid in plain film radiography: Sign of fractures?—A comparison study with MDCT. RöFo—Fortschritte Auf Dem Geb Röntgenstrahlen Bildgeb Verfahr. 2015, 187(09):801–807. doi:10.1055/s-0035-1553237.

3. ANDERSON L D, D'ALONZO R T. Fractures of the odontoid process of the axis. J Bone Joint Surg Am. 1974, 56(8):1663–1674.

4. PAL D, SELL P, GREVITT M. Type II odontoid fractures in the elderly: An evidence-based narrative review of management. Eur Spine J. 2011, 20(2):195–204. doi:10.1007/s00586-010-1507-6.

5. MAJERCIK S, TASHJIAN R Z, BIFFL W L, et al. Halo vest immobilization in the elderly: A death sentence? J Trauma. 2005, 59(2), 350–358.

6. GOEL A. Treatment of odontoid fractures. Neurol India. 2015, 63(1):7. doi:10.4103/0028-3886.152657.

7. ROBINSON Y, ROBINSON A L, Olerud C. Systematic review on surgical and nonsurgical treatment of type II odontoid fractures in the elderly. BioMed Res Int. 2014. doi:10.1155/2014/231948.

8. Posterior C1–C2 Fusion, ClinicalKey. https://www-clinicalkey-com.ezproxy.rowan.edu/#!/content/book/3-s2.0-B9781437715200000279. Accessed May 1, 2016.

9. BODON G, PATONAY L, BAKSA G, et al. Applied anatomy of a minimally invasive muscle-splitting approach to posterior C1–C2 fusion: An anatomical feasibility study. Surg Radiol Anat SRA. 2014, 36(10):1063–1069. doi:10.1007/s00276-014-1274-x.

10. SEAL C, ZARRO C, GELB D, et al. C1 lateral mass anatomy: Proper placement of lateral mass screws. J Spinal Disord Tech. 2009, 22(7):516–523. doi:10.1097/BSD.0b013e31818aa719.

11. DAILEY A T, HART D, FINN M A, et al. Anterior fixation of odontoid fractures in an elderly population: Clinical article. J Neurosurg. 2010, 12(1):1–8.

12. HARMS J, MELCHER R P. Posterior C1–C2 fusion with polyaxial screw and rod fixation. Spine. 2001, 26(22):2467–2471.

13. GAUTSCHI O P, PAYER M, CORNIOLA M V, et al. Clinically relevant complications related to posterior atlanto-axial fixation in atlanto-axial instability and their management. Clin Neurol Neurosurg. 2014, 123:131–135. doi:10.1016/j.clineuro.2014.05.020.

14. Spine Surgery Basics, Springer. http://link.springer.com.ezproxy.rowan.edu/book/10.1007%2F978-3-642-34126-7. Accessed May 1, 2016.

15. WANG L, LIU C, ZHAO Q H, et al. Outcomes of surgery for unstable odontoid fractures combined with instability of adjacent segments. J Orthop Surg. 2014, 9:64. doi:10.1186/s13018-014-0064-9.

16. JOAQUIM A, PATEL A. Surgical treatment of type II odontoid fractures: Anterior odontoid screw fixation or posterior cervical instrumentation fusion. Am Assoc Neurosurg. 2015, 38(4):E11.

17. HAREL R, STYLIANOU P, KNOLLER N. Cervical spine surgery: Approach-related complications. World Neurosurg. 2016, 94:1–5.
18. CHAPMAN J, SMITH J S, KOPJAR B, et al. The AOSpine North America Geriatric Odontoid Fracture Mortality Study: A retrospective review of mortality outcomes for operative versus nonoperative treatment of 322 patients with long-term follow-up. Spine. 2013, 38(13):1098–1104.
19. VACCARO A R, KEPLER C K, KOPJAR B, et al. Functional and quality-of-life outcomes in geriatric patients with type-II dens fracture. J Bone Joint Surg. 2013, 95(8):729–735.
20. BARKER L, ANDERSON J, CHESNUT R, et al. Reliability and reproducibility of dens fracture classification with use of plain radiography and reformatted computer-aided tomography. J Bone Joint Surg (Am). 2006, 88(1):106–112.
21. KOIVIKKO M P, KIURU M J, KOSKINEN S K, et al. Factors associated with non-union in conservatively treated type II fractures of the odontoid process. J Bone Joint Surg (Br). 2004, 86-B:1146–1151.
22. SCHOENFELD A J, BONO C M, REICHMANN W M, et al. Type II odontoid fractures of the cervical spine: Do treatment type and medical comorbidities affect mortality in elderly patients? Spine. 2011, 36(11):879–885.
23. GRAUER J N, SHAFI B, HILIBRAND A S, et al. Proposal of a modified, treatment-oriented classification of odontoid fractures. Spine J. 2005, 5(2):123–129.
24. SCHROEDER G D, KEPLER C K, KURD M, et al. A systematic review of the treatment of geriatric type II odontoid fractures. Neurosurgery 2015, 77:S6–S14.
25. SMITH H E, KERR S M, MALTENFORT M, et al. Early complications of surgical versus conservative treatment of isolated type II odontoid fractures in octogenarians: A retrospective cohort study. J Spinal Disord Tech. 2008, 21(8):535–539.
26. ANDERSSON S, RODRIGUES M, OLERUD C. Odontoid fractures: High complication rate associated with anterior screw fixation in the elderly. Eur Spine J. 2000, 9(1):56–59.
27. VASUDEVAN K, GROSSBERG J A, SPADER H S, et al. Age increases the risk of immediate postoperative dysphagia and pneumonia after odontoid screw fixation. Clin Neurol Neurosurg. 2014, 126:185–189.
28. PENG C W, CHOU B T, BENDO J A, et al. Vertebral artery injury in cervical spine surgery: Anatomical considerations, management, and preventive measures. Spine J. 2009, 9(1):70–76.

第二章 颈椎骨折脱位

编者：Jason Liounakos, G. Damian Brusko, Michael Y. Wang

病例介绍

一名 30 岁男子在一头扎进浅水池塘 3 小时后，被紧急医疗服务（EMS）转往当地一级创伤中心。他的 Glasgow 昏迷评分（GCS）为 15 分，无意识丧失，并且表示在他潜水后即感觉不能移动他的胳膊和腿，伴手臂间歇性灼热感与颈部疼痛。患者当即在硬板上严格制动并严格保护脊柱。患者血压 90/60 mmHg，心率 55 次 / 分。详细的体格检查意义明显，发现三角肌肌力 5/5、肱二头肌肌力 4+/5，远端肌力 0/5。患者直肠张力消失。双侧肱二头肌反射（++）。双侧肱桡肌反射、肱三头肌反射、膝腱反射和跟腱反射均不存在。Hoffmann 征阴性，没有阵挛，划跖反射模糊。全身针刺和轻触的感觉存在，包括肛周区域。

问题

1. 最可能的诊断是什么？
2. 疑似受伤的程度如何？
3. 脊髓损伤的国际标准化分类是什么？
4. 哪种影像学检查最适合准确诊断该损伤？
5. 描述与颈椎小关节脱位伴随的常见骨折类型。

评估和方案

考虑到一个原本健康的患者在明显的创伤后出现急性症状，急诊神经外科值班医生怀疑存在创伤性脊髓损伤。颈椎脊髓损伤常伴有颈椎骨折脱位。一个最初的完整创伤评估是必要的，以排除其他损伤，特别是在神经源性休克的情况下，低血压可能与失血性休克有关，而不是脊髓损伤后继发的交感神经张力丧失。在确定和稳定损伤之前，严格的脊柱预防措施是必须的，特别是在不完全脊髓损伤的情况下（比如在此病例中）。骨折引起的不稳定使患者易进一步受伤，而且存在神经系统状况恶化的风险，因此必须在患者放置和转运时尽可能地给予照顾。

假设存在脊髓损伤，完整的神经系统检查往往能准确地揭示损伤程度。在该例中，三角肌和肱二头肌肌力基本完整存在且以下没有肌力，损伤水平可能在 C5。由于存在完整的感觉，美国脊柱损伤协会（ASIA）将这种损伤划分为不完全脊髓损伤 B 级。ASIA 神经学检查和 ASIA 损伤水平的完整指南在文末参考文献中提供。神经学水平被定义为功能正常的最末端水平。重要的是，要准确诊断完全性（ASIA A）损伤，必须评估脊髓最末端节段（S4~S5）的功能，功能丧失时才能诊断。

根据 2013 年神经外科医师大会（CNS）提供的《急性颈椎和脊髓损伤处理指南》的更新，计算机轴向断层扫描（CT）是推荐用于有症状的创伤患者的初始影像学检查。CT 将快速准确地发现是否存在骨损伤以及损伤的程度，并指导进一步的检查和治疗。

在患者已初步稳定后，磁共振成像（MRI）是非常有用的，可帮助确定神经损伤的程度，存在的脊髓压迫程度，对存在的关节脱位进行闭合复位的安全性的作用也许还有争议。1/3~1/2 的颈椎关节脱位患者出现椎间盘破裂或突出。有观点认为，预先行 MRI 检查对确定有无创伤性椎间盘突出很重要，如果进行闭合复位，突出的椎间盘有可能加重脊髓压迫。在最坏的情况下，这可能会导致不完全的损伤变成完全性损伤。进一步认为，在这种椎间盘突出的情况下，治疗应进行颈椎前路椎间盘切除术，然后切开复位和内固定。然而有趣的是，关于此类并发症的报道并不多见，而且许多研究都未能证明外伤性椎间盘突出与清醒患者复位后神经功能恶化之间存在关联。即便如此，包括我们自己的机构在内的许多机构通常都对不完全脊髓损伤和颈椎骨折脱位的清醒患者进行紧急 MRI 检查。

在我们的病例报道中，CT 检查显示右侧 C5 小关节在 C6 上的 2 级前移（**图 2.1A**）伴完全脱位（“跳跃”或“锁定”关节突）（图 2.1B），以及左小关节半脱位（“栖息”关节突）伴 C6 屈曲泪滴形骨折（**图 2.1C**）。随后进行 MRI 检查（**图 2.2**）发现无明显椎间盘突出。脊髓和后韧带复合体的损伤明显，表现为 T2 高信号。

颈椎小关节脱位是由过度屈曲以及伴或不伴旋转力的后部牵张引起的。旋转损伤常是单侧小关节脱位的主要原因之一。它们常见于高能量创伤后，如机动车辆和跳水事故。当上位椎体的下关节突向前移位至下位椎体上关节突前侧时，这种情况通常称为“跳跃”或“锁定”关节突。当下位关节突位于上位关节突之上时，被称为“栖息”。单侧小关节脱位常导致 1 级前移。孤立的单侧小关节脱位可伴有神经根受压引起神经孔水平神经症状。双侧关节突脱位常导致更严重的前移（通常大于 50%），脊髓损伤发生率更高。

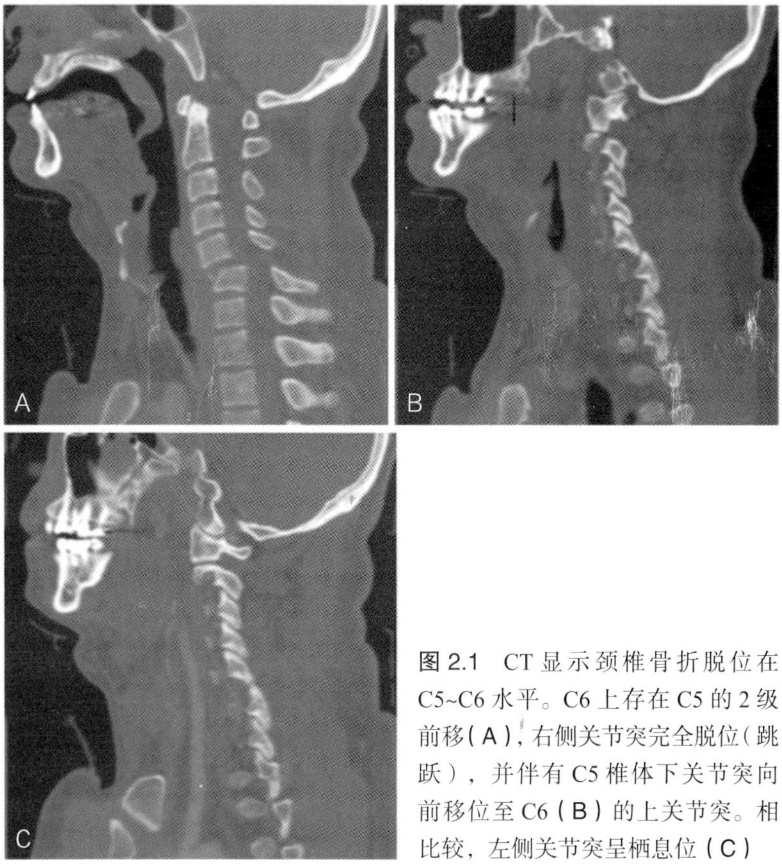

图 2.1 CT 显示颈椎骨折脱位在 C5~C6 水平。C6 上存在 C5 的 2 级前移（A），右侧关节突完全脱位（跳跃），并伴有 C5 椎体下关节突向前移位至 C6（B）的上关节突。相比较，左侧关节突呈栖息位（C）

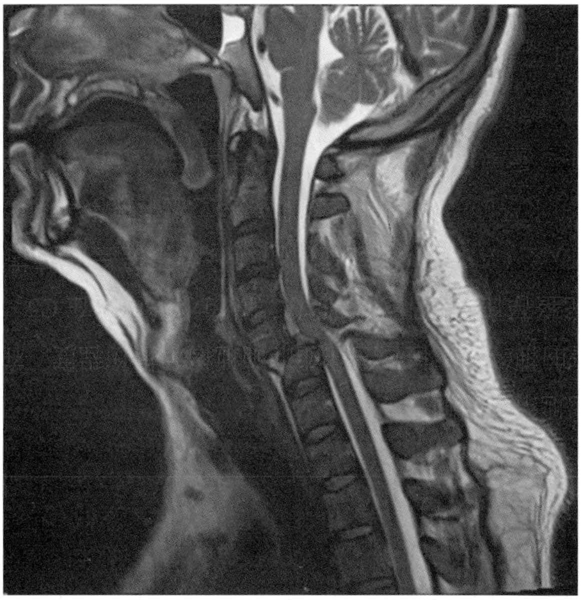

图 2.2 T2 加权核磁共振成像（MRI）显示由于颈椎骨折脱位，C5~C6 处脊髓 T2 信号明显增强，但没有明显的椎间盘突出的证据

除了关节突脱位外，过屈、牵张、旋转和轴向承载力也可能导致骨折，包括单纯性压缩性骨折，上、下关节突骨折，峡部骨折以及屈曲性泪滴样骨折。在这个病例中，出现了一个非典型但呈泪滴形断裂的 C6 骨折。屈曲性泪滴骨折是高度不稳定的，因为它们涉及前柱和后柱，表现为关节突关节韧带、黄韧带和后纵韧带的严重断裂。它们常常导致脊髓前部的损伤，就像这位患者表现为运动缺陷，而不是感觉缺陷。受累椎体的前下角骨折是一种典型的骨折类型，并且可能出现头侧椎体相对于远端椎体的反向滑脱。这些骨折高度不稳定，需要手术固定来作为主要的治疗方式。

要点回顾：诊断建议

1. 体格检查是颈椎外伤初步评估的最重要部分。
   a. 完整的神经学评估和 ASIA 分级对判断预后很重要。
   b. 如果可以触摸到明显的塌陷，表明存在严重的脱位损伤。
2. 根据损伤的机制，可能还有其他与颈椎损伤相关的身体损伤，需要进行完整的损伤评估。即使在脊髓损伤的情况下，血流动力学不稳定也应该引起对是否存在其他部位出血的关注，而不是简单地归因于神经源性休克。
3. 2013 年更新的《急性颈椎和脊髓损伤处理指南》推荐 CT 扫描作为颈椎损伤的首选影像学研究。如果没有，建议进行平片检查。
4. 颈椎脱位是由屈曲和旋转（在单侧关节突脱位的情况下）的力量造成的。可能存在其他机制相同的骨折，包括单纯压缩性骨折、关节突关节复合体骨折和屈曲性泪滴样骨折。
5. 对于颈椎骨折脱位损伤患者是否应该进行复位前 MRI 检查，存在很多争议。根据很多最新的指南，对于在闭合复位过程中不能进行可靠检查的患者，应在闭合复位前进行 MRI 检查，如果闭合复位失败，则应在前路或后路切开复位内固定前后进行 MRI 检查。据报道，1/3~1/2 的颈椎损伤患者在 MRI 上存在颈椎间盘突出，但在很大程度上它们的临床意义仍不确定。

问题

1. 在诊断明确之后，下一步最好的治疗措施是什么？什么时候执行？
2. 可以使用哪些不同的技术来复位小关节脱位？
3. 患者的精神状态对决定进行闭合复位会产生怎样的影响？

决策制定

颈椎小关节脱位是一种不稳定的损伤，其早期处理应以复位为主，然后进行内固定或外部制动。复位应迅速进行，特别是出现正在进展的脊髓压迫和/或不完全脊髓损伤的情况下，因为复位可能促进神经状态的改善，而正在进展的压迫可能导致神经损伤恶化。闭合性复位可通过颅颈牵引或麻醉下的颈椎手法进行。或者也可以进行开放式手术复位。不同机构的治疗方法差别很大，没有具体的证据支持其中一个。然而，作为一种闭合复位的方法，清醒患者的颅颈牵引可能比麻醉下的颈椎手法更安全。

关于单侧和双侧关节突关节脱位的闭合复位的疗效已经进行了大量的研究，显示闭合复位的成功率为80%~90%，永久性神经并发症的风险约为1%。通过颅颈牵引的闭合复位可采用Gardner–Wells弓，重量逐渐增加，同时密切监测患者的神经学检查和使用X线检查来确认复位。CNS指南建议，对于麻醉或抑制状态患者不能进行闭合复位，因为他们无法充分评估由于手术导致的任何神经功能恶化。相反，应该首先进行MRI检查，排除任何可能导致闭合性复位的复杂损伤。如果闭合复位失败，建议在尝试开放手术复位和固定前进行MRI检查，以便规划入路，评估复位和固定前进行前路减压和椎间盘切除的必要性。

问题

1. 内固定和外固定各有哪些选择?
2. 与手术固定相比，头环背心固定效果如何?
3. 与ACDF相关的主要并发症有哪些?
4. 如何处理在颈椎闭合复位过程中出现的新的神经系统疾病或损伤?

手术过程

颈椎骨折脱位损伤是一种高度不稳定的损伤，为了防止继发性损伤和可能的神经功能损害，需要采用内固定或外部制动。闭合复位后，可选择Halo头环背心进行外固定。或者，切开或闭合复位后可进行内固定。每个创伤中心所采用的规程都不一样。

Halo头环背心外固定是一种相当不便和影响生活质量的治疗方法，由于这个原因，在我们的机构已经不受欢迎。虽然外部固定可用于治疗这些损伤，但与外科固定相比，它在治疗上似乎没有那么有效或可靠。2002年的一项研究直接比较了Halo头环背心和前路融合术治疗屈曲性泪滴骨折的优缺点，发现Halo头环背心组的失败率为20%，随访时颈椎后凸度明显恶化。手术组术后无明显并发症发生。

内固定可有前路、后路或前后联合方式。根据 2013 年 CNS 指南，所有方式都是有效的，必须根据每例患者的具体情况来决定如何进行。前路手术的优点是仰卧位手术，直接切开，并能够在切开复位前切除突出椎间盘，并发症相对较轻。缺点是切开复位可能比后路手术更困难。后入路手术使关节突关节更容易复位，然后置入侧块螺钉和连接棒。颈椎后路融合的并发症发生率高于颈椎前路椎间盘切除融合（ACDF），在理论上当患者俯卧时存在神经损伤的风险。对于非常不稳定的损伤，尽管由于手术体位和手术时间导致并发症发生率较高，但前后路环周融合可能是必要的。

在我们的机构，我们更喜欢急查 MRI 来评估任何前方的压迫性病变，然后进行切开复位和 ACDF。患者头部置于 Mayfield 固定器中，在将椎间盘切除后，通过轻微的屈曲和牵张，手法复位脱位的小关节突关节。如果有必要，可以使用 Cobb 剥离器在椎间隙撑开以实现进一步的牵引分离。

要点回顾：治疗建议

1. 颈椎骨折脱位损伤高度不稳定。即使闭合复位成功，因为其很高的复发率和随之发生的神经损伤，也需要内固定或外固定。
2. 前路或后路内固定都是有效的，方法应视具体情况而定，并考虑到神经减压的需要。

核心要点

1. 如果在闭合复位过程中，患者开始出现新的神经症状，应将最后放置的牵引重量移除，并通过体格检查和透视重新评估患者。更有可能的是，这个过程将被中止。此时，建议继续进行 MRI 检查和切开复位固定。
2. 根据文献，预先行 MRI 检查显示颈椎间盘突出合并小关节脱位并不一定强制要求在复位前必须进行椎间盘切除术，但在我们机构是这样执行的。

术后护理

创伤性骨折脱位后颈椎融合术的术后护理相当简单，按照我们机构的方案，需要戴一个硬性颈托 8 周，然后进行平片或 CT 扫描（取决于损伤程度）来评估骨愈合情况。然而，由于与脊髓损伤相关的严重并发症和生理紊乱，重症监护病房（ICU）水平的护理是必要的。

急性脊髓损伤通常合并脊髓休克。脊髓休克的特点是神经损伤平面以下的运动、感觉和自主功能暂时丧失，然后分四个阶段逐渐恢复。第 1 阶段的反射消失持续约 2 天（如我们的病例）。在第 2 阶段，一些初始反射在损伤后 2~4 天恢复。早期反射亢进出现在第 3 阶段，持续约 1 个月。最后，第 4 阶段可能持续到受伤后一年，以反射亢进和痉挛为特征。脊髓休克不应与神经源性休克混淆，后者包括由于脊髓内自主神经纤维受损而引起的低血压和心动过缓，尽管这些并发症可能同时发生（就像我们的患者一样）。

在 ICU 中，应提高血压来维持平均动脉压（MAP）大于 80 mmHg 约 1 周。这有助于在神经源性休克时维持足够的全身灌注，并为脊髓提供最大的安全灌注，以期促进潜在的神经功能恢复。抗胆碱能药物如阿托品，可用于症状性心动过缓的情况。较高水平的颈椎损伤会导致膈神经断裂，并可能导致通气不足。如果 PaO_2<70 mmHg 或 $PaCO_2$>45 mmHg，这些患者可能需要呼吸机辅助呼吸。神经源性膀胱将引起明显问题，在患者病情稳定之前，进行 Foley 尿管导尿是必要的。自主反射障碍是脊髓损伤患者面临的另一个常见问题。患者经常变化体位，运动锻炼（对抗痉挛）和早期治疗压疮是必要的。最后，通过牵引床进行运动治疗，对于预防心血管和呼吸系统疾病也可能是有益的。

并发症和治疗措施

采用 Halo 头环背心进行刚性外固定的并发症通常包括头钉松动、头钉部位感染和不适。其他较少见的并发症包括颅骨骨折，滑车上和 / 或眶上神经损伤。由于头环背心发病率较高，本中心已基本放弃使用。

ACDF 通常是一种低发病率的手术，然而，可能会发生严重的并发症。术后吞咽困难是最常见的并发症。尽量减少牵拉程度和时间可能会降低其发生率，但病因可能是多因素的。虽然在很大程度上症状是短暂的，短疗程的皮质激素在严重的病例中可能有益。

喉返神经麻痹和声带麻痹可能是由于暴露或牵开神经时分离或牵拉损伤所致。仔细解剖、尽量缩短牵拉时间、放置自动牵开器后将气管内插管袖放气，还有一些研究建议采用左侧入路，可将其发生率降到最低。一般来说，有症状的损伤是暂时的，但可能需要转诊到耳鼻喉科。

前路手术中，术后伤口血肿是一种潜在的灾难性并发症。Fountas 等人的一项大型回顾性研究发现，在 57 名受影响的患者中，有 24 人需要紧急手术清除，发生这种并发症的概率为 5.6%。如果怀疑呼吸出现问题，就有指征进行血肿的紧急清除。

硬脊膜破裂和脑脊液（CSF）漏发生的可能性非常小，这应该通过迅速放置腰椎引流管和注意紧密关闭伤口来治疗。在大多数情况下，几天的 CSF 分流引流和床头垫高将解决漏的问题。硬膜破裂在颈椎后路手术施行椎板切除术时更常见，但由于后路暴露范围较广，这些撕裂应在一开始就尽量闭合。放置硬膜替代品或密封剂也可能是有益的。

其他罕见但灾难性的 ACDF 并发症包括椎动脉损伤和食管或咽穿孔，这种情况可能发生在不到 1% 的病例中。对于食管损伤，在术中及时发现并由普外科医生进行初步修复是至关重要的，因为未发现的损伤可能导致纵隔炎和极为严重的感染。为避免椎动脉损伤，在进行外侧分离和椎间孔分离切除时应注意安全。在我们中心，任何椎动脉损伤可通过压迫和紧急血管造影来评估损伤和牺牲受损动脉的可行性。同样地，当颈椎后入路内固定置入时，椎动脉也有危险。如果怀疑有损伤，则不应取下螺钉。伤口应压迫好，准备迅速转到血管介入室。

对于颈椎不稳定骨折和脊髓损伤的患者，简单的操作如转移和放置可能会产生严重的后果。在任何时候，严格的脊柱预防措施是必要的，以防止出现或加重神经损伤。

并发症要点

1. 一旦放置了自动牵开器，应尽可能减少牵拉的时间并将气管插管放气，可将术后发声困难的风险降到最低。
2. 术后吞咽困难在三级程序中较一级或二级程序更为常见。
3. 在大多数情况下，ACDF 过程中出现的脑脊液漏通过几天的腰椎引流治疗即可成功。

证据和结论

一级循证医学证据表明，前后路手术均可有效治疗颈椎骨折脱位损伤。一项前瞻性随机对照试验发现，与后路固定对比，ACDF 术后疼痛更轻，融合率更高，矫正更好，术后伤口感染更少。许多队列研究也发现了类似的结果。颈椎脱位的闭合复位成功率高，神经并发症发生率低，为 1%~4%。

参考文献

1. ANISSIPOUR A K, AGEL J, BARON M, et al. Traumatic cervical unilateral and bilateral facet dislocations treated with anterior cervical discectomy and fusion has a low failure rate. Global Spine J. 2017, 7(2):110–115. doi: 10.1177/2192568217694002. Epub Apr 6, 2017. https://www.ncbi.nlm.nih.gov/pubmed/28507879
2. BELIRGEN M, DLOUHY B J, GROSSBACH A J, et al. Surgical options in the treatment of subaxial cervical fractures: A retrospective cohort study. Clin Neurol Neurosurg. 2013, 115(8):1420–1428. doi: 10.1016/j.clineuro.2013.01.018. Epub Mar 5, 2013. https://www.ncbi.nlm.nih.gov/pubmed/23481897
3. CASHA S, CHRISTIE S. A systematic review of intensive cardiopulmonary management after spinal cord injury. J Neurotrauma. 2011, 28(8):1479–1495. doi: 10.1089/neu.2009.1156. Epub Apr 8, 2010. https://www.ncbi.nlm.nih.gov/pubmed/20030558
4. DITUNNO J F, LITTLE J W, TESSLER A, et al. Spinal shock revisited: A four-phase model. Spinal Cord. 2004, 42(7):383–395. https://www.ncbi.nlm.nih.gov/pubmed/15037862
5. FISHER C G, DVORAK M F, LEITH J, et al. Comparison of outcomes for unstable lower cervical flexion teardrop fractures managed with halo thoracic vest versus anterior corpectomy and plating. Spine (Phila Pa 1976). 2002, 27(2):160–166. https://www.ncbi.nlm.nih.gov/pubmed/11805662
6. FOUNTAS K N, KAPSALAKI E Z, NIKOLAKAKOS L G, et al. Anterior cervical discectomy and fusion associated complications. Spine (Phila Pa 1976). 2007, 32(21):2310–2317. https://www.ncbi.nlm.nih.gov/pubmed/17906571
7. KIRSHBLUM S C, BURNS S P, BIERING-SORENSEN F, et al. International standards for neurological classification of spinal cord injury (revised 2011). J Spinal Cord Med. 2011, 34(6):535–546. doi: 10.1179/204577211X13207446293695. https://www.ncbi.nlm.nih.gov/pmc/articles/PMC3232636/
8. KWON B K, FISHER C G, BOYD M C, et al. A prospective randomized controlled trial of anterior compared with posterior stabilization for unilateral facet injuries of the cervical spine. J Neurosurg Spine. 2007, 7(1):1–12. https://www.ncbi.nlm.nih.gov/pubmed/17633481
9. LEE J Y, NASSR A, ECK J C, et al. Controversies in the treatment of cervical spine dislocations. Spine J. 2009, 9(5):418–423. doi: 10.1016/j.spinee.2009.01.005. Epub Feb 23, 2009. https://www.ncbi.nlm.nih.gov/pubmed/19233734
10. SONG K J, LEE K B. Anterior versus combined anterior and posterior fixation/fusion in the treatment of distraction-flexion injury in the lower cervical spine. J Clin Neurosci. 2008, 15(1):36–42. https://www.ncbi.nlm.nih.gov/pubmed/18061456
11. WALTERS B C, HADLEY M N, HURLBERT R J, et al. Guidelines for the management of acute cervical spine and spinal cord injuries: 2013 update. Neurosurgery. 2013, 60 Suppl 1:82–91. doi: 10.1227/01.neu.0000430319. 32247.7f. https://www.ncbi.nlm.nih.gov/pubmed/23839357

第三章　枕颈脱位

编者：Alexander B. Dru, Daniel J. Hoh

病例介绍

一名 28 岁的女性在路边换轮胎时被一辆高速行驶的汽车撞倒，随后被送至急诊。患者到达时气管插管维持呼吸，佩戴颈托。头部和颈部有多处较深伤口，左肱骨开放性骨折，腹部膨隆，无重大医疗及手术史。

到达后，患者的血压为 130/71 mmHg，脉搏 79 次 / 分，呼吸 14 次 / 分（机械通气），体温 37.1℃。神经学检查（非镇静状态下）异常，Glasgow Coma Scale（GCS）评分为 7T（睁不开眼睛，插管，对伤害性刺激的反应右上肢局部大于左上肢）。颅神经检查包括瞳孔大小 2 mm，双侧对光反射相同，角膜反射完整，咳嗽和呕吐反射存在。在运动检查时，患者四肢收缩肌力减弱，右侧肌力大于左侧。

问题

1. 哪些放射学检查应作为神经外科评估的一部分（影像模式与影像的解剖部位）？
2. 对颈托最适当的使用方法是什么?
3. 在潜在脊髓损伤（SCI）的情况下，心肺等生命体征的重要性如何?

评估和方案

考虑到头部和颈部高能量损伤机制的病史，最初的神经外科检查应包括评估急性颅内异常情况和脊柱损伤导致的不稳定和 / 或脊髓或神经压迫。应同时通过头部 CT 和全脊柱 CT 评估两种情况的可能。由于患者低落的精神状态，在进行颈椎 CT 和进一步临床评估之前，应令患者佩戴颈托。若怀疑患者有潜在的颈脊髓损伤，应密切监测心率和血压，以监测神经源性休克。上颈椎损伤可导致呼吸运动功能受损，初次检查时即应确保安全的呼吸通道。

枕颈脱位（或寰枕脱位，AOD）是一种高度不稳定的颅颈交界区损伤（**图 3.1**，见彩页）。回顾历史，AOD 只在尸检结果中被报道过，这可能要归因于严重的颈椎不稳和伴随的上颈椎损伤导致的高死亡率。目前估计，AOD 的死亡患者在机动车碰撞所致死亡中占 35%，在颈椎致命损伤致死者中占 10%。急救人员更好地处理、建立先进的生命支持规程以及现代影像学检查手段等都有助于提高创伤性 AOD 的存活率。

AOD 通常是在高速状态下突然减速造成的。过度伸展—屈曲牵张（通常带有旋转成分）是造成枕颈交界处附着韧带破坏的重要外力。死亡可能与颅颈交界脱位有关，脱位可导致上颈髓受压、急性呼吸功能障碍和 / 或继发于神经源性休克的血流动力学不稳定。立即在现场制动（如颈托），然后迅速诊断并行外部固定（Halo 头环背心），对那些表现为无神经症状或不完全的脊髓损伤患者可能预防或减轻其神经损伤。

脊髓损伤可由脊椎移位造成，移位的脊椎能导致脊髓受压、挫伤、撕裂或缺血。颅颈交界区脊髓损伤可表现为多种完全或不完全的运动和感觉障碍。Bell 十字交叉麻痹是颅颈交界区特有的一种综合征，其特征是不完全损害，上肢无力，但很少或不累及下肢肌肉群，其损伤模式继发于上锥体交叉中线损害。从交叉的体视学来看，损伤的上肢运动纤维在上内侧较多，而未损伤的下肢运动纤维在髓质下外侧。

其他相关的神经和血管损伤也常在 AOD 后观察到。单独的颅神经在 AOD 后容易受到损伤，尤其是下颅神经Ⅸ、Ⅹ、Ⅺ和Ⅻ，因为它们穿过颈静脉孔或舌下孔。由于颈静脉孔内的栓系和牵拉，颅神经Ⅸ、Ⅹ和Ⅺ最常受到影响。如果同时伴有枕髁骨折并延伸到舌下管，则舌下神经（CN Ⅻ）损伤的风险较高。

颈动脉和椎动脉损伤可能是由于拉伸或撕裂造成的，包括内膜撕裂、剥离或血栓形成。脑桥蛛网膜下腔出血可能是伴有后循环损伤的 AOD 诊断指征。椎动脉损伤可导致小脑后下动脉分布区缺血并伴有延髓外侧综合征：表现为小脑共济失调；同侧颅神经Ⅴ、Ⅸ、Ⅹ、Ⅺ功能障碍；同侧 Horner 综合征；对侧痛觉和体温感觉丧失。

要点回顾：诊断建议

1. 多平面 CT 检查对 AOD 的及时、准确诊断至关重要。
   a. 枕髁与 C1 侧块的位移大于 2 mm（成人）或超过 4 mm（儿童）表明潜在的 AOD。
2. 如果存在以下情况应该考虑 AOD 疑诊：
   a. 高位 SCI 存在，但无颈椎骨折和 / 或下颈椎脱位的证据。
   b. 只出现了上肢运动瘫痪的 Bell 十字交叉麻痹。
   c. 存在孤立的下颅神经功能障碍（如Ⅸ、Ⅹ、Ⅺ、Ⅻ）。
   d. 脑桥延髓部位的蛛网膜下腔出血。
   e. 在上颈椎部位（如咽后壁）出现明显的软组织肿胀。

问题

1. 描述 X 线、CT 和 MRI 在 AOD 诊断和治疗中的应用。
2. 描述基于影像学检查的 AOD 诊断标准。
3. AOD 的两种分类体系是什么?

决策制定

AOD 的诊断是建立在影像学检查的基础上的。回顾历史，AOD 是通过二维横向平片 X 线确定的，其特征是颅底结构与上颈椎结构之间的影像学关系。随着现代 CT 成像技术的发展，目前诊断 AOD 的金标准是多维薄层 CT 扫描。然而，了解 AOD 的侧位 X 线标准的基本知识，可能有助于了解 AOD 的病理生理，并对可疑病例进行辅助诊断评估。

根据 Harris 方法或“12 规则”计算“颅底—轴”距（BAI）和“颅底—齿突”距（BDI）（**图 3.2A**）。BAI 是颅底尖后缘到枢椎体后侧皮质延长线的垂直距离。BDI 是颅底到齿突尖的距离。在正常成年人中，BAI 和 BDI 均应小于 12 mm。

Powers 比是两个距离的比值（**图 3.2B**）。分子是枕骨大孔前缘中点到 C1 后弓腹侧中点的距离。分母为颅后点到 C1 前弓背侧中点的距离。比值大于 1 表明头相对于脊柱的前脱位（AOD）。

多维 CT 成像为诊断提供了高敏感性和特异性。枕髁—C1 间距（CCI）是在矢状位或冠状位 CT 上枕骨—C1 关节面上选取四个等距点测量枕骨髁到寰椎上关节面之间的距离（**图 3.2C**）。如果四个测量值的平均值成年人大于 2 mm 或儿童大于 4 mm，则怀疑为 AOD。

其他影像检查可能有助于进一步描述 AOD 后的损伤程度。对于常规诊断通常不需要 MRI 检查，但它提供了神经组织和软组织结构的更佳显像。特别是在神经功能缺损的情况下，MRI 可以阐明潜在的病因，无论是脊髓受压、挫伤、缺血还是硬膜外血肿。MRI 还可以发现枕颈关节韧带断裂，以及颈椎其他部位的韧带断裂（如横韧带）。CT 血管造影可以明确伴随的血管损伤，这些损伤是血栓栓塞性卒中的潜在风险。

AOD 主要有两种分类方法。Traynelis 分类方法描述了枕骨髁相对寰椎脱位的方向（**图 3.3**）。1 型为腹侧脱位，2 型为垂直移位，3 型为相对于颈椎的背侧脱位。Bellbarba 系统是基于中立位置的成像结果以及控制下的牵引试验。它的目的是评估脊柱的稳定性和为治疗提供方案。1 型 AOD 被认为是稳定的，它的特点是 BAI 和 BDI 均在 2 mm 正常范围内，牵引下位移小于 2 mm；2 型 AOD 不稳定，其特征是 BAI 和 BDI

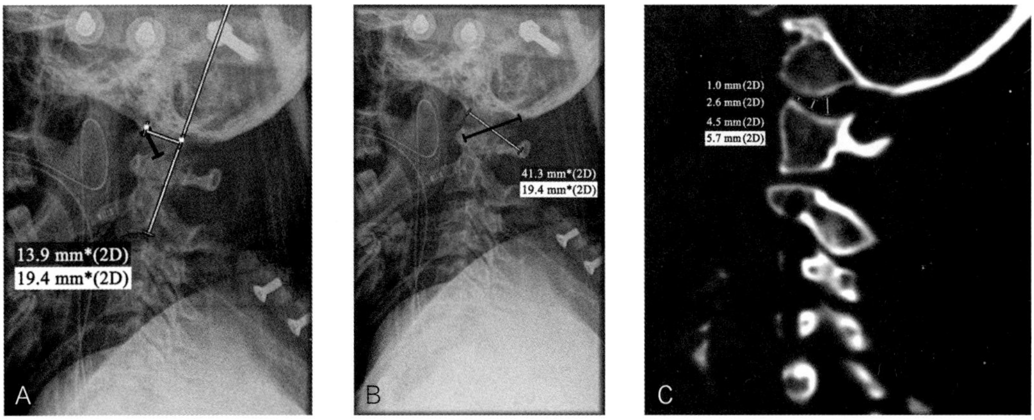

图 3.2　A. Harris 方法。在 X 线片上，枕大孔前缘中点到齿突尖的距离（BDI；白线）和枕大孔前缘中点到枢椎体后侧皮质连线距离（BAI；黑线）均大于 12 mm。B. Powers 比：分子是枕骨大孔前缘中点到 C1 后弓腹侧中点的距离，分母为枕骨大孔后缘中点到 C1 前弓背侧中点的距离，比值大于 1 提示寰枕脱位（AOD）。C. 在矢状位 CT 上枕骨—C1 关节面上选取 4 个等距点测量枕骨髁到寰椎上关节面之间的距离，如果 4 个测量值的平均值成年人大于 2 mm 或儿童大于 4 mm，则怀疑为 AOD

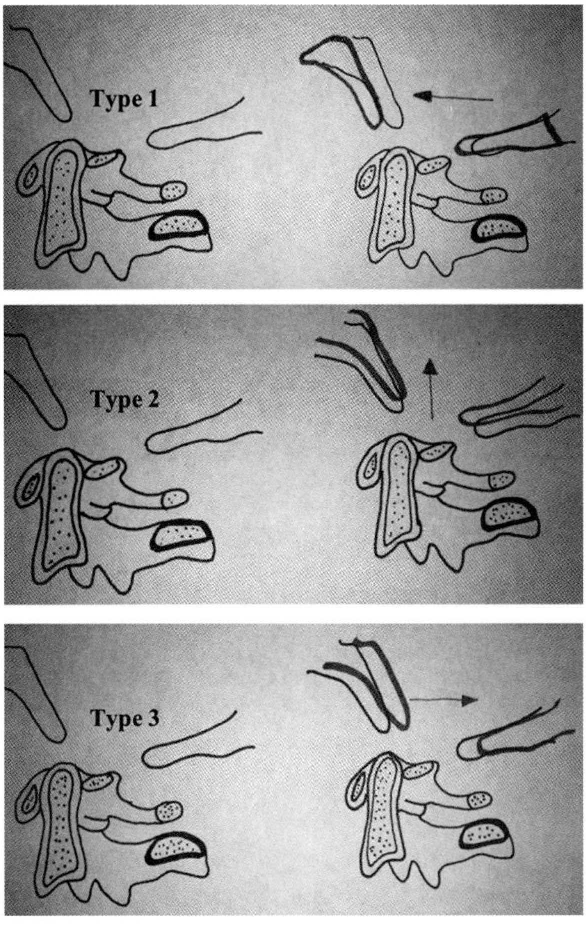

图 3.3　Traynelis 分类系统
1 型为头腹侧脱位，2 型为垂直移位，3 型是相对于颈椎的背侧脱位

均在 2 mm 正常范围内，但在牵引试验下位移明显；3 型 AOD 也不稳定，在中立位置即显示 BAI 和 BDI 值大于 2 mm 的正常范围。

> **问题**
> 1. AOD 如何进行紧急处理?
> 2. 在 AOD 中颈椎牵引的风险是什么?
> 3. 手术治疗的目的是什么?
> 4. 手术治疗后运动范围有何潜在损失?

手术过程

AOD 是一种急性、高度不稳定的损伤，有可能导致永久性上颈椎损伤。一旦确诊，应立即为患者行外部固定，并采取严格的颈椎预防措施。急性创伤患者通常已经戴上了颈托。但与单纯的硬颈托相比，Halo 头环背心通常能更好地稳定颅颈交界区，因此应考虑为患者行 Halo 头环背心固定。

从根本上来说，AOD 是枕骨和上颈椎之间韧带连接断裂的结果。因此，单靠外部支撑不太可能提供长期的愈合和稳定性。对于确定性的治疗，一般建议复位 AOD 并在枕颈交界处进行内固定和融合。在心肺功能受损的多发伤的情况下，在患者稳定到可以安全送往手术室之前，应采取严格的颈部预防措施，将患者置于 Halo 头环背心外固定内。

在牵引辅助下闭合复位对 AOD 的治疗作用存在争议。由于枕—寰关节不稳定，有可能进一步导致头部垂直移位和神经血管损伤，一般应避免牵引。据报道，在 AOD 中使用牵引治疗有 10% 的神经系统恶化风险。

手术治疗的目的是通过内固定立即稳定颅颈交界区，通过复位和 / 或移除任何压迫性病变来获得脊髓减压，并通过固定手术来提供长期的矫正效果。已有各种用于稳定的后路手术，目前的方法通常是枕部和上颈椎的螺钉内固定，通过枕板—棒结构连接（**图 3.4**）。确定颈椎固定需要几个节段取决于患者的解剖结构、骨完整性和存在的其他颈椎伴发损伤。颅颈交界区是实现关节融合术成功的一个具有挑战性的区域。辅以钢丝捆扎技术的各种自体骨移植（如髂骨、肋骨）、同种异体骨移植和人工合成骨移植可用于提高融合率。

AOD 的外科治疗通常包括枕骨—C2 的稳定，从而导致枕寰关节和寰枢关节的运动消失。因此，预期患者术后会有 50% 头部屈伸和 50% 左右旋转功能的丧失。伴有下颈

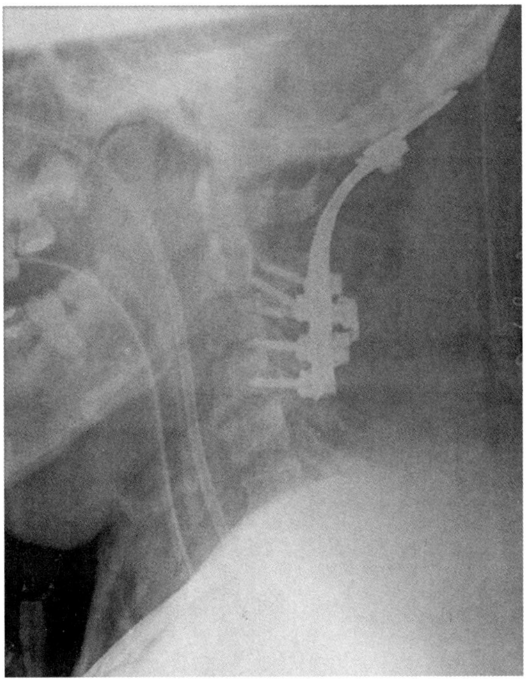

图 3.4　枕骨—C4 内固定融合治疗寰枕脱位（AOD）

椎退变性疾病和活动范围本就受限的患者可能会经历更大的整体功能损害。这种运动范围的永久性丧失应该成为术前与患者及护理人员讨论的一个重要部分，以适当调整对术后的预期。

要点回顾：治疗建议

1. AOD 是一种高度不稳定的损伤，患者应立即进行坚固的外固定。与刚性颈托相比，Halo 环形背心一般能更好地固定枕颈交界处。
2. AOD 的确定性治疗通常包括手术减压和枕颈交界处的稳定。
   a. 目前的手术稳定技术包括用可连接枕板—棒结构的螺钉来固定枕骨和颈椎。
   b. 颈椎固定节段的确定取决于患者的个人解剖结构和骨的完整性。
3. 围手术期重症监护管理可能是必要的，以治疗与神经源性休克和上颈椎脊髓损伤有关的心肺问题以及膈肌麻痹。
   a. 神经源性休克最好用多巴胺和肾上腺素治疗。心动过缓和不能对静脉输液做出反应的低血压的存在，提示是神经源性休克而非低血容量性休克。

术后护理

AOD 手术治疗后的早期护理一般由神经功能缺损程度和其他相关损伤程度决定。颈椎损伤导致心肺功能损害的患者应在重症监护病房接受治疗，直到血流动力学和呼吸得到稳定。急性颈脊髓损伤时低血压和心动过缓应警惕潜在的神经源性休克。治疗包括静脉输注拟交感神经药和补充液体。上颈椎脊髓损伤合并膈肌麻痹，呼吸机辅助失败的患者应尽快从气管插管转到气管切开术。应进行积极的肺部清理和呼吸系统康复以减少肺炎的风险。对脊髓损伤的治疗应针对性预防静脉血栓栓塞、尿路感染和压疮等并发症。

手术复位和内固定稳固的患者一般不需要额外的外部支撑。术后继续使用硬颈托或 Halo 头环背心可能导致皮肤破损或头环针部位并发症，并可能妨碍康复。然而，骨密度低或器械失败风险高的患者可能受益于术后额外的外部固定，并可以考虑用于特定的患者。术后应定期进行随访，随访时间一般为术后 12 个月，以评估神经功能和最终融合成功与否。矫正得以维持、内固定牢固以及枕颈交界处骨桥的存在表明已达骨融合。

并发症和治疗措施

枕颈融合术后的并发症包括手术部位感染、失血、脑脊液漏、假关节和器械失败等。术后出现新的神经功能损害并不常见。由于颅颈交界区椎管与脊髓的比例相对较大，手术中直接损伤脊髓的情况罕见。但是由于损伤本身的高度不稳定性和体位摆放时的风险，将 AOD 患者置于俯卧位，可能造成潜在的新的脊髓损伤。使患者 Halo 头环背心固定，并在摆体位前和体位摆放后行脊髓电生理监测以及术中透视可减少这一风险。

椎动脉穿过颅颈交界的行程是可变的，在螺钉置入前，尤其在 C1 和 C2，建议对其解剖结构进行评估。双侧椎动脉损伤通常是致命的，因此应仔细评估任何椎动脉异常（如单侧为主、扭曲）或相关的创伤性闭塞（如夹层）。在单侧椎动脉功能不全的情况下，应谨慎考虑，避免螺钉置入时危及对侧动脉。

枕颈交界区融合比较困难。常规术后 X 线显示螺钉松动或棒断裂导致器械失败，提示假关节形成。术后新发疼痛或疼痛加重可能是融合失败的早期迹象。对可疑假关节的进一步研究包括薄层扫描 CT 成像，以评估枕颈交界处是否存在骨桥。无症状假关节可保守治疗。内固定失败、进行性畸形、疼痛加重或融合失败后出现新的神经功能损害是翻修手术的适应证。

并发症要点

1. AOD 是一种高度不稳定的损伤，因此保持严格的固定至关重要。
   a. 任何过度运动都可能导致神经功能恶化，因此一般应避免颈椎牵引。
   b. 对手术患者的体位摆放应特别注意，体位摆放前后应进行透视和脊髓电生理监测。
2. 在枕颈交界处手术固定时，椎动脉可能由于先前存在的解剖异常或继发的创伤性损伤而产生危险。
   a. 术前应仔细评估双侧椎动脉，避免潜在的双侧椎动脉损伤风险。
3. 枕颈交界处易发生假关节，其表现为迟发性疼痛、神经功能恶化、进行性畸形或器械失败。
   a. 包括多维密扫 CT 成像来评估骨桥。
   b. 有症状的假关节应采用翻修融合治疗。

证据和结论

与其他创伤性颈椎损伤相比，AOD 相对少见，部分原因可能是继发于受伤时的高死亡率风险。因此，关于治疗和预后的现有文献是有限的。现代先进的初步处置、创伤急救、影像诊断和脊柱手术可能有助于更好的生存。AOD 的远期结果很可能与最初发生时的神经功能有关，包括 SCI 和任何潜在伴随的创伤性脑损伤。完全性上颈椎损伤比不完全性下颈椎损伤的预后差。近年来的文献表明，早期减压和稳定可增强神经功能恢复的潜力。此外，更好的医疗管理，积极的康复和对 SCI 相关并发症的慢性预防护理，提高了 SCI 后的总体预期寿命。

参考文献

1. FISHER C G, SUN J C, DVORAK M. Recognition and management of atlanto-occipital dislocation: Improving survival from an often fatal condition. Can J Surg. 2001, 44(6):412–420.
2. HORN E M, FEIZ-ERFAN I, LEKOVIC G P, et al. Survivors of occipitoatlantal dislocation injuries: Imaging and clinical correlates. J Neurosurg Spine. 2007, 6(2):113–120.
3. KLEWENO C P, ZAMPINI J M, WHITE A P, et al. Survival after concurrent traumatic dislocation of the atlanto-occipital and atlanto-axial joints: A case report and review of the literature. Spine. 2008, 33(18):E659–E662.

4. PANG D, NEMZEK W R, ZOVICKIAN J. Atlanto-occipital dislocation—part 1: Normal occipital condyle-C1 interval in 89 children. Neurosurgery. 2007, 61(3):514–521.

5. PANG D, NEMZEK W R, ZOVICKIAN J. Atlanto-occipital dislocation—part 2: The clinical use of (occipital) condyle-C1 interval, comparison with other diagnostic methods, and the manifestation, management, and outcome of atlanto-occipital dislocation in children. Neurosurgery. 2007, 61(5):995–1015.

第四章　中央型脊髓损伤

编者：Bizhan Aarabi, Charles A. Sansur, David M. Ibrahimi, Mathew Kole, Harry Mushlin

病例介绍

一名45岁的警官在高速汽车追逐中颈椎遭受“挥鞭损伤”，暂时失去知觉。车祸发生后不久，他的四肢就无法动弹，急救人员在30分钟内赶到现场。患者下肢逐渐恢复了功能，但手臂却有灼热、刺痛、无力感。其GCS评分为14，心率55次/分，血压90/60 mmHg。患者诉颈部疼痛，手和前臂有剧烈烧灼和刺痛感。患者颈项柔软，肺部正常，腹部柔软。医生输注了1 000 mL生理盐水，并在56分钟内将他转移到创伤中心。在创伤中心查体，患者意识清醒且机敏；称上肢无力，手部存在严重的感觉过敏。其呼吸频率12次/分，脉搏60次/分，血压100/75 mmHg，不吸氧情况下氧饱和度为99%。初步和进一步检查没有更多发现。复苏后，神经外科评估患者。神经学检查显示语言正常，颅神经正常。美国脊髓损伤协会（ASIA）运动功能评分（AMS）为56分，脊髓损伤分级（AIS）为D级（**表4.1**）。

表4.1　该病例的ASIA运动功能评分

	C5	C6	C7	C8	T1	L2	L3	L4	L5	S1
右侧	4	2	2	1	1	5	5	5	5	5
左侧	4	3	3	2	2	5	5	5	5	5

患者的手和前臂对感觉检查和触摸非常敏感。上肢肌腱反射消失，但下肢轻度亢进。直肠指诊显示良好的感觉和控制力。

问题

1. 可能的神经学诊断是什么？
2. 哪种影像学检查对治疗最有效？
3. 在影像学报告中，你会重点检查脊柱的哪些解剖区域？
4. 影像学检查和治疗的最佳时机是什么？

评估和方案

这里的图片描述的是急性创伤性中央脊髓综合征（ATCCS）的典型表现。ATCCS是最常见的轻度至中度（AIS C级或D级）不完全性脊髓损伤（SCI）的临床表现。Dr. R. C. Schneider首次描述了ATCCS：21例患者，上肢明显弱于下肢，存在不同程度的感觉丧失，括约肌控制困难[1~3]。近一半的ATCCS患者在影像学上没有明显的骨折脱位，而是存在先天性或退行性椎管狭窄（**图4.1**）。Dr. R. C. Schneider研究的21例患者中，有10例经影像学证实骨折移位，11例有退行性椎管狭窄。

在另一组42例因先天性狭窄或椎间盘/骨赘复合体导致的ATCCS患者中，33例（约80%）入院时AIS为D级。这些老年患者的颈椎过伸损伤主要是由于机械性跌倒所致，在此期间，脊髓可能夹在突出的椎间盘和弯曲的黄韧带之间。节段性损伤以C3~C4最常见，而挤压性挫伤可能发生在两个以上单独的骨段。大约35%的退行性ATCCS患者在磁共振成像（MRI）或计算机断层扫描（CT）上表现出一个或多个椎间盘[4]的伸展性损伤[5]。在这种情况下，可能有椎间盘水平的头端椎体前下缘撕脱骨折，T2加权

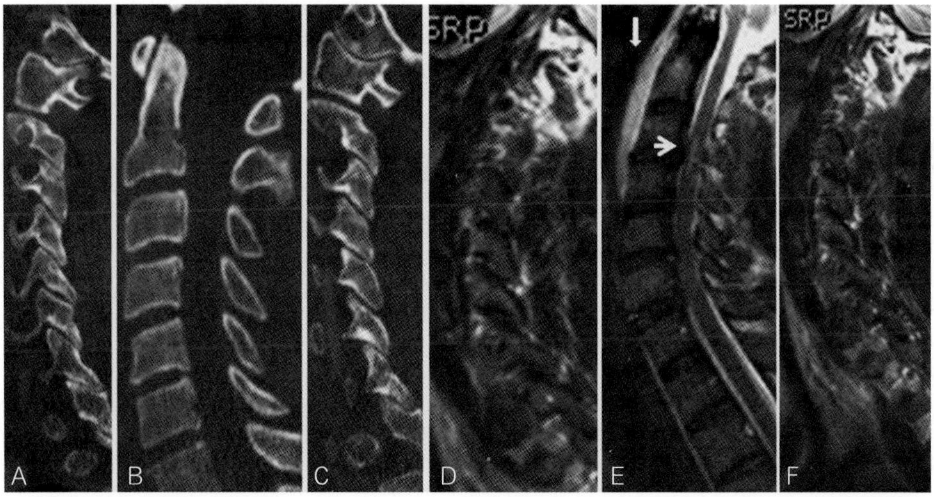

图4.1 上述病例入院影像学检查。A图和C图显示关节突关节的左、右侧位CT图像，B图显示椎体正中矢状面图像。无骨折脱位的证据，形态基本正常。图D、E、F为T2加权矢状位MRI，显示椎前软组织肿胀（长箭头），脊髓受压，C3~C4信号改变（短箭头），3个节段椎管狭窄（C3~C6）

MRI 可能提示椎间盘水平的信号改变（主要在 C6~C7 椎间盘水平）。骨狭窄的范围从第 1 到第 5 节段；然而，MRI T2 加权通常显示信号改变在脊髓的一个短节段内，主要在 C3~C4 水平（**图 4.1**）。椎前或椎上软组织可能存在非特异性信号改变。髓内病变信号改变通常较短，且在一个骨段内（**图 4.1E**）。尸检发现，外力转化为细胞损伤的过程分散在脊髓后外侧索内，破坏了外侧皮质脊髓束的神经传递[6]。报告表明中央灰质轻度坏死；然而，在一个典型的 ATCCS 中却表现出 AIS C 级或 D 级功能丧失，无脑内出血，正如 Dr. Schneider 博士最初阐述的那样[1, 2, 6, 7]。

要点回顾：诊断建议

1. 近 50% 的 ATCCS 患者是骨折脱位患者。
2. 在 ATCCS 中，由于过度伸展损伤，颈椎形态总是保持良好，没有结构不稳定的依据。
3. ATCCS 由于过度伸展损伤通常是轻度至中度（AIS C 级和 D 级）SCI。
4. 髓内出血在过伸性 ATCCS 中几乎是不存在的。
5. ATCCS 主要累及上肢，有不同程度的感觉丧失和括约肌功能障碍。

问题

1. 临床和放射学检查如何影响手术计划?
2. 什么时候对该患者进行干预最合适?
3. 充分减低脊髓压迫最好的手术方式是什么?

神经外科医生接诊一名老年患者，该患者过去因多节段椎管狭窄而出现合并症和过度伸展 ATCCS，治疗方法主要基于某些关键因素：①患者的颈椎是稳定的，因此，无须紧急进行颈椎解剖、脊髓减压、内固定；② ATCCS 的 SCI 多为轻度、中度、不完全；③无论是手术治疗还是非手术治疗，随着时间的推移，神经功能缺损的显著恢复几乎是可以保证的；④手术干预通常复杂、烦琐、细致，可能需要数小时；⑤虽然有低水平的证据表明，24 小时内的减压可能有助于功能的恢复，但这一问题仍然存在争议，通常只适用于最严重的 SCI[4, 8, 9]。

决策制定

> **要　点**
>
> 1. 脊髓通常在一个或几个骨段受压。
> 2. 外科医生必须计划一个及时和广泛的手术，考虑到一个细致的、多节段的、复杂的前后入路内固定或不固定。
> 3. 虽然手术并不一定是紧急的，但是关于手术时机的文献是多种多样的，没有定论。

手术过程

在手术前，我们需要回顾影像学检查，并寻找以下因素：

1. 患者的颈椎是后凸的、直的还是前凸的？
2. 需要处理多少个狭窄的骨段？
3. MRI 上信号改变最多的狭窄部位在哪里？
4. 手术方法应该是前路、后路还是前后路联合？
5. 需要椎板切除术吗？
6. MRI 上信号改变与狭窄的椎管长度有什么关系？

颈前路减压植骨融合术

这种手术技术适用于脊髓压迫主要在前方的情况。ACDF 特别适用于矢状面不平衡需要矫正手术的患者，椎板切除术后后凸畸形恶化的可能性很高。**图 4.2，4.3** 分别属于正在讨论的个案，以及一名患有 ATCCS 的 60 岁男子在一次汽车意外后运动功能评分（AMS）为 94 分。第 1 例患者矢状面平衡良好，但第 2 例患者早期有后凸畸形，C4~C5，C5~C6 处脊髓受压，需要前路入路。为了改善早期后凸，需要大量切除后骨赘，然后植入前凸假体。在这两种情况下，减压足够，不需要椎板切除术。

椎板成形术

椎板成形术适用于那些没有明显软性椎间盘突出和多个运动节段存在硬化的椎间盘骨赘复合体并保留颈椎前凸的患者[10]。如果存在多节段椎管狭窄和后凸畸形，可优先采用前路或后路椎板切除术和后路脊柱融合（图 4.4）。椎板成形术对骨折脱位来说是禁忌证。

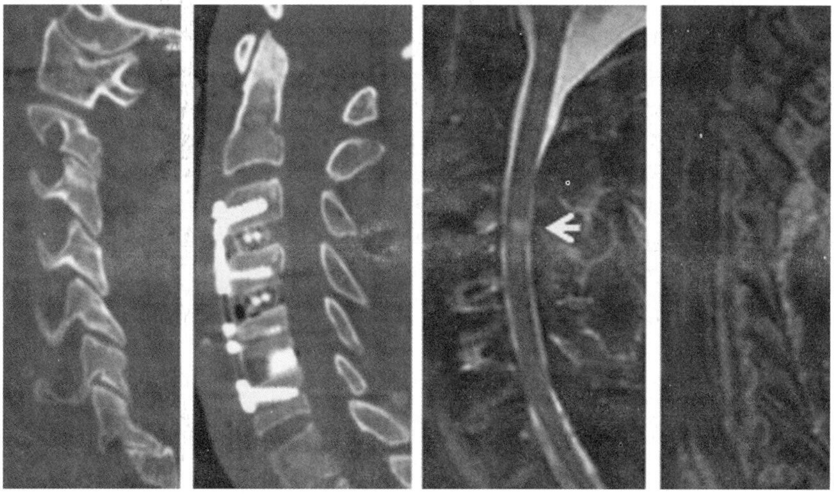

图 4.2　病例治疗。患者行 3 个节段的颈椎前路椎间盘切除融合术（ACDF），骨赘切除，脊髓损伤节段的椎管狭窄减压满意。患者不需要椎板切除和融合

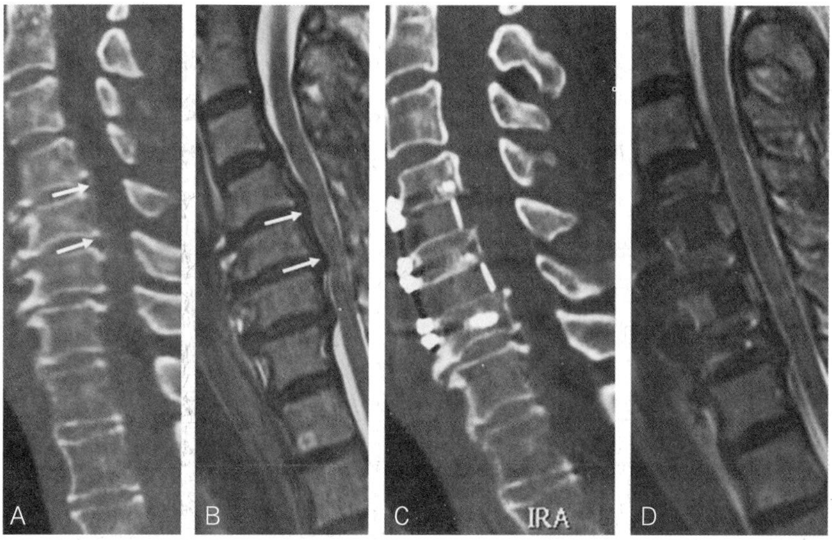

图 4.3　一名 60 岁男性，在车祸后出现急性外伤性中央脊髓综合征（ATCCS），接受颈椎前路 2 个节段椎间盘切除融合术（ACDF）治疗，以减轻脊髓压迫。ACDF 尤其值得注意，因为患者有后凸畸形和显著的腹侧压力，手术减轻了脊髓压迫和后凸畸形，不需要椎板切除术

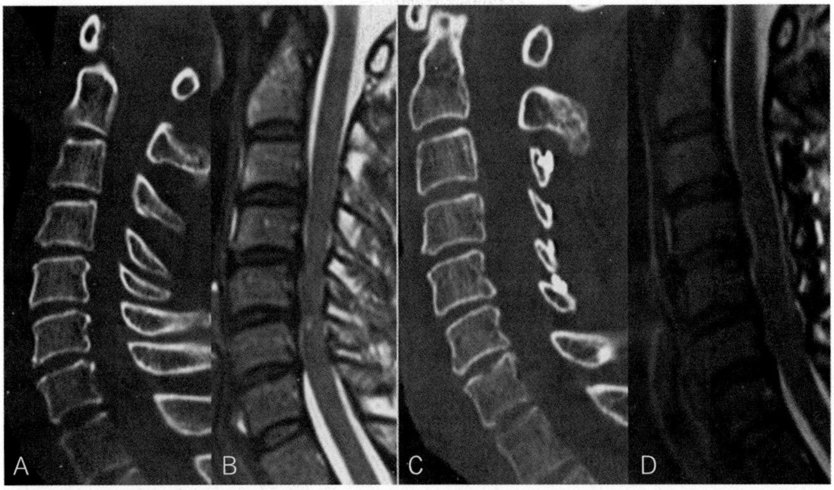

图 4.4 一名 43 岁男性，患有急性创伤性中央脊髓综合征（ATCCS），采用椎板成形术治疗。椎板成形术在保持适度的脊柱轴向运动的同时，减轻脊髓受压，维持患者的后张力带

椎板切除术

对于矢状面排列良好的多节段椎管狭窄，应考虑行椎板切除加或不加后路脊柱融合。对于严重狭窄和脊柱僵硬的患者，我们更倾向于采用椎板切除术。在该技术中，采用高速磨钻将各骨段的外层磨到内层；接下来是一个 2 mm 的椎板咬骨钳咬除内层，然后在切除黄韧带后提起椎板。有时硬脊膜和内层组织之间黏着在一起，需要用微型剪刀进行分离（**图 4.5，4.6**）。

要点回顾：外科手术要点

1. 对于广泛的 ACDFs，在 C3~C4 处寻找喉上神经，在 C6~C7 骨节段水平寻找甲状腺下动脉和喉返神经。
2. 在椎间隙后侧水平切除骨赘，然后切除后纵韧带，完成椎间孔切除是非常重要的。
3. 为了改善后凸畸形，植入物必须是前凸的。
4. 对于颈椎曲度较直或后凸的患者，应避免无融合的椎板切除术。

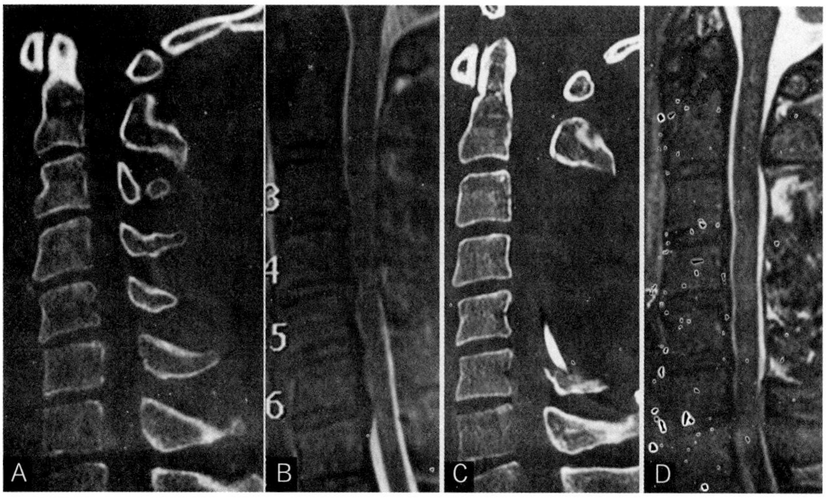

图 4.5　一名 33 岁男性，在一起交通事故后出现急性创伤性中央脊髓综合征（ATCCS）。他的 ASIA 运动功能评分为 54 分，入院 24 h 后，他接受了椎板切除脊髓减压手术

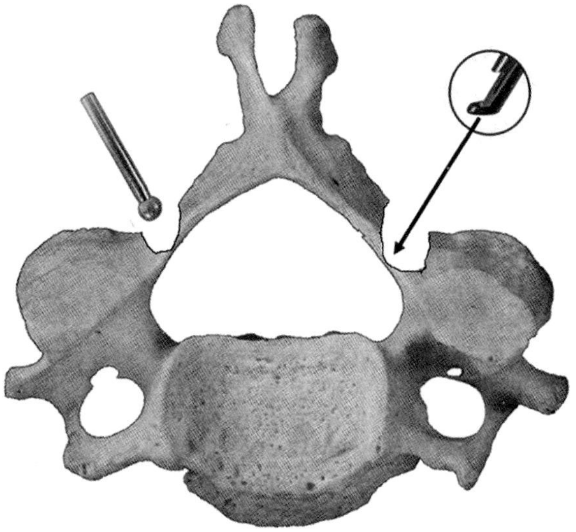

图 4.6　椎板切除术示意图。在椎板的每一边产生两个槽，然后使用椎板咬骨钳咬除内层。切开黄韧带后将放松椎板，椎板的去除无须积极的外科手术，可以使用 Leksell 咬骨钳或厚脚踏去除因椎管狭窄而被紧紧压缩的脊髓实质上的块状物

护 理

1. 无论是非手术治疗还是手术治疗，入院 72 h 后都要进行静脉血栓栓塞预防。

2. 尽快制订康复计划。

3. 对上颈椎损伤 AIS C 级或更严重的患者行气管切开术。

4. 讨论一个长期的残疾经济保障计划。

5. 使用加巴喷丁或普瑞加巴林等药物治疗手和前臂刺痛。

6. 进行长期的 MRI 检查，以提供中央脊髓情况。这些患者的 AMS 值可能为 100，但由于缺乏灵活性以及存在刺痛和感觉异常，他们的生活很痛苦（图 4.7）。

注 意

如果患者在服用华法林或抗血小板凝集药物时出现 ATCCS，建议等到患者有良好的凝血功能后再进行手术治疗。

并发症要点

1. 静脉血栓栓塞的治疗优先于脊髓的外科减压。
2. 严重吞咽困难应通过胃造口术处理，而不能在患者的营养需求方面有太多的延迟。
3. AIS C 级的 ATCCS 患者因高颈髓 SCI 可能需要短期气管切开，以预防肺炎或肺不张等并发症。

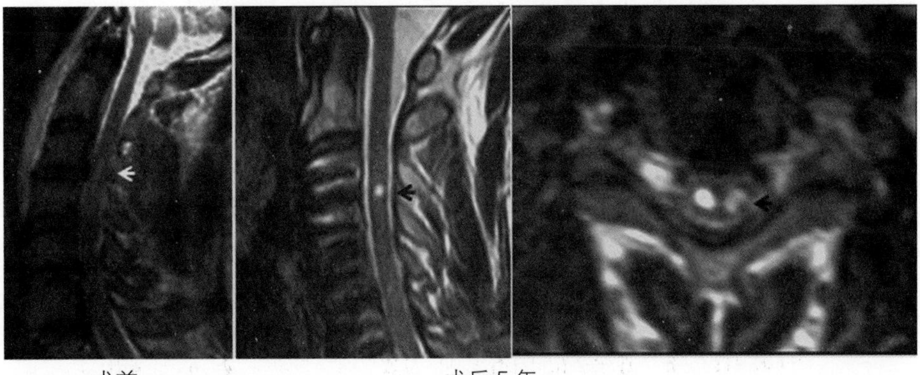

术前 术后 5 年

图 4.7 在脊髓减压成功 5 年后，这位患者在一家汽车经销店工作，他的手缺乏灵活性（50%），手部烧灼感和麻木，尿频。他服用巴氯芬治疗严重痉挛，服用加巴喷丁治疗手部麻木和刺痛

参考文献

1. SCHNEIDER R C. A syndrome in acute cervical spine injuries for which early operation is indicated. J Neurosurg. 1951, 8:360–367.
2. SCHNEIDER R C, CHERRY G, PANTEK H. The syndrome of acute central cervical spinal cord injury. J Neurosurg. 1954, 13:546–577.
3. SCHNEIDER R C, THOMPSON J C, BEBIN J. The syndrome of acute central cervical spinal cord injury. J Neurol, Neurosurg Psychiatry. 1958, 21:216–227.
4. AARABI B, ALEXANDER M, MIRVIS S E, et al. Predictors of outcome in acute traumatic central cord syndrome due to spinal stenosis. J Neurosurgery Spine. 2011, 14:122–130.
5. ALLEN B L, Jr., FERGUSON R L, LEHMANN T R, et al. A mechanistic classification of closed, indirect fractures and dislocations of the lower cervical spine. Spine. 1982, 7:1–27.
6. QUENCER R M, BUNGE R P, EGNOR M, et al. Acute traumatic central cord syndrome: MRI-pathological correlations. Neuroradiology. 1992, 34:85–94.
7. MARTIN D, SCHOENEN J, LENELLE J, et al. MRI-pathological correlations in acute traumatic central cord syndrome: Case report. Neuroradiology. 1992, 34:262–266.
8. LENEHAN B, FISHER C G, VACCARO A, et al. The urgency of surgical decompression in acute central cord injuries with spondylosis and without instability. Spine. 2010, 35 (21 Suppl):S180–S186.
9. DVORAK M F, FISHER C G, HOEKEMA J, et al. Factors predicting motor recovery and functional outcome after traumatic central cord syndrome: A long-term follow-up. Spine. 2006, 30 (20):2303–2311.
10. HIRABAYASHI K, BOHLMAN H H. Multilevel cervical spondylosis. Laminoplasty versus anterior decompression. Spine. Aug 1 1995, 20(15):1732–1734.

第五章　寰枢椎不稳定

编者：Jonathan M. Parish, Domagoj Coric

病例介绍

一位 80 岁男性主诉颈部、双侧肩痛，伴有双手疼痛、麻木。患者诉疼痛已经渐进性加重 2 个月，使用抗炎药物、口服类固醇药物、肌肉松弛药，行物理治疗未缓解。患者有类风湿关节炎和慢性阻塞性肺病（COPD）病史，长期使用激素，但无其他重要既往史。患者描述手部刺痛，右侧重于左侧，双手无力，开罐子和扣衬衫困难。患者诉腿部刺痛无力，在过去 6 周一直使用助行器来辅助行走；否认大小便控制异常。

体检中患者意识清楚，举止恰当。运动检查示左上肢力量为 4/5 级，右上肢肌力为 4/5 级。右下肢近端肌力 4/5 级，右下肢远端肌力 4/5 级，左下肢肌力 4/5 级。尽管患者诉手和脚感觉异常，但感觉检查中对轻触和针刺的感觉是完整的。患者的肱二头肌、肱三头肌、膝腱反射和跟腱反射均为 2+。患者双侧 Hoffmann 征阳性，但无阵挛或 Babinski 征，步态稳定。

问题

1. 可能的诊断是什么？
2. 合适的影像学检查形式和检查的解剖区域是什么？

评估和方案

鉴于病史、体格检查和临床表现增加了对于颈脊髓病诊断的怀疑。颈椎 CT（**图 5.1**）显示多节段的颈椎病变，C1~C2 处有软组织增生，导致颈椎管严重狭窄。颈椎 MRI（**图 5.2**）显示 C1 水平椎管严重狭窄，脊髓受压，C1~C2 处信号改变，C5~T1 处多节段狭窄，脊髓受压不明显。患者诊断为 C1~C2 狭窄伴脊髓受压、颈椎病，同意行 C1~C2 后路减压、融合。

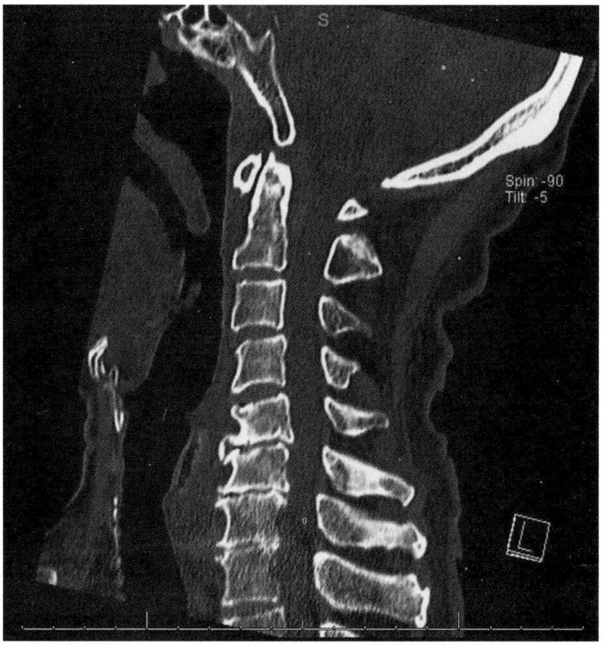

图 5.1 颈椎矢状位 CT，显示风湿性血管翳导致上颈椎椎管狭窄

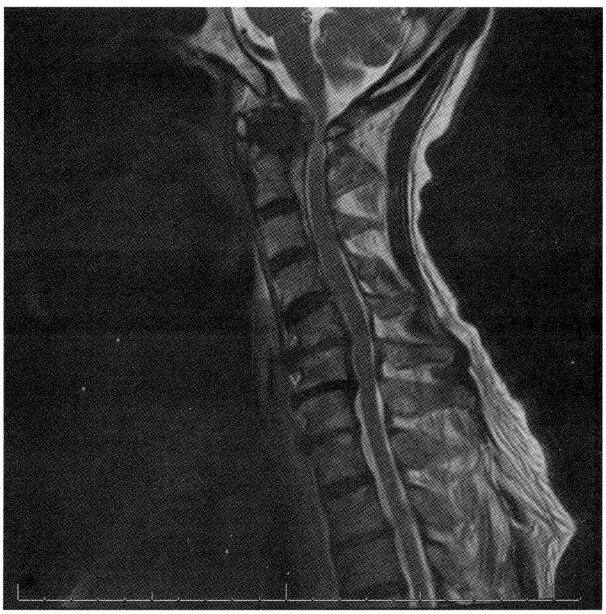

图 5.2 颈椎矢状位 T2 加权 MRI 显示 C1~C2 水平严重椎管狭窄，脊髓信号异常

许多不同的影像学检查可以用来确认寰枢椎的不稳定性。颈椎平片可用于评估寰齿间隙（ADI）。ADI 是测量从齿突的前缘到 C1 前弓最近的点之间的距离。ADI 大于 5 mm 或类风湿关节炎患者大于 8 mm 提示不稳定，需要 C1~C2 固定。寰枢椎后间隙（PADI）是测量从齿突后缘到 C1 后弓前缘之间的距离，这是神经管的宽度。小于 14 mm 的 PADI 提示 C1~C2 关节需要减压和稳定。

颈椎 CT 是评估寰枢椎骨性解剖结构和 C1、C2 横突孔的必要手段。特别是 CT 扫描应该用来估计螺钉的长度和内 / 外侧及头 / 尾端螺钉轨迹。术前应用颈椎 CT 对椎动脉解剖结构进行评估是安全置入 C1、C2 螺钉的必要条件。

当考虑到寰枢椎不稳定，但 CT 或平片上没有明确的病理表现时，有必要评估寰椎横韧带（TAL）的完整性。通常情况下，颈椎 MRI 常用来评估 TAL 的功能不全。MRI 还可以评估由于寰枢椎不稳定而发生的颈髓压迫或脊髓损伤的程度。颈椎屈伸 X 线也可用于评估半脱位和 TAL 损伤。C1~C2 不稳定通常需要外科手术来稳定。

要点回顾：诊断建议

1. 病史和体格检查必须评估神经根和脊髓病的症状和体征。
2. 影像学检查
   a. 冠状位和矢状位 CT 重建。
   b. CT 血管造影（CTA）可用于评估椎动脉异常。
   c. 屈 / 伸 X 线或 MRI 评估 TAL 完整性。
3. 放射学测量。
4. ADI 大于 5 mm 或类风湿关节炎大于 8 mm 提示不稳定。

问题

1. 哪类影像学检查影响外科手术计划?
2. 什么时候对该患者进行干预最合适?

决策制定

当发现寰枢椎不稳定时，应考虑手术治疗，尤其是当患者有症状时。寰枢椎不稳定的症状是非常多变的，从颈部疼痛到神经根损伤再到颈脊髓病。创伤和感染是急性干预治疗的适应证，而先天性或慢性不稳定，直到出现症状和椎管狭窄到临界状态时，可以进行一系列的影像学和体格检查。手术技术有很多，但总的目标是减压神经结构，恢复正常或接近正常的序列，稳定寰枢椎关节。

问题

1. 螺钉置入可能的并发症有哪些?

2. 如果担心术中椎动脉损伤，应如何选择手术方法?

手术过程

C1~C2 的手术固定方法包括前路和多种后路技术。前路手术很少使用，但如果患者不能忍受由于心脏或肺部问题导致的俯卧位，或者后路骨性结构不适合螺钉放置，则首选前路手术。无论手术入路如何，麻醉医师都必须注意插管时对颈部的预防措施，这通常是通过鼻光纤插管完成的。牵引可用于固定前复位。

前路包括经口、咽后或侧方入路。前路压迫需要前路减压并不罕见，但由于感染和软组织愈合问题，前路 C1~C2 螺钉 / 钢板固定仍然少见。

在后路手术中，患者以军事化姿势俯卧，下巴收起，Mayfield 颅骨架固定头部。C1~C2 经关节螺钉内固定（Magerl 技术）融合率高，为 90%~99%。椎动脉损伤是经关节螺钉的主要危险因素。透视引导下，以 C2~C3 关节突关节中点头端 1~2 mm 处为起始点，透视下植入 K 氏针，沿 C2 椎弓峡部下方，穿过 C1~C2 关节间隙，进入 C1 侧块。这个过程可以通过暴露 C1 至 C6/C7 节段的标准开放技术来完成，也可以通过微创的方法，在 C6/C7 节段的双侧旁中央经皮穿刺切开暴露 C1~C2 来完成。

C1 侧块和 C2 峡部螺钉 / 棒固定，最初由 Goel 和 Laheri 描述，经 Harms 和 Melcher 改良，通过规避椎动脉解剖变异，提供了一种比经关节螺钉固定更安全的选择。当暴露 C1 侧块时，应注意控制侧方切开中 C1~C2 静脉丛出血。放置 C1 侧块螺钉时，在 C1 上部动脉沟内的椎动脉不需要完全暴露。C2 神经根应向下牵拉，必要时可牺牲。C2 螺钉置入有多种选择，包括峡部、椎弓根和椎板螺钉。对于 C2 峡部螺钉，术前 CT 应注意测量其与横突孔间的距离。验证 C2 峡部为植入螺钉有一个足够的宽度是重要的，以确保螺钉不会从内侧进入椎管或从外侧进入横突孔。C2 峡部螺钉陡峭的钉道轨迹与 C2 峡部相匹配，通常上倾 20°~30°，内倾 5°~10°。对于 C2 椎弓根螺钉放置，入口点相对于峡部螺钉略偏上、偏内，内倾 15°~30°。C2 上部螺钉轨迹比峡部螺钉陡峭程度要小，通常为 5°~10°。C2 椎板螺钉可用作 C2 峡部螺钉失败的挽救技术。将螺钉置于椎板和棘突的交界处，其轨迹与椎板的斜度相匹配。小心将螺钉置于适当的头尾部位，以使椎板螺钉不相交。

椎板钢丝固定技术最初为 C1~C2 固定的主要治疗手段，但现在被用作螺钉固定的辅助手段。Gallie 在 1939 年首次描述了颈椎后路钢丝固定 C1 和 C2。Gallie 技术包括在 C2 棘突上和 C1 后弓放置植骨块，植骨块被经过 C1 椎板下、环绕 C2 棘突的钢丝固定。后来，Brooks 和 Jenkins 描述了在 C1 和 C2 椎板之间双侧放置植骨块，并通过双侧 C1 和 C2 椎板下钢丝固定。在 20 世纪 90 年代早期，Sonntag 对 Gallie 技术进行了改进，在 C1 和 C2 棘突处用单一的椎板下钢丝固定位于 C1 和 C2 后弓之间的楔形支撑植骨块。

在本例中，我们使用了一种混合技术，在右侧置入 C1、C2 经关节螺钉，左侧放置 C1 侧块和 C2 峡部螺钉 / 棒结构。在右侧约 C7 水平处刺破皮肤，在透视引导下放置克氏针，然后在侧位透视引导下钻孔、攻丝、置入 C1~C2 经关节螺钉。在整个操作过程中，要注意保持对克氏针的控制。然后切除 C1 后弓和 C2 椎板上段，完成脊髓减压。减压后，左侧放置 C1 侧块和 C2 峡部螺钉（**图 5.3**）。在 C1~C2 之间固定好棒，将局部自体移植骨块与少量同种异体移植骨混合后置于 C1~C2 后外侧（**图 5.4**）。

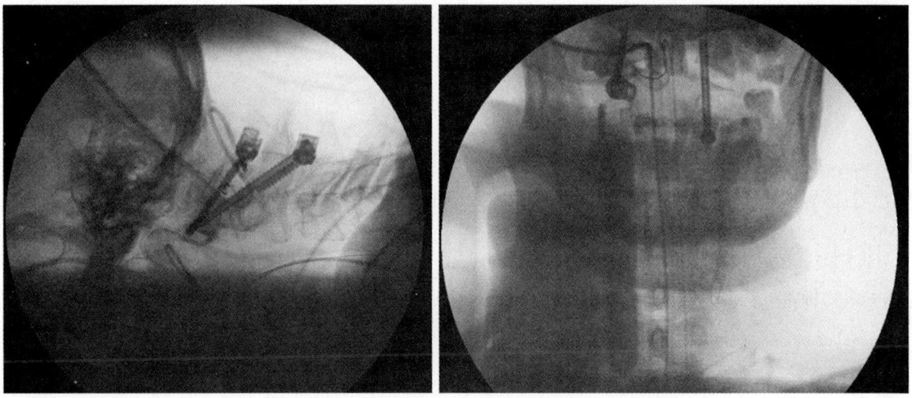

图 5.3 术中右侧 C1~C2 经关节固定和左侧 C1 侧块 ~C2 峡部螺钉 / 棒置入侧位及前后位（AP）X 线片

要点回顾：治疗要点

1. 患者最初的正确定位是放置经关节螺钉的关键，必要时适当复位。
2. 术前 CT 应仔细检查是否有椎动脉高跨或其他异常椎动脉走行变异，然后再决定 C2 螺钉位置。

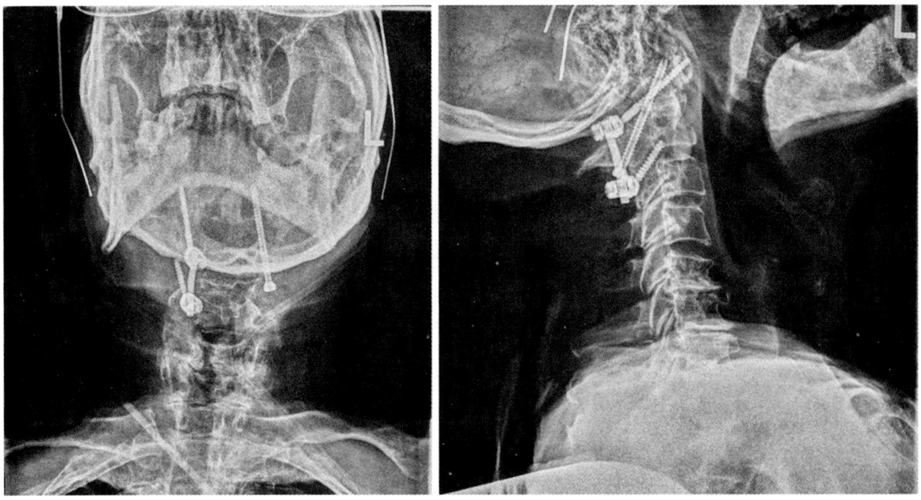

图 5.4　术后颈椎侧位及前后位（AP）X 线片

注　意

1. 如果患者除 C1~C2 不稳定外还有椎管狭窄，则无论应用何种后路技术，均可通过侧块螺钉和后路减压延长到所涉及的下颈椎狭窄节段。
2. 经关节螺钉置入前需要复位 C1~C2。如果无法复位，则应使用侧块和 C2 峡部 / 椎弓根螺钉固定。
3. 如果 C2 峡部 / 椎弓根螺钉无法放置，可以使用经椎板螺钉作为挽救技术。
4. 如果术中注意到枕颈不稳，稳定 / 融合可延长至枕颈。

术后护理

术后可进行 X 线检查以确定螺钉的位置。患者应在术后评估与螺钉放置有关的神经疼痛的体征。如果失去 C2 神经，应提前告知患者有枕部麻木或感觉异常表现。如果有任何椎动脉损伤的疑问，应进行术后 CTA 检查。根据医生的喜好，可以在术后使用颈托。

患者在手术当晚就可以被动活动。除非有潜在的膀胱问题，应在术后第 1 天拔除 Foley 导尿管。术后超过一年定期行颈椎 X 线检查随访，以确定骨融合情况。

并发症和治疗

在最初的经关节螺钉置入过程中，如果钻孔 / 攻丝后发现可能有椎动脉损伤，则仍可放置螺钉填塞止血或将其转到更理想的位置。如果担心潜在的灾难性的双侧椎动脉损伤导致的脑干卒中，则不应尝试放置对侧螺钉。平均动脉压应该维持在较高的水平，以维持后循环和防止可能的神经损伤。术后应行 CTA 检查以评估血栓形成、夹层形成甚至动静脉瘘。

要点回顾：并发症要点

1. 如果担心椎动脉损伤，不应放置对侧经关节螺钉，而应放置侧块或峡部 / 椎弓根螺钉。术后应行 CTA 评估血栓形成或脱落。
2. 术者应注意 C1~C2 静脉丛，并准备应用烧灼 / 止血剂以减少该部位的出血。

证据和结论

为处理 C1~C2 不稳定，许多后路固定技术不断改进。Gallie 融合在屈伸时提供良好的初始稳定性，但旋转稳定性较差，不愈合率较高，接近 25%。同样，Brooks/Jenkins 融合在屈曲和伸展方面提供了合理的生物力学稳定性，并且有报道称，在增加 Halo 固定时，90% 可获得融合。当然，Halo 固定本身可能是一个有意义的并发症来源。Sonntag 和他的同事报道了 36 例患者应用改良 Gallie 棘突间固定技术，融合率为 97%。

螺钉固定技术的出现带来了更坚强的生物力学稳定性和更高的融合率。Magerl 的 C1~C2 经关节螺钉固定术提供了更高的旋转稳定性，融合率接近 100%。Stillerman 和 Wilson 报道了 22 例患者在不增加骨—钢丝融合的情况下，使用这种改良经关节螺钉固定技术，融合率为 95%。如 Goel 和 Laheri，以及 Harms 和 Melcher 所述，C1 侧块固定和 C2 峡部固定也获得了相似的临床结果。这项技术在旋转、屈曲和伸展方面提供了优越的生物力学稳定性，并且显著降低了椎动脉损伤的风险。C1 侧块和 C2 峡部螺钉 / 棒技术正被广泛采用。

参考文献

1. BROOKS A L, JENKINS E B. Atlantoaxial arthrodesis by the wedge compression method. J Bone Joint Surg Am. 1978, 60A:279–284. http://www.ncbi.nlm.nih.gov.ahecproxy.ncahec.net/pubmed/348703
2. CORIC D, BRANCH C L, WILSON J A, et al. Arteriovenous fistula as a complication of C1–C2 transarticular screw fixation: Case report and a review of the literature. J Neurosurg. 1996;85:340–343. http://www.ncbi.nlm.nih.gov/pubmed/8755766
3. COYNE T J, FEHLINGS M G, WALLACE M C, et al. C1-C2 posterior cervical fusion: Long term evaluation of results and efficacy. Neurosurgery.1995, 37:688–693. http://www.ncbi.nlm.nih.gov/pubmed/8559297
4. DICKMAN C A, SONNTAG V K, PAPADOPOULOS S M, et al. The inter-spinous method of posterior atlantoaxial arthrodesis. J Neurosurg. 1991, 74:190–198. http://www.ncbi.nlm.nih.gov.ahecproxy.ncahec.net/pubmed/1988587
5. GALLIE W E. Fractures and dislocations of cervical spine. Am Surg. 1939, 46:495–499.
6. GOEL A, DESAI K, MAZUMDAR D. Atlantoaxial fixation using plate and screw method: A report of 160 treated patients. Neurosurgery. 2002, 51:1351–1356. http://www.ncbi.nlm.nih.gov/pubmed/12445339
7. GOEL A, LAHERI V. Plate and screw fixation for atlanto-axial subluxation. Acta Neurochir (Wien). 1994, 129(1–2):47–53. http://www.ncbi.nlm.nih.gov.ahecproxy.ncahec.net/pubmed/7998495
8. HARMS J, MELCHER R P. Posterior C1-C2 fusion with polyaxial screw and rod fixation. Spine. 2001, 26(22):2467–2471. http://www.ncbi.nlm.nih.gov.ahecproxy.ncahec.net/pubmed/11707712
9. MAGERL F, SEEMANN P S. Stable posterior fusion of the atlas and axis by transarticular screw fixation. In Kehr P, Weidner A (eds.), Cervical Spine (vol. 1). New York: Springer;1987:322–327.
10. RAHIMI S Y, STEVENS E A, YEH D J, et al. Treatment of atlantoaxial instability in pediatric patients. Neurosurg Focus. 2003, 15(6):ECP1. http://www.ncbi.nlm.nih.gov/pubmed/15305843
11. STILLERMAN C B, WILSON J A. Atlanto-axial stabilization with posterior transarticular screw fixation: Technical description and report of 22 cases. J Neurosurg. 1993, 32:948–954. http://www.ncbi.nlm.nih.gov/pubmed/8327097

第六章　颅底凹陷和颅骨沉降

编者：Benjamin D. Elder, Jean-Paul Wolinsky

病例介绍

一位 65 岁有类风湿关节炎病史的妇女，表现为颈部疼痛、频繁跌倒和手部精细活动困难。在神经学检查中，她的肌力正常，但上肢和下肢反射亢进（3+），Babinski 征和 Hoffmann 征阳性。MRI 显示在 C1~C2 处有血管翳形成，脊髓腹侧轻度受压，T2 像信号改变。此外，动态屈伸 X 线侧位片显示 C1 相对于 C2 存在 8mm 的平移。医生建议行 C1~C2 减压融合固定术，但她拒绝手术，也忽视了后续治疗，2 年后表现出肌无力加重，尤其是上肢。此外，她曾因肺炎多次接受治疗。神经学检查中，双侧上肢肌力 3/5 级，双侧下肢肌力 4/5 级。双侧上肢反射 3+，双侧跟腱反射 4+，并伴有阵挛。CT 显示新发齿状突上移，齿状突顶端延伸到麦氏线以上 14 mm 处（**图 6.1**，见彩页）。

问题

1. 可能的诊断是什么？
2. 颅底压迹、颅底凹陷、颅骨沉降和扁平颅底是如何定义和区分的？
3. 应该使用哪种影像学检查来评估这些患者？
4. 是否存在其他枕颈（OC）畸形需要评估？
5. 还有哪些其他疾病经常与 OC 畸形有关？

评估和方案

神经外科医生怀疑该病症为类风湿关节炎引起的 C1~C2 不稳定逐渐加重而导致的颅底压迹伴随颅骨沉降。

颅底压迹、颅底凹陷、颅骨沉降和扁平颅底通常作为同义词，但它们是不同的术语[1]。颅底压迹是 OC 交界区畸形的一个更广泛的范畴。颅底凹陷是随着颅底重塑或内陷时，整个脊柱进入颅底导致的，通常因先天性发育不良或在 OC 交界处各种骨组织发育异常或软骨发育不全。导致颅底凹陷的常见病理包括成骨不全（最常见Ⅲ型），骨代谢紊乱如Paget病、佝偻病和甲状旁腺功能亢进。成骨不全症中，颅底承载能力超出，枕骨大孔区出现微骨折，导致颅底逐渐畸形软化。OC交界区肿瘤、创伤和感染可导致颅底凹陷，但通常会导致颅骨沉降。颅底沉降是由于C1~C2不稳定（通常在类风湿关节炎的情况下），C2复合体向上移动（或旋转）进入颅穹隆，是一种颅底压迹。寰椎枕化可发展为颅骨沉降，C1~C2水平韧带松弛，并随着时间的推移而进展。这种松弛可能是由于枕骨髁和C1的同化作用对C1~C2复合体造成的压力所致。颅颈交界区缺乏屈曲伸展，会导致C1~C2处产生应力，最终导致颅骨沉降。扁平颅底只是颅底的变形和扁平，可以单独出现，也可以与其他OC畸形相结合。

颅底凹陷的患者常并发Chiari Ⅰ型畸形，据报道，在190例患者中发生率为54%[2]。在这个队列中，大多数患者在生命的第二个和第四个十年之间出现，在没有并发Chiari Ⅰ型畸形的患者中则发病较早、较急。许多患者描述有颈部疼痛，两组常见的体格检查结果包括伴有无力和感觉异常的脊髓病、步态异常、肠和/或膀胱功能障碍、颈项短粗、斜颈和较低的发际线。此外，根据脑干受压程度的不同，患者可能表现为较低的颅神经功能障碍。

在过去，颅底凹陷常在前后张口位平片上发现，其中C1~C2关节突复合体未完全显示。通过确定齿状突尖端与钱氏线、麦氏线的关系，可以做出更详细的评估。颅底凹陷的典型诊断是齿状突尖端至少超过钱氏线以上5 mm或超过麦氏线以上7 mm。类风湿关节炎患者颅骨沉降定义为齿状突尖端超过麦氏线以上4.5 mm。

目前，矢状位、冠状位和三维重建的CT图像是描述和定义OC交界区畸形的理想方法，特别是这些患者通常具有复杂的骨解剖结构，如可能伴有Klippel–Feil和/或寰椎枕化。此外，MRI对评估神经结构、脊髓和/或脑干压迫、软组织和韧带结构至关重要。屈伸位X线片可用于评估不稳定性，但在经常发生严重脊髓和脑干压迫的情况下应谨慎使用。最后，血管成像，如CT血管造影，甚至四维脑血管造影，有助于明确椎动脉解剖，而椎动脉解剖结构在颅颈畸形患者中可能存在异常。

要点回顾：诊断建议

1. CT扫描或侧位片被用来区分颅底凹陷和颅骨沉降。
   a. 颅底凹陷：在颅底重塑或内陷时整个脊柱上移进入颅底。
   b. 颅骨沉降：在C1~C2不稳定的情况下，C2复合体向上移动（或旋转）进入颅穹隆。
2. 每位患者都应该接受详细的病史和体格检查。重要的既往信息包括症状的持续时间、症状的进展、神经状态的敏锐变化，以及可能相关的任何内科疾病的存在。

重要的体格检查评估包括视力检查、颈椎活动范围评估，以及详细的神经系统检查（包括颅神经评估）。

3. 为了充分评估潜在的复杂的骨解剖结构，颅颈交界区 CT 成像表现至关重要。
4. 颅颈交界处的 MRI 表现需要充分确定神经结构受压程度，评估软组织和韧带结构。
5. 血管成像，尤其是 CT 血管造影，对于充分识别椎动脉解剖结构非常重要，而椎动脉解剖结构在这些患者中可能经常发生异常。

问题

1. 手术干预的最佳时机是什么?
2. 临床和影像学结果如何影响手术选择?
3. 如何使用颈椎牵引来确定最佳的手术策略?
4. 手术前口腔卫生的重要性是什么?
5. 术前营养状况与肺功能的意义?

决策制定

如果不治疗，颅底凹陷和颅骨沉降可能导致严重的神经功能恶化，甚至死亡。虽然没有具体的手术干预标准，但大多数患者存在一定程度的神经功能损害，需要手术干预减压和稳定，以防止进一步的神经功能下降。然而，一小部分无神经功能缺损，齿状突向枕骨大孔延伸极小，且无脊髓或脑干受压的患者可以在临床上进行密切随访。

在手术前，许多有颅底压迹的患者要接受颈椎牵引的试验，以确定可以达到的齿状突复位程度。然而，对于有严重压迫的患者应特别谨慎，以防止进一步的神经损伤。一般情况下，在密切的神经监测下应用低重量牵引（2~5 kg），通过改变牵引角度可以减轻神经压迫，相对于水平面，往往头部抬高约 15°。如果齿状突是完全可复位的，患者可能是后路减压和融合的候选者。然而，如果齿状突不能复位，患者通常需要前路减压和后路稳定（通常也需要后路减压）。

颅骨沉降患者有一系列的严重问题。首先是 C1~C2 不稳定，然后是 C1~C2 不稳定伴血管翳形成。如果不进行治疗，C2 开始向上迁移，并发生假性稳定，血管翳消退，然后是完全的颅骨沉降。这些患者都需要后路稳定，但稳定的程度取决于患者的严重程度。对于有或没有血管翳的 C1~C2 不稳定，只能采取 C1~C2 固定融合治疗。对于早期 C2 移位伴假稳定的患者，可采用复位加 C1~C2 融合，如果 C1 侧块破坏，OC 融合治疗。最后，完全颅骨沉降，如无法复位，则需要腹侧减压和 OC 融合。

由于前路手术入路通常涉及经口入路，术前评估口腔卫生对减少手术中的细菌污染至关重要。龋齿和牙龈炎需要在手术前进行治疗，因为这些可能导致血行播散或手术部位感染，如果遇到硬脊膜切开，则有脑膜炎的风险。此外，术前应注意松动牙齿的保护或预防性拔牙。

此外，患者通常有较低的颅神经功能障碍，尤其是舌咽神经、迷走神经和舌下神经。如果这些颅神经有明显的功能障碍，应考虑术前气管切开的位置。此外，患者可能并发吞咽功能障碍，导致营养不良。在这些患者中，应考虑术前进行经皮胃造口术来改善术前营养状况，以提高伤口愈合程度。

最后，一些患者，例如儿童或成人，可能不能充分开口来建立足够的手术通道，因此需要选择其他手术入路。

问题

1. 不同的前侧入路方式可以到达颅颈交界区的哪些区域？
2. 血管翳的存在在外科手术中有什么意义？

手术过程

经口咽入路

仅靠后路减压通常不足以治疗颅底凹陷复位不全的患者，而且在不伴有前路减压的情况下，单纯后路减压实际上可能导致神经功能迅速恶化[4, 5]。

经口咽入路是治疗颅颈交界区腹侧畸形的经典手术入路。此入路可进入枕骨大孔前侧，并从下斜坡向下至 C3 椎体，两侧距中线 14~20 mm 处为侧面暴露位置。如果尝试额外的侧面暴露，可能会损伤咽鼓管、舌下神经、翼管神经、颈动脉和 / 或椎动脉。颈动脉比椎动脉有更高的风险，因为颈动脉通常在 C1 的中线上走行约 1 cm，在一些患者中可能正好在中线上。

清醒时，患者仰卧位，头部伸直在马蹄形支架上，或者在附加有 Halo 头环的 Mayfield 支架上。术中神经监测采用运动诱发电位、体感诱发电位以及自由运动肌电图进行下的颅神经监测。气管插管采用预防性气管切开术或清醒下的光纤气管插管，气管导管尽可能在手术范围外伸缩。填充物被放置在喉咙里，以防止血液流入胃部。用洗必泰溶液清洗空腔，术前静脉注射抗生素。通常以无菌方式覆盖患者，暴露口腔和鼻腔。舌头的伸缩使用自动牵开器维持（**图 6.2**，见彩页），每 30 分钟释放一次，以防止舌静脉阻塞。

在咽后黏膜注射 1% 利多卡因加 1/ 100 000 肾上腺素后，在透视或立体定向导航下，沿着黏膜下自斜坡下端至 C3 椎体上段中线切开。然后将含有咽黏膜、收缩肌、颈长肌和头长肌的肌黏膜瓣从前纵韧带（全部）上提起，用自动牵开器牵开，然后用电刀暴露腹侧骨结构。导致腹侧受压的骨结构可以用磨钻以蚕食的方式减压（**图 6.3**，见彩页）。两层（咽部肌肉和咽部黏膜）应以密闭的方式分开闭合，以减少伤口裂开的风险。

当齿状突周围有软组织翳时，减压时应注意，因为后纵韧带和覆膜可能变薄，并可能与腹侧硬脑膜粘连甚至融合，术中硬脊膜切开的可能性更大。由于软组织翳可能在后路稳定后消退，所以并不总是需要扩大的腹侧减压。

虽然有些医生可能会延迟后路稳定手术，以便患者从前路减压中恢复过来，但在腹侧减压后，即使是穿着 Halo 头环背心，颅颈交界区仍高度不稳定。因此，我们主张患者在腹侧减压后立即后路稳定。如果不能在一天内完成两个阶段的手术，患者可以穿一件 Halo 头环背心，平躺床上保持插管和镇静，直到第二天后路稳定。

如果同时伴有 Chiari Ⅰ型畸形，或腹侧减压后仍有脊髓后壁和 / 或脑干受压，也应同时行后方减压。经典的后路稳定方法包括钢丝固定从枕骨到颈椎的自体肋骨或髂骨结构植骨。但是，这一方法需要应用 Halo 背心提供枕颈交接稳定性来延长制动。目前，后方 OC 棒—螺钉结构是最常用的，它在颅颈交界处提供坚强固定。根据腹侧切除的程度和不稳定性，固定结构通常从后枕骨延伸到 C2 或 C3，但如果有必要，还可以延伸到 C6 甚至横跨颈胸交界处。放置一个枕骨钢板，并附加 C2 椎弓根、峡部或经椎板螺钉，必要时在下颈椎放置侧块螺钉。C1 螺钉很少放置，因为很难将棒弯曲以适应钢板及 C1 侧块螺钉。

扩大经口入路

扩大经口入路这个技术在以前已经被详细描述过[6]。如果手术通道不足，可将软腭沿中线分开，移开悬雍垂，以获得下斜坡额外的上外侧显露。软腭在与硬腭交界的中线处被切开，向下延伸至悬雍垂中线附近。如果为了额外暴露需要分开软腭，应将软腭三层（鼻黏膜、肌层、口腔黏膜）以密闭的方式闭合。上颌造口术 + 经口咽入路可以更好地显露颅底中线和中斜坡。经下颌舌周入路或经舌入路可以从蝶鞍水平一直显露到颈椎。

内窥镜方式

随着内窥镜手术的进一步发展，鼻内镜或唇下内镜方法可用于进入斜坡，甚至是完整的齿状突切除。此外，最近还介绍了一种经颈内镜下齿状突切除的方法。该入路采用标准 Smith–Robinson 颈前路经齿状突螺钉入路（**图 6.4**，见彩页），该操作允许从下斜坡暴露到 C7，也允许对一些额外需要上颌骨截骨术的病例进行腹侧减压（**图 6.5**）。

治疗要点

1. 完全可复位的颅底凹陷患者可单独采用后路减压和稳定治疗。
2. 然而，仅靠后路减压通常不足以治疗颅底凹陷不完全复位的患者，而且可能会导致神经功能迅速恶化。
3. 经口咽入路是颅颈交界区腹侧减压的金标准方法。它提供了从下斜坡到 C3 椎体的暴露，可显露中线两侧 14~20 mm。
4. 后路稳定通常采用 OC 螺钉—棒结构，一般采用枕板，从枕骨延伸至 C2 或 C3，如有必要，也可能延伸至 C6 或越过颈胸交界处。

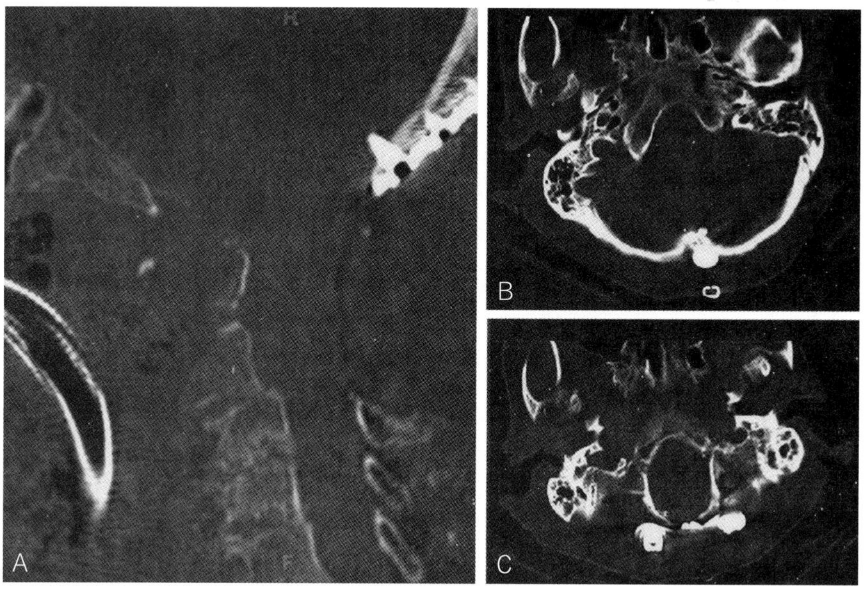

图 6.5　A. 矢状位 CT。B. 后颅窝的轴位 CT。C. 经鼻内镜减压后枕骨大孔水平的轴位 CT，显示有足够的腹侧减压，同时伴有后路减压和稳定

核心要点

1. 如果在颈椎轴向牵引下颅底凹陷完全复位，则可以采用后入路（减压和稳定）。
2. 如果颈椎牵引下颅底凹陷不能完全复位，则需要进行腹侧减压，并在术后立即进行后路稳定。
3. 如果脊髓和/或脑干受压仍然存在，若同时存在 Chiari Ⅰ型畸形，在腹侧减压后可能需要额外的后路减压。

护 理

如果术前未行气管切开术，患者应继续插管 48~96 小时，或直至气管和口腔水肿充分减轻。在未行经皮胃造口术的情况下，对术前营养状况较差的患者，鼻胃管通常被放置，以使术后有足够的肠内营养。最后，外部矫形器如 Halo 头环背心或 Minerva 支架往往放置 4~6 个月，以便在融合发生时增强 OC 交界区的稳定性。

并发症和治疗

硬脊膜切开导致脑脊液（CSF）漏可能是一种毁灭性的并发症，潜在瘘的形成增加了脑膜炎和伤口裂开的风险。如果发生脑脊液漏，应首先尝试闭合，并附加纤维蛋白胶和筋膜移植或硬膜替代物。此外，腰椎蛛网膜下腔脑脊液引流管应放置 5~10 mL/h 引流 3~5 天，以降低持续脑脊液渗漏的风险。

在距中线 15~20 mm 以上的侧面暴露或存在异常的椎动脉解剖时，椎动脉可能受到损伤。颈动脉比椎动脉有更高的风险，因为颈动脉通常在 C1 水平约距中线 1 cm 走行，一些患者可能正好在中线上。因此，对术前血管成像进行分析，以更好地了解血管解剖是非常重要的。如果有椎动脉损伤，直接修复通常是不可能的，而修复颈动脉损伤可以尝试。主要目标是使用止血剂控制出血，并尽快进行血管造影，以评估血管损伤并进行潜在的血管内栓塞。

为增加显露范围，如果将软腭分开，软腭或咽部纤维化可能导致上腭功能不全发生，并伴有吞咽困难、鼻音和液体反流。可以考虑咽部再训练和使用牙科封闭器来改善症状。

其他并发症包括浅表和深部手术部位感染，可能需要清创。深部感染的治疗通常需要长时间静脉注射抗生素，不过固定器械通常可以保留。最后，与任何脊柱融合术一样，手术存在假关节的风险，这可能需要手术翻修并涉及后方更广泛的结构。

并发症要点

1. 术中脑脊液漏是一种毁灭性的并发症，应积极处理，理想情况下应首先闭合，放置纤维蛋白胶和硬脊膜移植材料，并考虑用腰椎蛛网膜下腔引流术引流几天脑脊液。
2. 椎动脉损伤可发生在侧面过度暴露或椎动脉解剖异常的情况。颈动脉比椎动脉有更高的风险，因为颈动脉通常在 C1 水平约距中线 1 cm 走行，一些患者可能正好在中线上。术前还应检查血管成像。应尝试止血，并在临床可行的情况下，尽快进行血管造影和潜在的血管栓塞。

证据和结论

由于这种畸形相对少见，以及可能导致颅底凹陷或颅骨沉降的疾病的多样性，目前缺乏确定这些患者最佳治疗方法的随机对照试验。然而，一些大型回顾性队列研究是可用的。这些研究普遍表明，腹侧减压加后路稳定，有时附加后路减压是最佳的治疗方法，但是后路手术仅适用于颅底凹陷完全可复位的患者。大多数患者存在神经功能缺损，包括脊髓病，通常颅神经功能缺损较少，治疗目标是防止神经功能进一步恶化并稳定颅颈交界区。

参考文献

1. SMITH J S, SHAFFREY C I, ABEL M F, et al. Basilar invagination. Neurosurgery. 2010, 66:39–47.
2. GOEL A, BHATJIWALE M, DESAI K. Basilar invagination: a study based on 190 surgically treated patients. J Neurosurg. 1998, 88:962–968.
3. HSU W, ZAIDI H A, SUK I, et al. A new technique for intraoperative reduction of occipitocervical instability. Neurosurgery. 2010, 66:319–323; discussion 323–314.
4. MENEZES A H. Surgical approaches: Postoperative care and complications "transoral-transpalatopharyngeal approach to the craniocervical junction." Childs Nerv Syst. 2008, 24:1187–1193.
5. MENEZES A H, VANGILDER J C. Transoral-transpharyngeal approach to the anterior craniocervical junction. Ten-year experience with 72 patients. J Neurosurg. 1988, 69:895–903.
6. HSU W, WOLINSKY J P, GOKASLAN Z L, et al. Transoral approaches to the cervical spine. Neurosurgery. 2010, 66:119–125.

第七章　脊髓型颈椎病
——前凸

编者：Randall J. Hlubek, Nicholas Theodore

病例介绍

一位 65 岁的老年男性患者主诉手部麻木已超过一年。患者诉无法像过去那样打开罐子或举起重物。他喜欢用手工作，但发现由于不够灵巧，完成任务更加困难。他的妻子很担心他的平衡感，并说他经常摔倒。在进一步的询问中，他否认有任何颈部疼痛或放射性手臂痛，但明确感到颈部僵硬。详细的神经学检查显示双侧握力虚弱，广泛性反射亢进，双侧 Hoffmann 征阳性，双侧 Babinski 征阳性，Romberg 征阳性，Tinel 征阴性。肌力评估：双侧三角肌为 4+/5 级，双侧二头肌为 4+/5 级，双侧三头肌为 4/5 级，双手握力为 4/5 级，所有下肢肌力为 5/5 级。

问题

1. 诊断可能是什么？
2. 最合适的影像学检查是什么？

评估和方案

鉴别诊断范围广泛，包括脊髓型颈椎病、腕管综合征、脊髓亚急性联合变性、横贯性脊髓炎和脊髓肿瘤。患者的临床病史和体格检查结果表明，最可能的诊断是脊髓型颈椎病。脊髓型颈椎病是继发于退行性改变的颈脊髓受压。症状包括步态障碍、上肢感觉异常、虚弱和欠灵活性，往往会逐渐加重。症状的迅速发作对于脊髓型颈椎病来说是不寻常的，而且很可能继发于横贯性脊髓炎、多发性硬化症或颈椎脓肿。

肌电图和神经传导检查不能证实脊髓型颈椎病的诊断。然而，它们对于排除腕管综合征和糖尿病神经病变等表现出类似特征的疾病是有用的。

脊髓型颈椎病的诊断离不开影像学检查。MRI 是最有用的成像方式，因为它可针对神经结构提供清晰的分辨率。

磁共振 T2 加权像可仔细检查脊髓，高信号可揭示继发于慢性压迫的脊髓软化程度。然而，如果高信号与压迫程度不相称，则应在鉴别诊断时仔细考虑原发性脊髓肿瘤和横贯性脊髓炎等病变，并可能需要进一步的检查。

CT 脊髓造影对无法行 MRI 检查的患者可能有用。虽然 CT 脊髓造影不能很好地显示脊髓，但它们能很好地显示骨骼解剖结构。因此，它们有助于分析颈椎椎管狭窄的程度。

对于任何报道颈部疼痛的患者，应进行颈椎屈曲和 / 或伸位片检查。动态成像应用于评估颈椎不稳定性，并有助于手术计划。

在本病例中，颈椎 MRI 显示 C3~C4、C4~C5 和 C5~C6 椎间盘间隙水平椎管有环形狭窄，颈椎前凸存在（**图 7.1**）。

问题

1. 患者的临床表现和 MRI 检查结果如何影响手术计划?
2. 该患者的手术选择是什么?

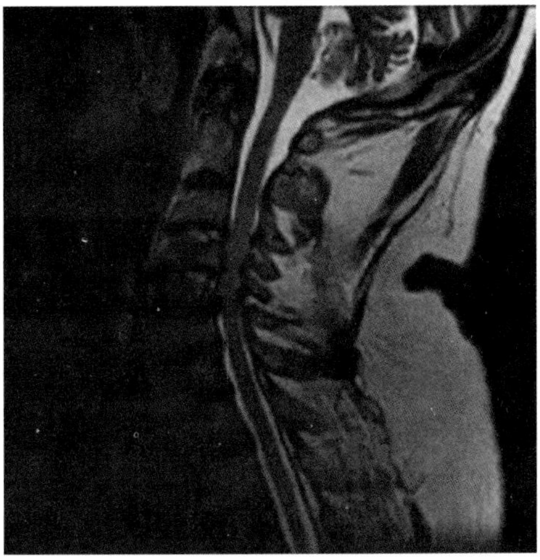

图 7.1　磁共振矢状位 T2 加权图像显示 C3~C4、C4~C5 和 C5~C6 椎间盘间隙水平椎管环状狭窄

要点回顾：诊断要点

1. 全面的体格检查对脊髓型颈椎病的诊断至关重要。脊髓病理征包括 Hoffmann 征、Babinski 征和 Romberg 征。根据病变的程度，可同时出现上、下运动神经元征（上肢反射性低，下肢反射性高）。
2. 仔细记录病史很重要，因为根据症状出现的时间可能会考虑另一种诊断。急性症状发作是不典型的，可能继发于横贯性脊髓炎、颈硬膜外脓肿或多发性硬化症。
3. 脊髓型颈椎病是老年人的常见病。如果体格检查结果与颈椎病的严重程度不相称，则可能存在额外的病变。应该进行额外的检查，包括肌电图和 / 或神经传导检查，以评估脱髓鞘疾病。有和没有对比的 MRI 可能有助于评估实质内肿瘤，特别是当脊髓中有明显的 T2 高信号时。

决策制定

脊髓型颈椎病患者应进行手术，以保持脊髓功能。手术的目的是神经减压，保持或恢复颈椎矢状面序列。为了有效地实现这些目标，前路（颈椎椎间盘切除融合术、颈椎关节成形术、颈椎椎体次全切除术）和后路（颈椎椎板切除术、颈椎椎板成形术和颈椎椎板切除融合术）的手术方法都得到了发展。在决定哪种入路最合适时，颈椎序列可能是最重要的考虑因素。

在颈椎前凸患者中，保持前凸曲度是治疗成功的关键。前路或后路均可达到维持颈椎前凸曲度的目的。

当仅有 1 个或 2 个节段椎管狭窄时，或在前路有明显压迫而后路压迫很小时，选择前路手术更好。超过 2 个节段椎管狭窄需要更广泛的前路减压，如果椎体后部有压迫，而不是在椎间盘间隙水平，可能需要椎体次全切除。弥漫性病变对这种方法技术要求更高，但如果曲度是后凸的，则可能是必要的。

支持选择后入路的因素包括先天性椎管狭窄、超过 2 个节段压迫、后纵韧带骨化、环形压迫和合并多种内科疾病。从理论上讲，后路减压术的好处是去除椎板和黄韧带，从而使脊髓向后漂移，远离任何前方压迫。尽管单独椎板切除术对神经的减压是有效的，但其主要缺点是可能发展为颈椎后凸或不稳定，发生率分别为 13%~41% 和 18%[1, 2]。

在脊髓型颈椎病和颈椎矢状位前凸的患者中，当存在多节段环形压迫时，作者首选颈椎椎板切除融合术。

问题

1. 当手术中躯体感觉诱发电位（SSEPs）显著下降时，应采取哪些措施?
2. 如果患者在术后第一天出现单侧三角肌和肱二头肌无力，最可能的诊断是什么?

手术过程

对于颈椎不稳定或严重狭窄的患者，插管时应避免过伸颈部，以免造成脊髓损伤。无论是清醒时纤维光学插管还是使用 GlideScope 可视喉镜辅助插管，都应考虑限制颈部过伸。

神经电生理监测是通过监测术中 SSEPs 和运动诱发电位（MEPs）的变化来实现的。在摆放体位前获得基线记录，并在整个过程中持续进行术中监测。

患者可以俯卧于 Jackson 手术床上，所有压力点垫好，将面部放置在泡沫头圈中，也可以俯卧于有凝胶胸部框架的支撑手术床上，并将头部牢固地固定在 Mayfield 头架上。患者的手臂垫好垫子，并紧贴躯干两侧。在手术开始前，有必要透视评估颈椎曲度，以确保它是最佳的。分析摆放体位后的 SSEPs 和 MEPs 确保脊髓压迫没有加重。如果摆放体位后 SSEPs 或 MEPs 显著降低，则应审查常见的报警原因，包括低血压、体温过低、麻醉剂、电极完整性验证、手臂定位和颈椎曲度。MEPs 对吸入剂特别敏感，应限制其使用，以确保监测的可靠性。

当患者体位摆放合适和无菌处理覆盖后，中线切开，并通过椎旁肌肉组织之间的无血管的间隙向下分离。如果分离偏离外侧，可能会遇到引起过多出血的肌肉组织和静脉丛。在骨骼处，骨膜下从棘突和椎板分离肌肉。然后仔细暴露侧块，以防止损伤手术节段上下关节突关节。当通过解剖标志和 X 线透视检查确定手术节段后，应切开关节突关节，去除软骨，准备关节融合。这样做还允许医生将一个仪器（如 Penfield 4 解剖器）放入关节突关节内，以确定关节突的角度并辅助螺钉的置入轨迹。

侧块螺钉可于 C3~C6 处固定。C7 的侧块相对较薄，可能不适合侧块螺钉，因此如果需要在该水平固定，可能需要椎弓根螺钉。对于 C3 水平以上的固定，作者倾向于使用 C2 峡部螺钉和 C1 侧块螺钉，但是对这些螺钉的讨论超出了本章的范围。

然后用高速磨钻通过侧块的皮质（距中心 2 mm）钻出一个导向孔。手动将磨钻向外侧倾斜约 30°，然后头朝向关节突的斜面倾斜，以最大限度地延长螺钉长度，避免神经根和椎动脉损伤[3]。侧块上可钻至 12 mm 或 14 mm 的深度，并使用球形探针检查侧块的任何缺口。在放置内固定之前，先在椎板和侧块交界处用高速钻进行椎板切除。注意保持钻头垂直于皮质表面，并充分冲洗以防止高热损伤神经。在双侧槽钻至硬膜外间隙后，将巾钳放在头、尾侧棘突的椎板上，将椎板整体移除。当钳子向上提起时，我们使用剥离子从椎板下剥离粘连和黄韧带。任何残余的黄韧带或薄层椎板都可以用Kerrison咬骨钳咬除。

减压完成后，植入侧块螺钉（通常直径3.5 mm，长度12 mm或14 mm）。然后将一根弯曲的棒固定在螺钉头内，并临时拧紧锁定帽。X线透视检查用于确认正确的定位和螺钉放置，最后用螺丝刀拧紧锁定帽，然后用高速磨钻打磨将侧块去皮质化，将椎板切除后的自体骨和同种异体骨置于松质骨表面。充分止血后，按标准多层缝合切口。

要点回顾：治疗要点

1. 如果要进行后路减压，则必须考虑固定和融合，以防止椎板切除术后脊柱后凸和不稳定的发生。
2. 定位后用X线侧位透视来检查颈椎曲度是确保正确序列的关键。
3. 平均动脉压应保持在80 mmHg或更高，以确保整个手术过程有足够的脊髓灌注。

注　意

1. 如果患者有与脊髓型颈椎病相一致的病史和体格检查结果，那么下一步就是预约颈椎MRI检查评估脊髓受压情况。
2. 如果矢状面曲度是后凸的，那么前路将有利于脊髓减压和恢复曲度。后路入路可能无效，因为后凸会阻止脊髓的后移，神经依然贴附于前面椎间盘骨赘复合体。
3. 如果矢状面曲度是前凸的，那么前路或后路都可能是有效的，手术应该根据每个患者的情况而定。

术后护理

术后的严重疼痛可能是继发于广泛的严重的肌肉剥离。因此，患者通常被给予静脉肌肉松弛剂和静脉自控镇痛。当疼痛得到充分控制时，应尝试过渡到口服止痛药。

硬性颈托提供额外的固定，尤其可能对骨质质量差的患者有特别作用。一般建议患者戴颈托6~12周。当后续的X线片显示没有内固定失败时，就停止使用。

物理和职业治疗师在住院期间对患者进行评估。他们的辅助治疗有助于患者早期活动和提出出院建议。

术后 6 周、6 个月和 1 年的影像学随访包括前后位和 / 或侧位颈椎 X 线片。如果出现新的症状，还可以做其他影像学检查。

并发症和治疗

椎动脉损伤是较少见的，但颈椎椎板切除术潜在的具有破坏性的并发症可以导致出血、中风和死亡。椎动脉在螺钉置入过程中最容易受到损伤。术前应仔细研究影像学，以确定动脉的走向，并对任何异常解剖进行评估。如果放置螺钉时发生动脉损伤，则应插入螺钉止血，未完成时应终止对侧内固定。

在脊髓减压过程中可能发生脑脊液漏，任何硬脊膜损伤均可采用缝合线修补。如果硬脊膜损伤不能用缝合线修复，那么可以用一块肌肉覆盖缺损，并用纤维蛋白胶附着。

颈椎椎板切除融合术后 C5 神经麻痹的发生率约为 11%[4]。C5 神经麻痹的病因尚不清楚，颈椎后路手术中可能的原因包括脊髓后移位引起的神经根栓系和椎间孔狭窄。C5 神经麻痹表现为肩部疼痛，C5 神经分布区感觉丧失，三角肌和 / 或肱二头肌麻痹。这些症状可能在手术后立即出现，也可能被推迟。目前还没有确定的治疗 C5 神经麻痹的方法。然而，大多数患者倾向于自我恢复，平均恢复时间为 5.4 个月[5]。

要点回顾：并发症要点

1. 术前仔细评估椎动脉的异常解剖可以降低螺钉置入时医源性损伤的风险。
2. 术后 C5 神经麻痹可在术后立即发生或延迟发生。

证据和结论

对于哪种方法（前路与后路）对多节段脊髓型颈椎病更有效，目前尚无一级证据。对回顾性研究的系统回顾表明，颈椎前路和后路入路在安全性和有效性方面没有明显优势[6]。选择使用哪种方法应根据每个患者的具体情况来决定。

参考文献

1. LI Z, XUE Y, HE D, et al. Extensive laminectomy for multilevel cervical stenosis with ligamentum flavum hypertrophy: More than 10 years follow-up. Eur Spine J. Aug 2015, 24(8):1605–1612.
2. KATO Y, IWASAKI M, FUJI T, et al. Long-term follow-up results of laminectomy for cervical myelopathy

caused by ossification of the posterior longitudinal ligament. J Neurosurg. Aug 1998, 89(2):217–223.

3. KIM H S, SUK K S, MOON S H, ET AL. Safety evaluation of freehand lateral mass screw fixation in the subaxial cervical spine: Evaluation of 1256 screws. Spine (Phila Pa 1976). Jan 1 2015, 40(1):2–5.
4. NAKASHIMA H, IMAGAMA S, YUKAWA Y, et al. Multivariate analysis of C-5 palsy incidence after cervical posterior fusion with instrumentation. J Neurosurg Spine. 2012, 17(2):103–110.
5. DAI L, NI B, YUAN W, et al. Radiculopathy after laminectomy for cervical compression myelopathy. J Bone Joint Surg Br. Sep 1998, 80(5):846–849.
6. LAWRENCE B D, JACOBS W B, NORVELL D C, et al. Anterior versus posterior approach for treatment of cervical spondylotic myelopathy: A systematic review. Spine (Phila Pa 1976). Oct 15 2013, 38(22 Suppl 1):S173–S182.

第八章　脊髓型颈椎病

——后凸

编者：Mario Ganau, So Kato, Michael G. Fehlings

病例介绍

一位 72 岁的妇女，因硬膜囊内良性肿瘤（C4 左侧神经鞘瘤）而行颈椎后路多节段椎板切除术后，神经功能在过去 30 年快速下降。患者在被诊断为 2 型糖尿病时已经戒烟，同时她还患有高血压，且服用药物控制效果不佳。

患者在过去几周一直需要使用轮椅，并自述几个月来一直感觉尿急，因视觉障碍多次跌倒；进展性肌无力，在 MRC（医疗研究委员会）的上肢和下肢肌肉评分中，她的得分最多为 3/5 级。最近，患者双手无法抓持物品，这使得她无法独立进食，也无法在助行器的帮助下安全行走。体格检查发现短颈、旋转和屈伸运动范围缩小，双侧腿部肌张力丧失，膝腱反射活跃，踝阵挛阳性。

考虑到她为不完全四肢瘫痪，美国脊髓损伤协会（ASIA）分级为 C 级，患者收治入院做进一步检查。

问题

1. 颈椎后凸最常见的原因是什么？
2. 进一步的放射学和神经生理学检查能有什么帮助？
3. 退行性颈椎病（DCM）采用哪些功能量表，并能告诉我们什么预后信息？

评估和方案

CT 和 MRI（**图 8.1**）结果显示严重的多节段颈椎后凸畸形，可能与先前的多节段颈椎后椎板切除有关。后凸畸形的其他原因包括强直性脊柱炎、脊柱结核病和以前的颈椎外伤。头颅下垂综合征是一种鉴别诊断，其病因有帕金森病、硬皮病、神经肌肉疾病、多发性肌炎以及由代谢或内分泌功能障碍引起的继发性肌病。

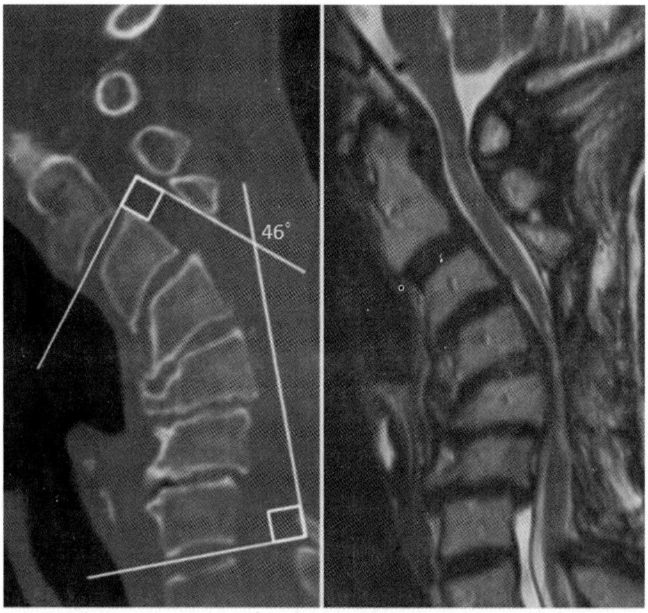

图 8.1 术前骨窗 CT（左）和 T2 加权 MRI（右）颈椎矢状位扫描显示多种退行性改变导致严重后凸（C2~C7，Cobb 角：–46°）和椎管狭窄

仔细放射学研究显示，C2~C7 的 Cobb 角为 –46°，矢状位垂直轴（SVA 为经过 C2 中心的垂线与 C7 后上角之间的距离）为 46 mm。修改后的日本骨科协会（mJOA）评分为 7 分，证实了严重的非创伤性 DCM，因此预后较差。

要点回顾：诊断建议

1. 临床评价
   a. 在脊柱后凸患者中，后椎旁肌作为张力带拉伸常引起轴向疼痛，这可能是这些患者最初的主诉。
   b. 由于无法直立抬起颅骨，后凸畸形患者以典型的向上凝视进行代偿。
   c. 吞咽困难也是一种常见症状，通常由咽喉腔塌陷和吞咽肌协调不良引起。
2. 影像学评价
   a. 颈椎序列的放射学测量提供了关于脊柱平衡的信息，应该在长的、站立的盒式 X 线上进行。一般来说，颈椎后凸的定义是 C2~C7 Cobb 角小于 –10° 和（或）SVA 大于 40 mm。

b. 虽然在 DCM 的较晚期，常规 1.5T 磁共振 T1 和 T2 加权像已经足够敏感，可以确认脊髓病的存在，但在这种情况的早期，可以发现实际临床状态和影像学结果之间的差异。

c. 即使没有 T2 信号改变，也可出现脊髓病变：狭窄节段部分各向异性（FA）值降低，表观弥散系数（ADC）值升高，可以反映脊髓状态及其可逆性。弥散张量成像（DTI）和显微结构 MRI 有望成为预测术后功能恢复的重要手段。

3. 功能评价

a. mJOA 评分的恢复率可以用 Hirabayashi's 方法计算；值得注意的是，mJOA 很好地定义了中度和重度 DCM，但在预测轻度 DCM 患者的预后方面相对不敏感。

b. 其他一般量表，如 Short Form 36（SF36），以及针对颈椎病理的特殊量表，如颈部残疾指数（NDI），在评估 DCM 和后凸畸形患者的功能中发挥作用。然而，他们的研究结果应该根据颈椎融合术后最小的临床重要差异和显著的临床收益来权衡。

临床表现通过肌电图（EMG）和神经传导检查确定，提示严重的慢性脊髓病伴双侧正中神经和尺神经损伤。

仔细研究屈 / 伸 X 线片（**图 8.2**）和 CT 重建，一些颈椎运动持续存在，排除了关节面融合。利用长盒式 X 线进行额外测量，如胸廓坡度（TS；考虑 T1 上终板与水平线的夹角）及其与 C2~C7 Cobb 夹角的不匹配，以及 T2 加权 MRI，如用修改后的 K 线来评价整体脊柱平衡，选择最合适的治疗方案。

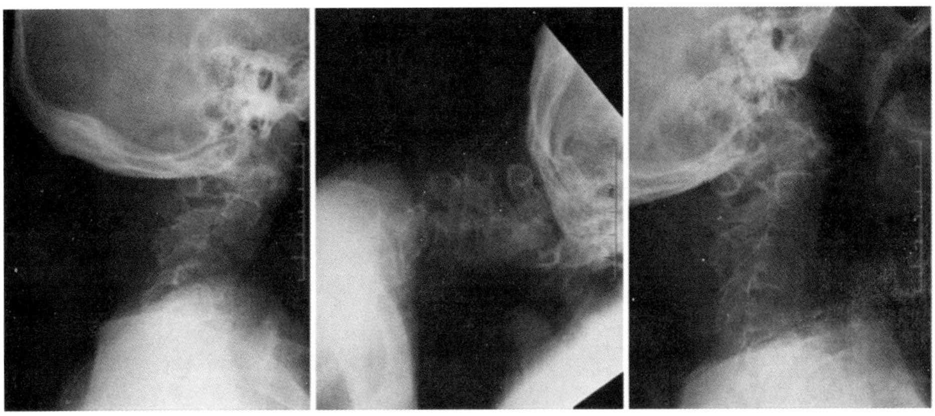

图 8.2 术前颈椎静态和动态侧位 X 线片，中立（左）、屈曲（中）、伸展（右）位排除小关节融合，显示颈椎节段运动部分保留

问题

1. 临床和影像学结果如何影响治疗?
2. 干预 DCM 的最佳时间是什么?手术的目的是什么?
3. 哪种手术方法对这种后凸畸形更有效,为什么?

决策制定

由于患者表现出脊髓病的征象以及与后凸畸形相关的特征,如视野的改变,这两个病理方面都需要适当的手术治疗。

DCM 患者手术的目的是及时减压脊髓,防止脊髓脱髓鞘过程的进展,而脱髓鞘过程是导致晚期神经系统进行性恶化的原因。干预的最佳时机仍然是一个正在进行争论的问题;然而,实验研究表明,延迟减压会增加缺血再灌注损伤和星形胶质细胞病变的程度,导致神经恢复较差。当脊髓受压与脊柱后凸相关时,恢复颈椎序列可能尤其重要,因为通过恢复前凸序列,可以增加前方压迫物与脊髓之间的距离。

当术前扫描显示颈椎存在明显畸形时,手术计划中必须考虑脊柱截骨术作为标准减压技术的辅助手段。截骨术是一种功能强大的颈椎畸形矫正技术,其范围从相对有限的关节突关节松解到完全的椎体切除。这些复杂的手术经历了几代外科医生的发展,最新的分类包括 7 个解剖级别的切除(前、后和二者的结合),代表着潜在的不稳定的渐进程度。

总的来说,前路(A)入路最大的优点是可以处理任何前路病变,如椎间盘和骨刺,允许充分撑开,可以松解黄韧带,间接治疗脊髓压迫。前路矫正的关键是前路大范围的松解,包括椎体关节的松解,以及使用多种截骨术和置入比正常螺钉(双皮质螺钉)更长的螺钉。这种方法一般足够稳定;然而,如果做了两个或两个以上的椎体切除,通常建议采用后路固定融合术。

后路(P)入路,包括椎板切除术和椎板成形术,在技术上更容易,因此更适合老年人和骨质疏松症患者;它们可以直接处理各种后方压迫源,如黄韧带,或间接处理后纵韧带骨化(OPLL)。

联合入路(A+P,P+ A,A+P+A 及 P+A+P)提供了一种多种减压和截骨的方法来处理复杂的僵硬畸形。然而,它存在手术时间较长、术中出血量较大,以及康复较慢(这与医院成本增加有关)等缺点。

问题

1. 在用药前、插管和术中监护时，麻醉方面最重要的考虑是什么？
2. 可预见的手术和内科并发症有哪些？
3. 什么方法可以提高融合率？

手术过程

全麻诱导下光纤视镜插管，患者平卧位，围手术期使用 Gardner–Wells 钳牵引。行 C3~C4、C4~C5、C5~C6 和 C6~C7 颈椎前路椎间盘切除术，并辅以 C5 椎体切除术以矫正后凸畸形。

术中颈椎序列通过在 X 线透视下牵引获得，伴连续术中多模态电生理记录（监测运动、体感诱发电位及节段性肌电图活动）。

颈椎前路重建采用多节段腓骨支撑植骨、同种异体植骨混合颗粒状的自体椎体植骨，颈椎前路四节段钛板固定（C3~C7）。

术后前后位 X 线检查（**图 8.3**）证实获得满意的颈椎序列。

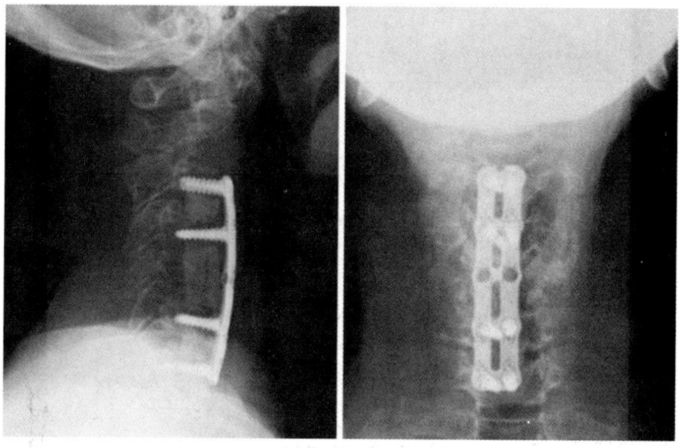

图 8.3　术后颈椎静态 X 线片，左侧为侧位、右侧为前后位，显示获得了满意的矢状位与冠状位颈椎序列

要点回顾：治疗要点

1. 手术注意事项
   a. 能够最大限度恢复颈椎前凸的正确体位是术中获得满意的脊柱序列的基础。如有需要，可使用 Gardner–Wells 钳进行牵引。
   b. 诱导时考虑类固醇激素和氨甲环酸。
   c. 术中使用体感和运动诱发电位监测。
   d. 仔细使用术中影像学或影像导航。
   e. 避免低血压：手术期间保持平均动脉压大于 85 mmHg。
2. 手术细节
   a. 放大倍数：在整个干预过程中使用手术放大镜或显微镜。
   b. 将 Caspar 牵张器以不同的方式放置，以保证工作通道满意。
   c. 在处理 OPLL 节段时使用磨钻，避免脊髓损伤。
   d. 预期可能出现的硬膜破裂，并期望修复。
   e. 收集骨粉，与颗粒状椎体一起使用，增强融合。
   f. 关闭前一定要进行最后的影像学检查，以确保足够的颈椎前凸重建，并排除内固定位置不当。
   g. 仔细检查止血情况，计划保持手术引流 48 h，并确保良好的多层缝合。

注　意

1. 为了矫正后凸畸形和治疗 DCM，可以考虑以下方法：
   a. 仅前路入路：为了获得良好的颈椎序列，多节段颈椎前路椎间盘切除术，伴部分钩椎关节切除（又称一级截骨术），需要关节突关节活动（非融合），才能获得良好的序列。通常与 3 级或 4 级截骨术联合进行，包括部分或全部椎体次全切除，同时完全切除椎体钩椎关节到横突孔。总而言之，前路截骨术不仅可以进行广泛的松解矫正畸形，而且也便于椎管和椎间孔的减压，从而成功地治疗 DCM。通过将自体骨或骨形态形成蛋白（BMP）添加到椎体和椎间盘替代物（Cage 或骨移植物）中，可以降低沉降的风险。利用螺钉—钢板界面可方便复位操作，充分弯曲钢板能进一步帮助获得满意的术后颈椎前凸。

b. 仅后路入路：也可以采用单独后方入路，提供脊髓减压和畸形矫正的空间。2 级截骨包括椎板切除和切除上、下小关节。通过第 5 级和第 6 级截骨术，可以在颈胸交界处获得更为复杂的畸形矫正，即用破骨造成骨折的方法完全切除后方结构，并形成张开或闭合的楔形。后路手术需要侧块螺钉或椎弓根螺钉固定；在这个选项中，适当弯曲的棒可以有效地重建颈椎前凸。此外，为了增加结构的稳定性，应同时关注关节内和关节外融合。在此程度上，可通过高速钻孔对小关节进行烧灼或剥脱，获得关节突表面的软骨去除；在这个过程之后，用骨粉或 BMP 把它们紧紧地包裹。

c. 前后联合入路：重度颈椎僵硬后凸的患者可能需要前后联合入路或截骨。前路钢板可辅助以下颈椎侧块螺钉和超过颈胸交接区的椎弓根螺钉（T1、T2 或更低，视肩胛带的特点及附加固定点的需要而定）。

术后护理

手术后，除了个人安慰外，没有任何理由需要佩戴颈托。由于手术时间长或强直性脊柱炎等情况引起呼吸道肿胀，在拔管前需要进入重症监护病房进行额外的术后监测。接受前路手术的患者在术后早期可能出现轻微的发声困难或吞咽困难；然而，这些副作用是自限的，通常在 48~72 h 内改善。

应鼓励术后早期活动，避免因静脉血栓栓塞引起的并发症。伤口应保持干燥，直到拆除缝合线。术后放射学检查是有用的，它可以作为后续比较的参照物。

在本例中，C2~C7 Cobb 角经手术获得了 10 倍的矫正，从 46° 到 4° （图 8.4）。患者术后明显好转，她的上肢和下肢恢复了正常的力量，能够独立行走。现在是她的第 4 年随访，最新的 mJOA 得分是 13。

并发症和治疗

如果硬膜撕裂，总是应考虑腰椎引流（LD），并调整高度允许每小时引流 10~15 mL 脑脊液（CSF），术后引流 5 天，以确保硬膜及切口无张力愈合。

椎旁肌肉的血供阻塞和继发性萎缩可能成为迟发性并发症的一个来源，包括感染和伤口裂开，只要与内固定暴露及其污染有关，这些并发症就可能变得非常严重。

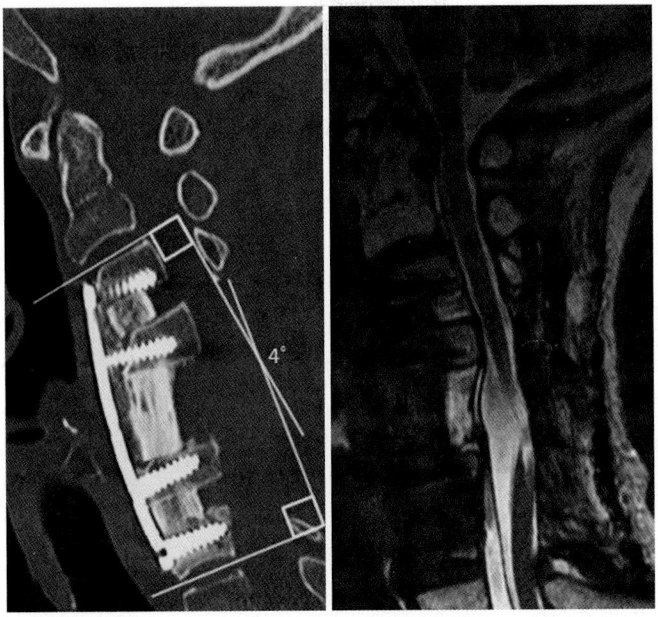

图 8.4 术后骨窗 CT（左）和 T2 加权 MRI（右）颈椎扫描。矢状面显示颈椎后凸矫正良好（C2~C7 Cobb 角：–4°），脊髓减压

要点回顾：并发症要点

1. 手术相关并发症

a. 术中

- 任何前路均可因颈动脉三角（颈动脉、颈静脉、迷走神经）或椎前区（食管、气管、喉返神经）的结构损伤而复杂化。
- 椎间盘切除和椎体切除可导致椎动脉（V2 节段）或脊髓损伤，出现水肿以及前或中央脊髓综合征。
- 硬膜撕裂的处理取决于裂口的位置和手术暴露的类型。一般来说，如果外科医生能直接看到脑脊液漏，应尝试通过缝线缝合。然而，这可能是技术上的挑战，特别是在腹侧或侧位硬膜撕裂的情况下。这些区域的硬膜缝合线增加了撕裂变大的风险；因此，在这些情况下，最好只是使用硬脑膜替代品和纤维蛋白胶。最后应进行 Valsalva 操作，以确定硬膜闭合良好。

b. 围手术期

- 脊髓硬膜外血肿或假性脑膜膨出
- 植骨块移位

c. 术后
- 螺钉 / 钢板下沉或脱出
- 延迟性邻近节段椎间盘疾病

2. 全麻相关并发症
   a. 血压应保持在正常范围内，避免手术部位低血压及相关脊髓梗死风险，高血压及相关手术部位的出血风险。
   b. 应监测麻痹剂或麻醉药的残留效应。
3. 与内科状态的相关的并发症
   a. 已知的合并症如骨质疏松症、强直性脊柱炎、类风湿关节炎和糖尿病会增加内固定失败的风险。
   b. 主动吸烟和被动吸烟影响骨诱导，增加不融合的风险。
   c. 非吸烟组和有吸烟史患者的非融合率相似。
   d. 应考虑药物和机械预防，以减少深静脉血栓形成和肺栓塞的风险。

证据和结论

颈椎后凸畸形患者术前 NDI 评分较差，SF-36 评分明显低于单纯 DCM 患者。尽管有几位作者对脊柱后凸畸形的矫正给予了极大的关注，但最近对两项前瞻性国际多中心 AO 脊柱研究的亚组分析显示，无论矫正畸形的效果如何，术后结果都没有显著差异。这些发现表明，在这一类人群中，积极地恢复颈椎序列可能并不总是必要的，特别是当与后凸直接相关的症状不是主诉时。

一项前瞻性随机以患者为中心的研究机构（PCORI）赞助的试验（02076113）目前正在评估颈椎和总体矢状面失衡能否作为 CSM 术后结果的预测因素。

参考文献

1. AMES C P, BLONDEL B, SCHEER J K, et al. Cervical radiographical alignment: Comprehensive assessment techniques and potential importance in cervical myelopathy. Spine (Phila Pa 1976). 2013, 38(22 Suppl 1):S149–S160. doi: 10.1097/BRS.0b013e3182a7f449. Review. https://www.ncbi.nlm.nih.gov/pubmed/24113358
2. AMES C P, SMITH J S, SCHEER J K, et al.; International Spine Study Group. A standardized nomenclature for cervical spine soft-tissue release and osteotomy for deformity correction: clinical article. J Neurosurg

Spine. 2013, 19(3):269–278. doi: 10.3171/2013.5.SPINE121067. Epub Jul 5, 2013. https://www.ncbi.nlm.nih.gov/pubmed/23829287

3. HIRABAYASHI K, MIYAKAWA J, SATOMI K, et al. Operative results and postoperative progression of ossification among patients with ossification of cervical posterior longitudinal ligament. Spine (Phila Pa 1976). 1981, 6(4):354–364. https://www.ncbi.nlm.nih.gov/pubmed/6792717
4. KATO S, NOURI A, WU D, et al. Impact of cervical spine deformity on pre-operative disease severity and post-operative outcomes following fusion surgery for degenerative cervical myelopathy: Sub-analysis of AOSpine North America and international studies. Spine (Phila Pa 1976). 2017 Jun 27. doi: 10.1097/BRS.0000000000002307. [Epub ahead of print] https://www.ncbi.nlm.nih.gov/pubmed/28658043
5. LIU S, LAFAGE R, SMITH J S, et al. Impact of dynamic alignment, motion, and center of rotation on myelopathy grade and regional disability in cervical spondylotic myelopathy. J Neurosurg Spine. 2015, 23(6):690–700. doi: 10.3171/2015.2.SPINE14414. https://www.ncbi.nlm.nih.gov/pubmed/26315953
6. MARTIN A R, DE LEENER B, COHEN-ADAD J, et al. Clinically feasible microstructural MRI to quantify cervical spinal cord tissue injury using DTI, MT, and T2*-weighted imaging: Assessment of normative data and reliability. AJNR Am J Neuroradiol. 2017, 38(6):1257–1265. doi: 10.3174/ajnr.A5163. Epub Apr 20, 2017. https://www.ncbi.nlm.nih.gov/pubmed/28428213
7. MARTIN A R, REDDY R, FEHLINGS M G. Dropped head syndrome: Diagnosis and management. Evid Based Spine Care J. 2011, 2(2):41–47. doi: 10.1055/s-0030-1267104. https://www.ncbi.nlm.nih.gov/pubmed/23637681
8. ROGUSKI M, BENZEL E C, CURRAN J N, et al. Postoperative cervical sagittal imbalance negatively affects outcomes after surgery for cervical spondylotic myelopathy. Spine (Phila Pa 1976). 2014, 39(25):2070–2077. doi: 10.1097/BRS.0000000000000641. https://www.ncbi.nlm.nih.gov/pubmed/25419682
9. TANIYAMA T, HIRAI T, YOSHII T, et al. Modified K-line in magnetic resonance imaging predicts clinical outcome in patients with nonlordotic alignment after laminoplasty for cervical spondylotic myelopathy. Spine (Phila Pa 1976). 2014, 39(21):E1261–E1268. doi: 10.1097/BRS.0000000000000531. https://www.ncbi.nlm.nih.gov/pubmed/25077905
10. TETREAULT L, KOPJAR B, NOURI A, et al. The modified Japanese Orthopaedic Association scale: Establishing criteria for mild, moderate and severe impairment in patients with degenerative cervical myelopathy. Eur Spine J. 2017, 26(1):78–84. doi: 10.1007/s00586-016-4660-8. Epub Jun 24, 2016. https://www.ncbi.nlm.nih.gov/pubmed/27342612
11. TETREAULT L, WILSON J R, KOTTER M R, et al. Predicting the minimum clinically important difference in patients undergoing surgery for the treatment of degenerative cervical myelopathy. Neurosurg Focus. 2016, 40(6):E14. doi: 10.3171/2016.3.FOCUS1665. https://www.ncbi.nlm.nih.gov/pubmed/27246484

第九章　后纵韧带骨化

——颈椎

编者：Todd D. Vogel, Hansen Deng, Praveen V. Mummaneni

病例介绍

一名 61 岁的右利手女性患者，有 2 周的进行性右腿无力和左腿对痛觉和温度觉进行性下降的病史，并在就诊前摔倒。患者现无法行走，双手发麻、刺痛。还发现她的手很难完成精细运动。她服用治疗高血压和高脂血症的药物，有长期右腿坐骨神经痛的病史，正在保守治疗。体格检查显示颅神经完好无损。除了一些轻微的握力减弱和手部原有的力量不足外，她的双上肢肌力完好。患者不能抬起右腿离开床面。患者左腿肌力完好，左侧 T3 水平的针刺感和温度觉异常。患者全部腱反射亢进，包括双侧 Hoffmann 征、阵挛和 Babinski 征。患者有正常的直肠括约肌张力图（**图 9.1~9.3**）。

> **问题**
>
> 1. 可能的诊断是什么?
>
> 2. 最合适的影像学检查是什么？应该对哪些解剖区域进行检查?

评估和方案

在这个病例中，需要考虑轻微创伤加重颈椎脊髓病的可能性。颈椎脊髓病病因的鉴别诊断包括退行性颈椎病、先天性狭窄、肿瘤、脊髓硬膜外脓肿、后纵韧带骨化（OPLL）。在美国，有 25% 的颈椎脊髓病患者存在 OPLL[1]。OPLL 通常出现在五六十岁的人，在亚洲人口中患病率较高。70% 的病例位于颈椎，其余 30% 位于上胸椎和上腰椎之间[2]。

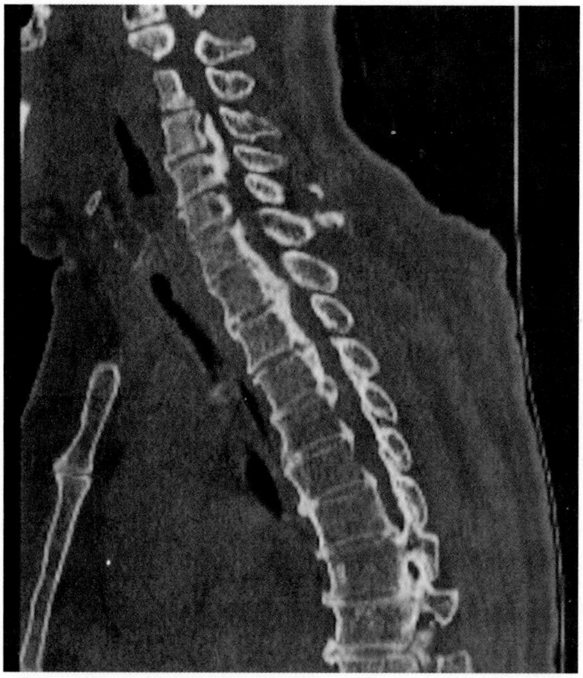

图 9.1 本例正中矢状位 CT 显示颈椎及上胸椎后纵韧带广泛骨化。CT 显示为“连续型”骨化

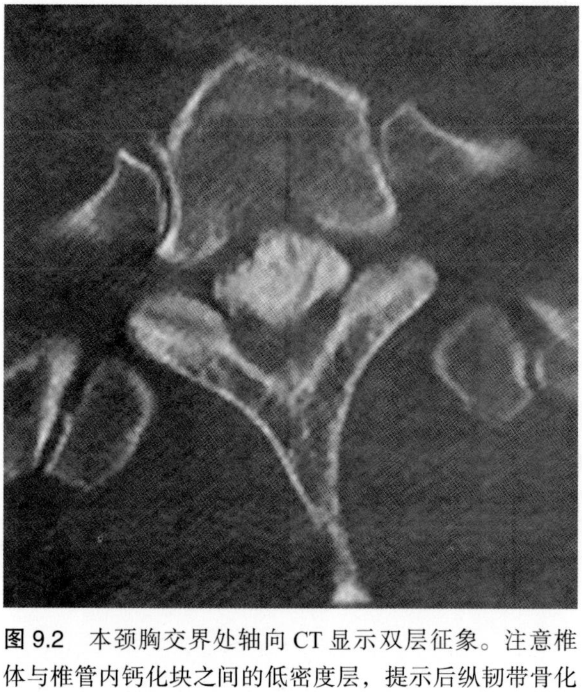

图 9.2 本颈胸交界处轴向 CT 显示双层征象。注意椎体与椎管内钙化块之间的低密度层，提示后纵韧带骨化（OPLL），硬膜内骨化

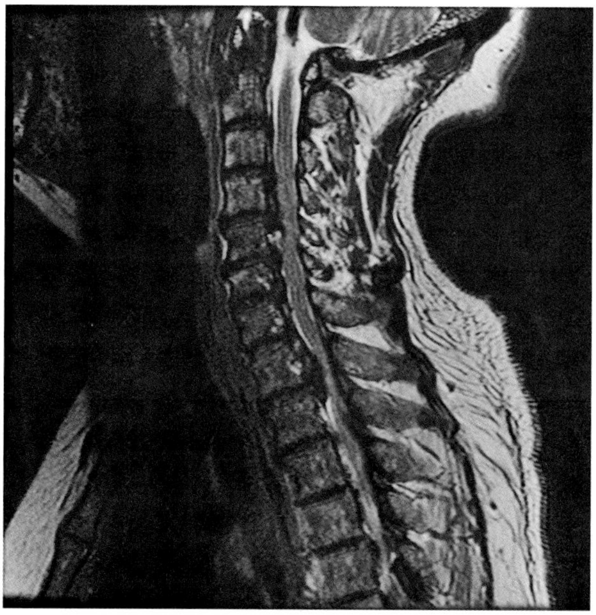

图 9.3　本例正中矢状位 MRI 显示椎体后方低信号并超过椎间隙，提示 OPLL 骨化。注意，颈胸交界处矢状面 MRI 未显示**图 9.2** 所示的严重狭窄

要点回顾：诊断建议

1. 详细的病史对早期脊髓病的诊断很重要。早期症状可能包括系纽扣困难、跌倒、上下楼梯不平衡（需要扶住扶手）、手指麻木和刺痛、排尿困难。
2. 体格检查结果可能包括神经根和脊髓病的特征。体格检查应包括步态评估。
3. 影像学检查包括颈椎动态 X 线片、颈椎 MRI 和颈椎 CT。OPLL 的诊断在颈椎 CT 上最准确。

临床表现为典型的进行性颈椎神经根病和脊髓病，持续数月至数年，而 10% 的患者在轻微创伤后会立即恶化[3]。脊髓病的初步影像学检查包括动态 X 线和颈椎 MRI。正常的颈椎管宽度在前后位 X 线上是 17 mm，当测量值小于 10 mm 时[4]，存在颈椎管狭窄。在 MRI T2 加权像上，OPLL 可能出现低信号。MRI 也可显示 T2 加权像呈高信号的脊髓水肿、脊髓软化、神经胶质增生，这显示脊髓受损[5]。然而在区分骨化上，MRI 表现不佳，可能会低估椎管狭窄。因此，CT 是 OPLL 的首选影像学检查（**图 9.3**）。非对比 CT 矢状位成像最能显示出 OPLL 的位置和范围（**图 9.4，9.5**）。硬脊膜穿透是一种双层征象，其特征是椎体后面有一条高密度的 OPLL 线，接着是一个代表硬脑膜的低密度块，最后是硬膜内的高密度块[6]。在轴向成像上，单层征象内可见一个巨大的 OPLL 中心团块，沿硬脑膜向外侧扩展。如果行前路手术，单层或双层征象的患者与硬脑膜缺失及继发的脑脊液（CSF）瘘有高度相关性[7]。

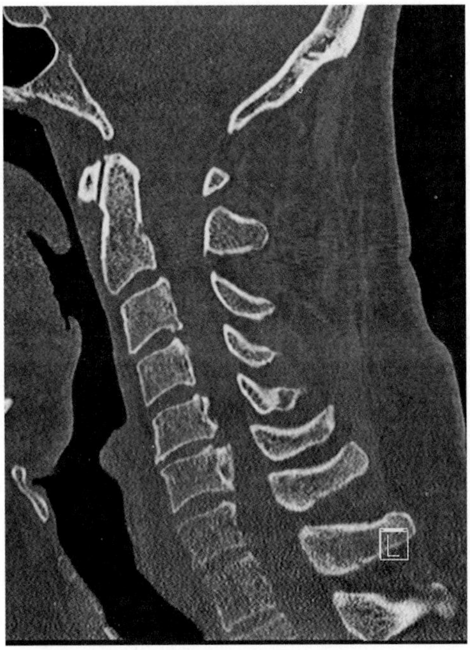

图 9.4 矢状位 CT 显示具有代表性的节段性后纵韧带骨化（OPLL）。这种类型的 OPLL 位于椎体后面。其他类型包括连续型，如**图 9.1** 所示；混合类型及其他。混合型是 OPLL 的节段型和连续型的变异组合

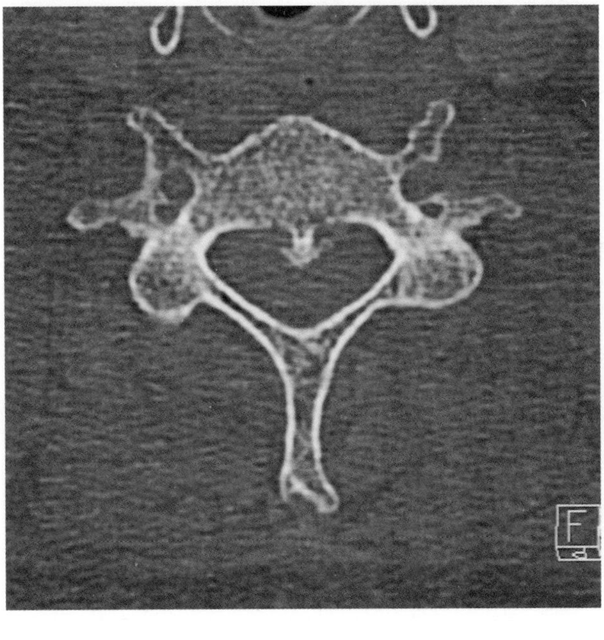

图 9.5 轴向 CT 显示硬膜穿透的单层征象。这种类型的特征是椎体和硬脑膜之间的后纵韧带的单一骨化块。注意，当钙化沿着硬脑膜向外侧扩展时，它在椎管内形成一个 C 形，有助于识别

问题

1. 临床和影像学结果如何影响手术计划?
2. 手术干预的适当时机是什么?
3. 如果在影像上存在硬膜穿透，应如何进行手术?

决策制定

治疗方法的决定基于临床和放射学结果。两种主要的脊髓病量表在世界范围内使用，可能有助于确定手术时机。Nurick 脊髓病量表涵盖了基于步态障碍的六级神经学分类（**表 9.1**）[8]。修改后的日本骨科协会量表包括四个方面，包括上肢运动功能障碍、下肢运动功能障碍、感觉障碍和括约肌功能障碍（**表 9.2**）[9]。对于轻度神经根病变患者，可口服非甾体类抗炎药物（NSAIDs）、保守物理治疗和支具治疗，并定期随访。有进展性症状或轻度至中度脊髓病的患者可接受手术治疗。有伴随疾病的老年患者需要权衡手术的风险。严重的颈椎脊髓病患者建议手术减压。年龄小于 65 岁，有明显的影像学征象显示椎管受累，有轻微临床表现的患者，建议预防性手术减压，以避免轻伤后神经功能迅速下降。

关于颈椎前路或后路手术入路在处理后纵韧带骨化方面谁更有优势现在仍存在许多争议。前路手术包括颈椎前路椎间盘切除椎间融合术（ACDF）和颈椎前路椎体切除融合术（ACCF）。前路手术通过切除 OPLL 骨化块可直接减压脊髓。当考虑硬膜钙化可能造成腹侧脑脊液漏时，应避免前路手术。后入路技术间接减压脊髓。其中包括单纯椎板切除、椎板成形术、椎板切除和融合。应该考虑要减压的节段数。前路手术对 1~3 个节段的减压效果良好，在不增加明显的软组织并发症前提下，前路手术在 3 个节段以上将会受限。后路手术在较长的节段减压中更受青睐。吞咽困难或有颈前路淋巴

表 9.1　基于行走困难程度的 Nurick 脊髓病分类系统

分级	描述
0 级	有涉及根性的症状和体征但没有脊髓病的证据
1 级	有脊髓病的体征但没有行走困难
2 级	轻度的行走困难但不妨碍全职工作
3 级	行走困难以致妨碍全职工作或做所有的家务，但还不至于严重到需要别人帮助行走
4 级	在别人或手杖助行下才能行走
5 级	卧床不起或轮椅

表 9.2 改良 JOA 评分

该量表包括上、下肢运动功能障碍，感觉功能障碍和膀胱功能障碍四个方面。

Ⅰ上肢运动功能障碍评分
- 无法移动双手（0 分）
- 不能用勺子吃饭，但可以移动双手（1 分）
- 不会系衬衫扣子但能用勺子吃饭（2 分）
- 系衬衫扣子难度大（3 分）
- 能够较慢地系好衬衫扣子（4 分）
- 无功能障碍（5 分）

Ⅱ下肢运动功能障碍评分
- 运动和感觉功能完全丧失（0 分）
- 无法移动双腿但感觉存在（1 分）
- 能够移动双腿但不能行走（2 分）
- 能够在助行器帮助下平地上行走（3 分）
- 能够使用扶手上下楼梯（4 分）
- 中度至严重不稳定，但能够在没有扶手的情况下上下楼梯（5 分）
- 轻度不稳定，但可以独立行走，平稳往复（6 分）
- 无功能障碍（7 分）

Ⅲ感觉功能障碍评分
- 完全丧失手部知觉（0 分）
- 严重感觉丧失或疼痛（1 分）
- 轻度感觉丧失（2 分）
- 无感觉丧失（3 分）

Ⅳ括约肌功能障碍评分
- 无法自主排尿（0 分）
- 排尿困难（1 分）
- 轻微至中度排尿困难（2 分）
- 正常排尿（3 分）

结清扫或甲状腺癌手术史，可作为前路手术的相对禁忌证。后入路的相对禁忌证包括颈椎后凸畸形。最后，年龄大于 65 岁的老年患者后路手术效果可能更好，因为术后吞咽困难更少，可以保持更好的营养状况。

问题

1. 每种手术的术中优势和风险是什么？
2. OPLL 在每种手术入路的进展程度和术后颈椎运动的变化情况如何？

手术过程

麻醉和神经监测

在检查中有严重 OPLL 和脊髓病表现的患者，最好采用清醒下光纤喉镜插管。对于接受前路手术的患者，我们可以选择鼻气管插管而不是经口气管插管。鼻气管路径不向下延伸到下颌，适合存在更多头端的 OPLL 且需较大手术范围的患者。此外，这可以避免颈椎过伸或过屈。在颈椎手术中，我们常规使用术中多模态神经监测（IONM）。我们相信 IONM 可以帮助外科医生采取正确的措施，减少或预防永久性的神经功能损害[10]。这包括自由运动肌电图（EMG）、运动诱发电位（MEPs）和体感诱发电位（SSEPs）。理想的神经监测在整个过程中不使用麻痹剂，使用全静脉麻醉（TIVA），结合氯胺酮、异丙酚和短效麻醉剂（瑞芬太尼或芬太尼），同时避免使用吸入剂[11]。手术前与麻醉团队沟通麻醉要求是使用 IONM 预防神经损伤的最重要措施。最后，我们常规获得仰卧位 MEP 和 SSEP 基线，然后翻转患者俯卧位摆放体位。新的 MEP 和 SSEP 结果与我们的基线进行比较，并根据需要进行调整，以避免体位摆放过程中脊髓损伤或神经根损伤。

要点回顾：治疗建议

1. 颈椎前路或后路减压均可选择。需要选择减压的节段、患者年龄、吞咽困难史或前颈部手术史、颈椎前凸的程度可能会影响选择最适合患者的方法。
2. 如怀疑硬膜钙化，应避免前路手术。
3. 年龄在 65 岁以下的轻度症状患者，有严重的椎管损害，可能需要预防性减压。

前路手术

前路手术用于有 1~2 个节段压迫的病例，并且在 CT 上没有显示硬脊膜腹侧受累单层或双层征象。根据单节段或相邻两节段的 OPLL 的程度，我们倾向于使用 ACCF 而不是两节段 ACDF。根据作者的经验，大于 3 个节段的前路手术通常要避免继发的高假关节发生率。一般来讲，虽然这种方法提供了一个更直接的 OPLL 减压，并能降低脊髓病评分，但有较高的硬脊膜破损形成脑脊液漏的风险[12]。Fessler 和 Iwasaki 等人的研究显示使用 ACCF 直接腹侧切除 OPLL 块，与采用后路间接减压相比，Nurick 或 JOA

评分有显著提高[13, 14]。应采用允许骨移植界面下沉的系统进行固定，以避免假关节形成。与固定钢板系统相比，使用可变角度螺钉或动态钢板均可降低假关节的发生率[15~17]。

后路手术

对于需要长节段减压（>3 个节段）的病例、大于 65 岁的老年患者、有吞咽困难史的患者或先前有过前颈部入路的患者，应选择后路手术。如果 OPLL 侵占超过 60%，后路入路可能不能充分减压椎管[18, 19]。应避免单纯椎板切除术，因为顾虑到随时间推移颈椎可能出现后凸以及手术后 5~10 年有神经系统状况的恶化[20]。这可以通过手术进行椎板切除时同时做融合术来解决。可记录到的不稳定，前凸丢失，或部分天鹅颈样畸形可能提示这种情况。椎板切除和融合的优点也包括双侧椎间孔均能减压。对于侧块螺钉，我们更倾向于 Magerl 螺钉通道[21]。C2 水平的峡部螺钉优于椎弓根螺钉，以避免椎动脉损伤。我们也避免在颈胸交界处以上的 C7 处终止融合（**图 9.6**）。缺点包括成本高，失血增加，以及丧失颈椎活动度。另一种选择是椎板成形术，它提供了不需要传统融合的间接后方减压[22~24]。椎板成形术的一个优点是保留了一定的颈椎活动范围[25]。椎板成形术后大约一半的活动范围消失。椎板成形术的一个缺点是，通常只有单侧椎板孔切开术可以典型地、安全地在开门侧完成，因此对于有双侧症状的患者来说，这并不理想。此外，椎板成形术可能不能充分减压患者的先天性狭窄[15]。此外，

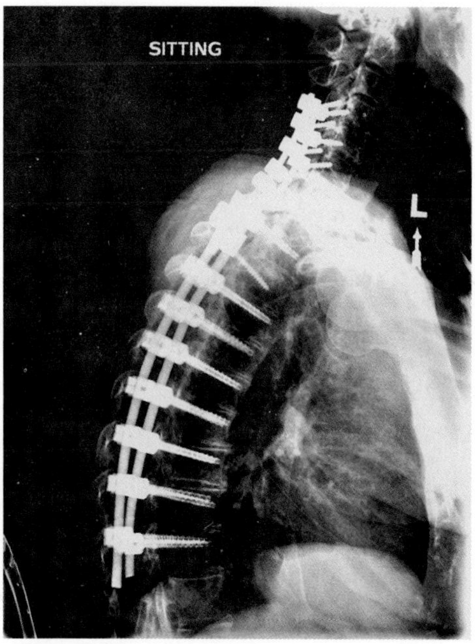

图 9.6 本例的术后影像。本例患者分两期进行了 C4~T10 椎板切除和融合术，她的颈椎管和胸椎管都有广泛的病变

对于使用椎板成形术的患者，视觉模拟量表颈部评分没有显著改善[26]。这些后路手术可降低前路手术中可能出现的脑脊液漏、颈动脉 / 椎动脉血管损伤和食管损伤的风险。

核心要点

1. 当患者俯卧位时，MEP/ SSEP 的改变应促使其进一步改变体位、牵引或恢复仰卧位。如果患者无法在没有 IONM 改变的情况下俯卧，可能需要首先考虑前路减压。
2. 受累程度超过 3 个节段的患者应考虑行后路减压术。
3. 大于 60% 椎管侵占的患者应考虑行前路减压术。

术后护理

轻微创伤后出现神经系统状态急性下降的患者通常在重症监护室观察，术前和术后的目标平均动脉压（MAP）大于 85 mmHg。择期手术的患者通常在手术后被送到病房。物理和职业治疗咨询服务，用以评估出院和开始治疗的患者。如果担心术后吞咽困难，应咨询语言治疗服务。围手术期抗生素的给予应长达 24 小时。引流管应保留 12 小时，引流不超过 50 mL。

并发症与治疗

如果发生脑脊液漏，应首先在术中尝试修复。术后 3~7 天可放置腰椎蛛网膜下腔引流管。术后患者床头抬高 30°，将手术引流管从吸盘上取下，放置到重力位置，直至伤口愈合为止，防止脑脊液从切口漏出。

手术后神经系统的恶化应行 CT 和 MRI 检查来确定脊髓压迫的可逆性原因，包括血肿、移植物移位或内固定错位。如果没有立即发现神经系统损害的不可逆原因，我们可以咨询神经学同事，寻找神经系统恶化的其他原因。鉴别诊断包括脊髓梗死、脱髓鞘和神经功能因解除脊髓栓系而衰退。此外，我们将允许这些患者到 ICU，并在术后几天内保持他们的 MAP 在 85mmHg 以上。我们不给这些患者使用类固醇。

术后 C5 麻痹发生率为 5%~20%[27, 28]。ACCF 和后路椎板成形术之间没有显著差异[29]。虽然这种并发症可以通过它的无痛性与 C5 神经根损伤或撞击相区别，但术后三角肌和 / 或肱二头肌的无力对患者来说是相当痛苦的。通常通过影像学检查发现可以纠正的移植物移位或固定物错置。绝大多数 C5 麻痹会随着时间和治疗而改善，尽管时间进程很难预测。术前告知患者这一并发症和预期的恢复是最好的措施。

要点回顾：并发症要点

1. C5 麻痹发生在 5%~20% 的病例中。可以通过影像学来排除移植物移位或固定物错置。
2. 应在术中尝试修补脑脊液漏。对令人担忧的持续性 CSF 瘘，可考虑选择早期行腰椎蛛网膜下腔 CSF 分流。

证据和结论

与外科治疗相比，保守治疗的前瞻性对照研究尚未出现。多项研究对前路减压术与后路减压术进行了比较，结果显示前路减压术对神经系统的改善具有统计学意义[13, 14]。然而，Fessler 等人的研究有局限性，因为他们将前路手术与单纯的椎板切除术进行了比较，而后者已经不再常用。Iwasaki 等研究发现，对于 OPLL 侵占椎管超过 60% 的患者，前路手术的神经效果更好。然而，由于 15% 的患者有移植物移位，26% 的患者再手术，他们的研究结果也受到影响。

参考文献

1. EPSTEIN N E. Ossification of the posterior longitudinal ligament in evolution in 12 patients. Spine (Phila Pa 1976). 1994, 19(6):673–601.
2. KIM T J, BAE K W, UHM W S, et al. Prevalence of ossification of the posterior longitudinal ligament of the cervical spine. Joint Bone Spine. 2008, 75(4):471–474.
3. KATOH S, IKATA T, HIRAI N, et al. Influence of minor trauma to the neck on the neurological outcome in patients with ossification of the posterior longitudinal ligament (OPLL) of the cervical spine. Paraplegia. 1995, 33(6):330–333.
4. MIYASAKA H. Consideration on pathophysiology of OPLL. Clin. Orthop. Relat. Res. 1975, 10:1091–1096.
5. MUMMANENI P V, KAISER M G, MATZ P G, et al. Preoperative patient selection with magnetic resonance imaging, computed tomography, and electroencephalography: does the test predict outcome after cervical surgery? J. Neurosurg. Spine. 2009, 11(2):119–129.
6. EPSTEIN N E. Identification of ossification of the posterior longitudinal ligament extending through the dura on preoperative computed tomographic examinations of the cervical spine. Spine (Phila Pa 1976).

2001, 26(2):182–186.

7. MIN J H, JANG J S, LEE S H. Significance of the double-layer and single-layer signs in the ossification of the posterior longitudinal ligament of the cervical spine. J. Neurosurg. Spine. 2007, 6(4):309–312.

8. NURICK S. The pathogenesis of the spinal cord disorder associated with cervical spondylosis. Brain. 1972, 95(1):87–100.

9. BENZEL E C, LANCON J, KESTERSON L, et al. Cervical laminectomy and dentate ligament section for cervical spondylotic myelopathy. J. Spinal Disord. 1991, 4(3):286–295.

10. CLARK A J, ZIEWACZ J E, SAFAEE M, et al. Intraoperative neuromonitoring with MEPs and prediction of postoperative neurological deficits in patients undergoing surgery for cervical and cervicothoracic myelopathy. Neurosurg. Focus. 2013, 35(1):E7.

11. ZIEWACZ J E, BERVEN S H, MUMMANENI V P, et al. The design, development, and implementation of a checklist for intraoperative neuromonitoring changes. Neurosurg. Focus. 2012, 33(5):E11.

12. EPSTEIN N E, HOLLINGSWORTH R. Anterior cervical micro-dural repair of cerebrospinal fluid fistula after surgery for ossification of the posterior longitudinal ligament. Technical note. Surg. Neurol. 1999, 52(5):511–514.

13. FESSLER R G, STECK J C, GIOVANINI M A. Anterior cervical corpectomy for cervical spondylotic myelopathy. Neurosurgery. 1998, 43(2):257–265; discussion 265–257.

14. IWASAKI M, OKUDA S, MIYAUCHI A, et al. Surgical strategy for cervical myelopathy due to ossification of the posterior longitudinal ligament: Part 2: Advantages of anterior decompression and fusion over laminoplasty. Spine (Phila Pa 1976). 2007, 32(6):654–660.

15. EPSTEIN N E. The management of one-level anterior cervical corpectomy with fusion using Atlantis hybrid plates: preliminary experience. J. Spinal Disord. 2000, 13(4):324–328.

16. EPSTEIN N E. Evaluation and treatment of clinical instability associated with pseudoarthrosis after anterior cervical surgery for ossification of the posterior longitudinal ligament. Surg. Neurol. 1998, 49(3):246–252.

17. MUMMANENI P V, HAID R W, RODTS G E, et al. Combined ventral and dorsal surgery for myelopathy and myeloradiculopathy. Neurosurgery. 2007, 60(1 Suppl 1):S82–S89.

18. IWASAKI M, OKUDA S, MIYAUCHI A, et al. Surgical strategy for cervical myelopathy due to ossification of the posterior longitudinal ligament: Part 1: Clinical results and limitations of laminoplasty. Spine (Phila Pa 1976). 2007, 32(6):647–653.

19. ISHIDA Y, OHMORI K, SUZUKI K, et al. Analysis of dural configuration for evaluation of posterior decompression in cervical myelopathy. Neurosurgery. 1999, 44(1):91–95; discussion 95–96.

20. KATO Y, IWASAKI M, FUJI T, et al. Long-term follow-up results of laminectomy for cervical myelopathy caused by ossification of the posterior longitudinal ligament. J. Neurosurg. 1998, 89(2):217–223.

21. JEANNERET B, MAGERL F, WARD E H, et al. Posterior stabilization of the cervical spine with hook plates. Spine (Phila Pa 1976). 1991, 16(3 Suppl):S56–S63.

22. MORIMOTO T, MATSUYAMA T, HIRABAYASHI H, et al. Expansive laminoplasty for multilevel cervical OPLL. J. Spinal Disord. 1997, 10(4):296–298.

23. SODEYAMA T, GOTO S, MOCHIZUKI M, et al. Effect of decompression enlargement laminoplasty for posterior shifting of the spinal cord. Spine (Phila Pa 1976). 1999, 24(15):1527–1531; discussion 1531–1522.
24. DEUTSCH H, MUMMANENI P V, RODTS G E, et al. Posterior cervical laminoplasty using a new plating system: Technical note. J Spinal Disord Tech. 2004, 17(4):317–320.
25. FUJIMORI T, LE H, ZIEWACZ J E, et al. Is there a difference in range of motion, neck pain, and outcomes in patients with ossification of posterior longitudinal ligament versus those with cervical spondylosis, treated with plated laminoplasty? Neurosurg. Focus. 2013, 35(1):E9.
26. MEYER S A, WU J C, MUMMANENI P V. Laminoplasty outcomes: Is there a difference between patients with degenerative stenosis and those with ossification of the posterior longitudinal ligament? Neurosurg. Focus. 2011, 30(3):E9.
27. SAKAURA H, HOSONO N, MUKAI Y, et al. C5 palsy after decompression surgery for cervical myelopathy: Review of the literature. Spine (Phila Pa 1976). 2003, 28(21):2447–2451.
28. CHEN Y, CHEN D, WANG X, et al. C5 palsy after laminectomy and posterior cervical fixation for ossification of posterior longitudinal ligament. J Spinal Disord Tech. 2007, 20(7):533–535.
29. GANDHOKE G, WU J C, ROWLAND N C, et al. Anterior corpectomy versus posterior laminoplasty: Is the risk of postoperative C-5 palsy different? Neurosurg. Focus. 2011, 31(4):E12.

第十章　中央型椎间盘突出引起的神经根型颈椎病

——ACDF/ 椎间盘置换

编者：Mazda K. Turel, Vincent C. Traynelis

病例介绍

37 岁女性患者，颈部疼痛伴右臂及右中指放射痛 6 个月，经物理治疗后疼痛加重。物理检查：椎间孔挤压试验阳性，患者右侧肱三头肌力为 4/5 级，伴 C7 右侧皮肤感觉减退。

> **问题**
>
> 1. 最可能的临床和影像学诊断是什么？
> 2. 该病的鉴别诊断是什么？
> 3. 选用何种影像学检查帮助确诊并计划治疗方案？
> 4. 影像学表现如**图 10.1** 所示。

评估和方案

这名女性患有右侧 C7 神经根病变，非手术治疗无效。椎间盘突出通常发生在轻度至中度退行性改变的患者。

初步评估需要详细的病史，这对于辨别血管性、感染性、肿瘤及创伤性症状很重要。

磁共振成像（MRI）可以直接显示神经结构，并提供良好的软组织情况。由于约 20% 的椎间盘突出患者可以出现在 20~40 岁的无症状个体中，因此 MRI 结果必须结合临床表现，这是决策的关键。本例 MRI 显示 C6~C7 右侧一个较大的椎间盘突出，并向神经孔延伸。脊髓有压痕，椎间孔变窄（**图 10.1A~C**）。

普通平片和动力位片可以评估力线序列、稳定性、骨性解剖结构和退变性椎间盘疾病。颈椎序列对齐参数很重要。本例患者的中立位颈椎侧位片示 C2~C7 矢状位垂直

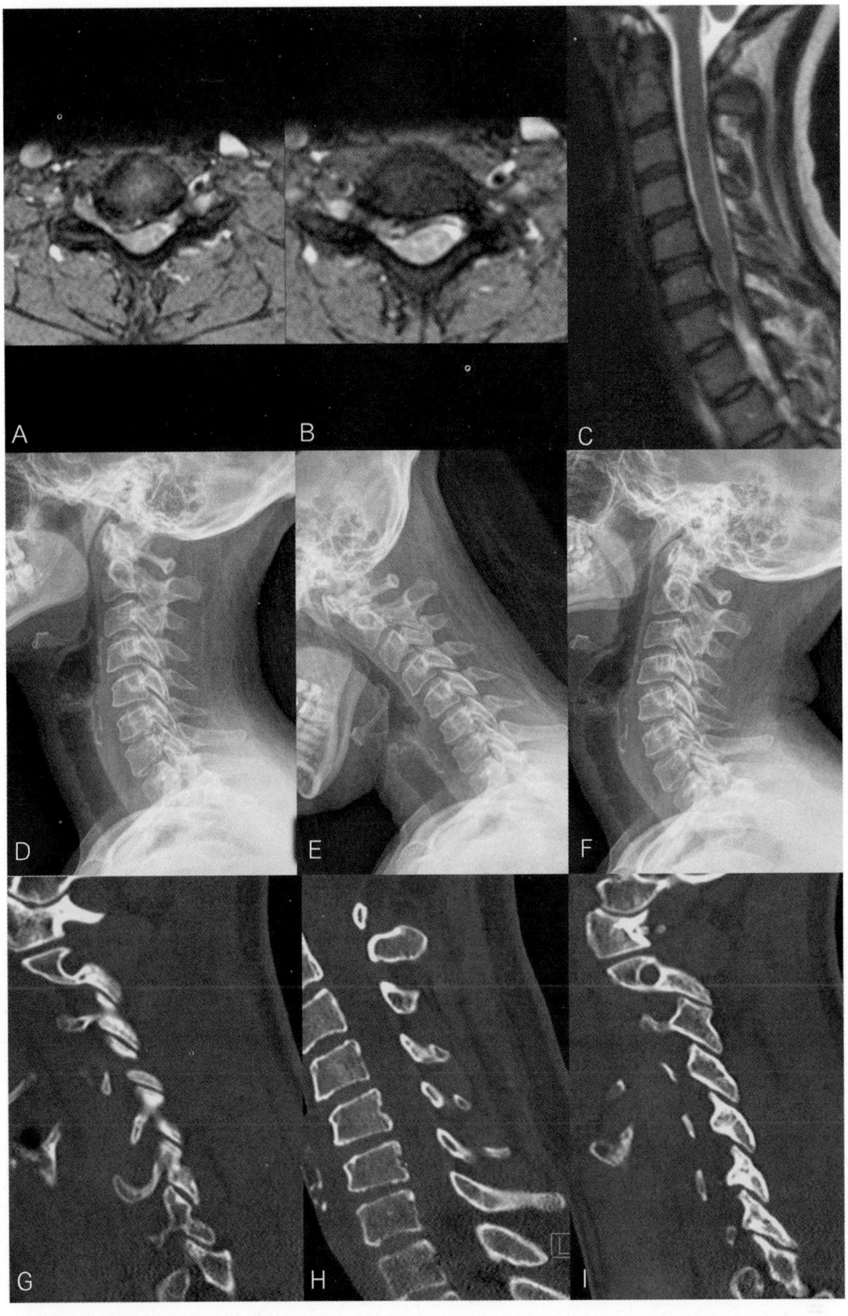

图 10.1 磁共振 T2 加权轴向（A，B）和矢状面（C）显示 C6~C7 右侧较大的椎间盘突出，并向神经孔延伸。脊髓有压痕，椎间孔变窄。颈椎屈伸位和中立侧位片无明显不稳定。本例患者行 CT（D~F），以排除因先前创伤导致的相关骨折，并确定是否存在后方骨赘或关节突关节增生的证据（G~I）

面（SVA）为 18.1 mm，C2~C7 前凸 15.5°，C1~C7 前凸 57.6°，T1 斜率 39.2°。在过伸过屈位上没有明显的不稳定（图 10.1D~F）。

CT 提供最佳的骨细微结构，在检测骨结构性狭窄方面具有很高的敏感性。在 CT 的基础上，脊髓造影可以提供一个很好的辅助影像，以进一步描述特定的解剖结构如侧隐窝，或在临床症状原因没有得到证实的患者中与 MRI 结果匹配。本例患者行 CT 扫描，以排除因先前创伤导致的所有相关骨折，并评估小关节突关节病变（图 10.1G~I）。

要点回顾：诊断建议

应做中立位和过伸过屈侧位 X 线片检查，以评估颈椎序列、活动度和稳定性。

需要 MRI 扫描或 CT 脊髓造影图像来确定是否侵犯任何神经结构。应仔细检查椎动脉的轴位 MRI 或 CT 扫描，并注意有无异常。

决策制定

由于该患者非手术治疗失败，手术是一个合理的选择。手术减压的目的是缓解症状。可以行颈前路椎间盘切除融合术（ACDF）或颈椎椎间盘置换术（CDR）治疗。

前路手术能够通过直接减压减轻症状，可以采用融合或全椎间盘置换进行重建。关节融合术可以扩大神经孔，维持或恢复正常的序列，并提供坚强固定。这对关节突关节病变来说是有效的。

选择合适的关节置换方案时要考虑的因素包括节段病变程度、稳定性和节段整体活动。CDR 禁止用于严重的节段性或全身性畸形。同样，没有预先存在的运动或脊柱不稳定的患者不应该用 CDR 治疗。

目前，在美国，食品药品监督管理局（FDA）批准 CDR 用于治疗 C3~C7 之间的单一或两个节段神经根型或脊髓型颈椎病性颈痛且经过至少 6 周的保守治疗无效的患者。

手术过程

对于有症状的椎间盘疾病，手术时机取决于临床症状。严重或快速进展的运动神经根病、脊髓病、肠或膀胱功能障碍的患者需急诊手术干预。没有脊柱不稳定证据的患者伴有疼痛、感觉障碍、轻微或顽固的运动障碍，或表现出神经功能改善，不应考虑急诊手术减压。相反，这些患者应该接受非手术治疗。如果不能改善，则应考虑选择性手术干预。

ACDF 作为一种成功的手术方式已有 60 多年的历史。患者仰卧位，头靠在头圈上，腋窝卷垫在肩上。颈椎腹侧入路是通过胸锁乳突肌、颈动脉鞘旁边和带状肌、气管脏器中间。在闭合时，肩胛舌骨肌在 C5~C6 处的交叉可能被标记、分割并重新分列。C6~C7、C7~T1 的尾侧暴露是通过分割甲状腺下动脉实现的，而在 C2~C3 或 C3~C4 时，在分割甲状腺上动脉之前，必须仔细地完全分离甲状腺上动脉，以最大限度地减少损伤喉上神经的可能性。术中使用 X 线透视检查椎间盘间隙，烧灼剥离颈长肌内侧附着体。暴露由一个牵引器系统维持。切开椎间盘环，用刮匙和髓核钳联合切除椎间盘，直到看到后纵韧带。为了提高术野效果，可能会扩大椎间盘的空间。为植骨处理好终板，利用手术显微镜扩大视野完成剩余的椎间盘切除，需将硬脊膜从一个椎间关节到另一个椎间关节暴露，实现充分的侧方减压，观察神经根的起始。去除后骨赘和钩突的后部分。重建可以用同种异体骨、自体骨或骨笼进行。前板可以减少沉降，增加融合率，通常不需要刚性矫形器。彻底冲洗伤口，止血，分层缝合。

关节成形术的步骤直到椎间盘切除术完成都与上述相同，放置 CDR 来代替移植物和钢板以保持活动度。植入 CDR 时应严格遵守器械商的建议，根据所选择的植入物不同而有所差异。**图 10.2** 显示了接受 CDR 的患者术中 X 线片。

下一章将详细讨论背侧方法。

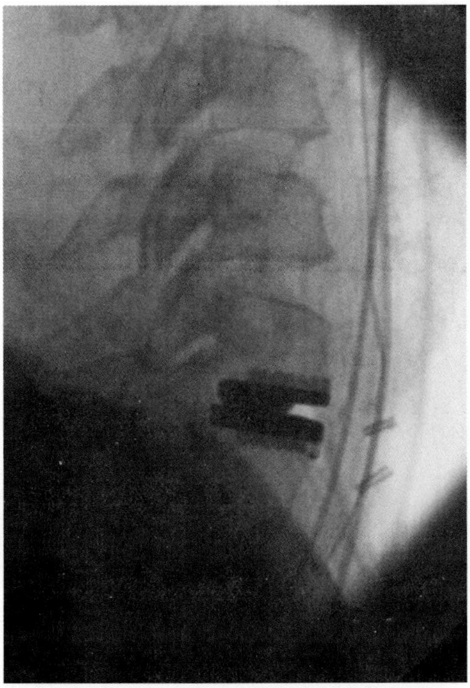

图 10.2 颈椎间盘置换术后患者术中侧位 X 线片

要点回顾：治疗建议

1. 头部和颈部保持稳定，维持中立位或轻微拉伸。术中椎体终板应尽量保持在中立的位置。
2. 左侧为主动脉弓下喉返神经环，保护于左侧气管食管沟；因此，我们倾向于使用左边入路的方法。然而，在右侧，它环绕锁骨下动脉，从背侧进入气管和食管。神经从锁骨下动脉进入右侧气管食管沟，是易受损的。
3. 椎动脉通常位于椎体关节外侧 5 mm 处，裸露在相邻横孔之间。然而它的位置可能会有很大的变化，手术前的每一次 MRI 扫描中都应该对其进行术前检查。
4. 钢板不应靠近邻近的椎间盘间隙，因为这会加速椎间盘退变。应尽量小心确保附属椎间盘空间不被螺钉侵犯，因为这将加速邻近层面的退变。

核心要点

1. 治疗神经根型颈椎病的主要目的是减轻疼痛，改善神经功能，防止复发。
2. 颈椎间盘置换术的适应证与颈椎融合术的适应证并不相同，因此不应认为这项技术适用于所有可能受益于 ACDF 的患者。
3. ACDF 具有改善颈椎前凸的优点，是严重颈椎病、关节突退变、病理性运动障碍患者最合适的选择，所有这些都是关节置换术的禁忌证。
4. 接受 CDR 的患者应该有正常的颈椎序列和活动能力。如果希望重复未来椎间盘研究的结果，则应遵守纳入的标准。

护　理

患者在医院留观，使用持续脉搏血氧仪观察术后血肿或肿块对气道的压迫。可允许饮食和活动。如果放置引流管，通常在术后第 1 天移除。

除了头部不能负重外，我们一般不限制其他任何活动。

患者于 6 周后在门诊就诊，并以渐进的间隔有规律地复查至 12 个月。

并发症和治疗

单节段颈椎前路手术的并发症极其罕见。吞咽困难是最常见的并发症，发病率为5%~50%。但只有不到1%是永久性的。神经系统恶化可因脊髓直接损伤引起，这种情况也不太可能发生。颈交感神经损伤可导致Horner综合征，但非常罕见。食管、颈动脉和椎动脉的损伤已被报道，这些并发症的发生率低于1%。气道损伤是最可怕的并发症，可由于术后血肿，软组织肿胀或植入/移植物移位而产生。在憋喘发生前及时插管以及再次探查可挽救生命。硬脊膜撕裂和脑脊液漏极少发生，可用明胶海绵、组织胶治疗，在某些病例中还可用腰椎蛛网膜下腔引流。

有些患者会经历术后肩胛区疼痛，可能很严重，基本上随着时间的推移而消失。延迟性并发症包括不愈合（假关节）和邻近节段疾病，这两种疾病都需要对有症状的患者进行翻修手术。植入物移位或下沉虽然很少见，但仍是CDR术后的潜在并发症。颈椎后凸是CDR术后的另一种并发症。异位骨化是骨骼系统外骨的形成，在不同的研究中，在关节成形术后有不同的发生率。

要点回顾：并发症要点

1. 牵开器的间歇释放和气管导管口的放气可以减少喉返神经损伤的发生率。
2. 适当的筋膜剥离尽量减少牵拉，可减少术后软组织肿胀和气道损伤。
3. 在伤口闭合前对颈部每一层软组织仔细止血，确保患者术后不会出现血肿。
5. 在接受CDR治疗的患者中，可以通过术中大量的冲洗、减少肌肉牵拉和围手术期的非甾体抗炎药物（NSAIDs）来降低异位骨化的发生率。

证据与结论

神经功能的预后与术前疾病类型、病程、进展程度和严重程度有关。前瞻性观察研究数据表明，对于软型颈椎间盘突出（无脊髓病）引起的颈椎神经根病，85%的患者在手术2年后，在根性症状中获得了明显的疼痛缓解。与脊髓病相比，手术减压更容易改善神经根症状；然而，一些小型报告指出，如果手术尽早进行，脊髓病患者的病情会有显著改善。简易36量表和Oswestry指数（ODI）评估的总体生活质量也有显著改善。与硬型颈椎病的患者相比，急性椎间盘突出患者的手术效果更佳。有严重或长期症状和体征的患者，其功能预后比那些只有较短临床病史和轻微神经功能障碍的患者差。

在对门诊和夜间住院患者的分析中，总共纳入 7 288 例 ACDF 患者（门诊 = 1 168 例，住院 = 6 120 例）。未经矫正的主要发病率（0.94% vs. 4.5%）和 30 天内重返手术室（或）的发生率（0.3% vs. 2.0%），门诊 ACDF 患者明显低于住院 ACDF 患者。经匹配后，基于 32 个协变量的 1 442 例（门诊 = 792 例，住院 = 650 例）主要发病率（1.4% vs. 3.1%，P=0.03）和回归 OR（0.34% vs. 1.4%，P=0.04）在门诊 ACDF 后显著降低。多因素 logistic 回归分析显示，在门诊进行的 ACDF 有 58% 的低发生率，80% 的低发生率在 30 天内复发。应该认识到，那些接受门诊治疗的患者是特别选定组，在这个群体中，患者的并发症会降到最低。

在最近的一项 meta 分析中，比较了 1000 多名 ACDF 和 CDR 患者，CDR 总体成功率更高，NDI 评分更高，二次手术和不良事件发生率更低。关节置换术后 10 年的再手术率约为 10%，而 ACDF 术后 10 年的再手术率为 30%。单节段 ACDF 的融合率大于 95%，两节段融合率为 85%。虽然预防邻近节段疾病一直是 CDR 的一个令人信服的理论依据，但目前还没有确凿的临床证据支持这一假设。

参考文献

1. BURKUS J K, TRAYNELIS V C, HAID R W Jr, et al. Clinical and radiographic analysis of an artificial cervical disc: 7-year follow-up from the Prestige prospective randomized controlled clinical trial: Clinical article. J Neurosurg Spine. 2014, 21(4):516–528. doi: 10.3171/2014.6.SPINE13996. Epub Jul 18, 2014.
2. ENGQUIST M, LÖFGREN H, ÖBERG B, et al. Factors affecting the outcome of surgical versus nonsurgical treatment of cervical radiculopathy: A randomized, controlled study. Spine (Phila Pa 1976). 2015, 15;40(20):1553–1563. doi: 10.1097/BRS.0000000000001064.
3. GORNET M F, BURKUS J K, SHAFFREY M E, et al. Cervical disc arthroplasty with PRESTIGE LP disc versus anterior cervical discectomy and fusion: A prospective, multicenter investigational device exemption study. J Neurosurg Spine. 2015:1–16. [Epub ahead of print].
4. LOUMEAU T P, DARDEN B V, KESMAN T J, et al. A RCT comparing 7-year clinical outcomes of one level symptomatic cervical disc disease (SCDD) following ProDisc-C total disc arthroplasty (TDA) versus anterior cervical discectomy and fusion (ACDF). Eur Spine J. 2016, 25(7):2263–2270. doi: 10.1007/s00586-016-4431-6. Epub Feb 11, 2016.
5. MCGIRT M J, GODIL S S, ASHER A L, et al. Quality analysis of anterior cervical discectomy and fusion in the outpatient versus inpatient setting: Analysis of 7288 patients from the NSQIP database. Neurosurg Focus. 2015, 39(6):E9. doi: 10.3171/2015.9.FOCUS15335.

第十一章 神经根型颈椎病

——侧方椎间孔切开、椎间盘切除术

编者：Michael Karsy, Ilyas Eli, Andrew Dailey

病例介绍

患者，53 岁女性，主诉右肩疼痛 3 个月。患者自述从颈部右侧延伸到斜方肌然后牵扯至三角肌的剧烈疼痛。患者描述右肩疼痛强度为 6/10 分，疼痛逐渐加剧。患者右肩症状最明显，因此活动减少。她尝试用非甾体抗炎药（NSAIDs）和理疗治疗无效。随后她接受了右侧 C5 选择性神经根阻滞，然而疼痛并没有缓解，症状也没有改善。除此之外，她否认自己右上肢有任何笨拙或无力之处。

神经学检查显示三角肌、肱二头肌、肱三头肌、伸腕肌、屈腕肌、背侧骨间肌、指深屈肌和外展短肌的运动强度为 5/5。感觉检查时，患者右上肢有广泛的非皮肤源性的感觉减退。反射检查显示双侧肱二头肌（++），右侧肱三头肌反射（+）。患者没有 Hoffmann 体征或步态异常的迹象。颈椎磁共振成像（MRI）显示 C3~C7 的广泛性椎间盘退变（**图 11.1**）。最明显的是在 C4~C5 水平偏右侧的神经孔严重狭窄。

问题

1. 该患者的鉴别诊断是什么？
2. 该患者最初的保守治疗方法是什么？什么时候应该采取外科治疗？
3. 应该完成哪些影像学检查来评估这个患者？

评估和方案

根据患者的临床表现、体格检查和影像学表现，诊断为神经根型颈椎病。神经根型颈椎病是因颈神经根的直接压迫和炎症引起的，通常是由于椎间盘突出或骨赘形成压迫。神经根型颈椎病患者的症状为神经皮肤支配区的刺痛、麻木、放射痛或牵扯痛。体格检查发现受影响的神经根存在反射弧迟钝。此外，椎间孔挤压试验，包括头转向

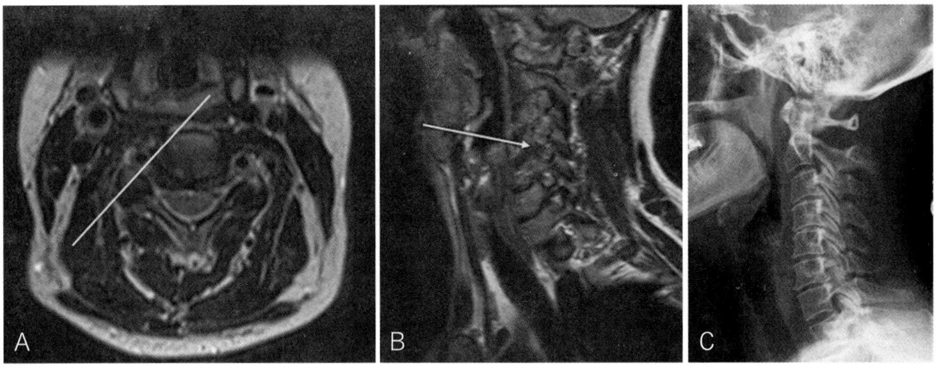

图 11.1　A. MRI T2 加权轴向图像显示右侧 C5 神经根椎间孔狭窄。斜切（线）显示在图 B。B. 斜切 MRI T2 加权显示椎间盘突出，压迫 C5 神经根。C. 矢状位颈椎 X 线显示正常颈椎前凸，多节段椎间盘高度下降，C4~C5 最明显

有症状的一侧和进行向下轴向的压力，可以重现放射痛。相反，轴向牵拉可以减轻疼痛。轻微的感觉和肌力改变并不罕见，不管怎样都应该进行详细的神经系统检查以排除脊髓病变。

诊断的初步检查包括获得颈椎侧位 X 线以评估颈椎曲度，并确定退变性改变，如骨赘形成或椎间盘塌陷（**图 11.1**）。在选择颈椎椎间孔切开术与关节成形术或融合术的患者之前，屈位片和伸位片也有助于评估颈椎的稳定性。CT 成像能够呈现颈椎骨骼解剖，这有助于确定颈椎神经根压迫的病因。斜位重建显示椎间孔狭窄。MRI 是目前用于清晰显示软组织的标准成像方式，能够识别椎间盘突出和神经根压迫。在某些情况下，CT 骨髓造影有助于评估那些无法行 MRI 检查的患者的颈椎狭窄和椎间盘突出程度。术前影像学应评估椎间盘突出的方向、程度、椎动脉的走行以及症状程度的分级。

要点回顾：诊断建议

1. 处理神经根型颈椎病患者需要一个完整的评估，包括病史和体格检查。结果表明，神经根型颈椎病包括疼痛沿着特定的皮肤分布放射到手臂。上运动神经元体征，如反射亢进和 Hoffmann 征，可能意味着脊髓病的存在，应该予以排除。
2. MRI 应用于寻找椎间盘突出或骨赘压迫作为神经根受压的原因。应该评估椎动脉的走行以及解剖变异的存在。
3. 神经根型颈椎病最初通过物理治疗、药物治疗和脊髓注射保守治疗。大多数患者通过非手术治疗获得了疼痛缓解。只有在这些措施不能缓解疼痛时才需行手术。
4. 椎间孔切开术是脊髓病和颈椎不稳患者的禁忌。

对于大多数神经根型颈椎病患者，建议采用非手术治疗。保守措施包括物理治疗、活动调节、使用非甾体抗炎药和脊髓注射。大多数患者可感受到保守治疗后症状改善、疼痛减轻；然而，采取这些措施后仍有痛苦的患者应该考虑手术。因此，手术干预适用于经过6周保守治疗后仍然有严重疼痛的患者。

问题

1. 在治疗这种疾病时，应评估影像学的哪些特征?
2. 手术的适应证是什么?
3. 手术的禁忌证是什么?
4. 哪些解剖特征限制手术方法的选择?

决策制定

颈椎椎间孔切开术的适应证包括CT或MRI显示由骨赘或椎间盘突出引起的椎间孔狭窄，以及与其相关的神经根相应症状。颈椎椎间孔切开术的禁忌证包括脊柱后凸或颈椎不稳、脊髓型颈椎病的症状和影像学上脊髓受压的征象。颈椎椎间孔切开术的优点之一是不破坏椎间盘间隙，避免颈椎融合，实现椎间孔的直接减压。

前路和后路治疗侧方椎间盘突出症已被报道。前路椎间盘切除术分别在1955年由Robinson和Smith及1958年由Cloward描述。它可以直接减压最常见的颈神经根腹侧压迫。Jho描述了前路显微镜下椎间孔切开术，以避免侧方椎间盘切除，并保持脊柱功能的完整性[1, 2]。适合颈椎前路或后路椎间孔切开术的患者，应存在明显的单侧颈椎神经根病变和椎间孔狭窄，其原因可能是骨赘或椎间盘突出，其症状与受影响的神经根有关；最轻的为颈部疼痛，先前无颈椎前路手术，无明显颈椎后凸、狭窄或不稳定。这两种方法可以最大限度地减少全椎间盘摘除。这是一个优势，因为椎间盘切除需要关节融合术，与之相关的并发症包括手术长和失血量大、邻近节段疾病、内固定失败以及假关节形成。

并发症治疗

1. 什么解剖学特点有助于前路或后路颈椎椎间孔切开术?
2. 这种入路的关键结构是什么?如何在术中和术后处理这些结构的损伤?

手术过程

前路方法

取仰卧位后，切口定位于有症状的水平钩椎关节处，胸锁乳突肌边界内侧，垂直于椎间盘间隙（**图 11.2A**，见彩页）。行标准颈椎前路颈长肌水平切开术。在钩椎关节区域范围内用刀切除颈长肌周围的矩形区域，用双极电凝止血。交感神经干沿横突孔上方的颈长肌走行，并位于钩椎关节外侧。在钩突和椎动脉之间放置一个细长的可塑性牵开器，以保护椎动脉的经横突孔节段。通过在神经孔内壁上用一个直径 2 mm 的钻头钻一个直径 5 mm 的孔，然后用刮匙和 Kerrison 咬骨钳去除部分钩突。椎间盘碎片的破裂和移位通常位于神经根的腋上区，MRI 可对其进行鉴别。打开后纵韧带有助于识别碎片。

后路方法

患者以头低足高位反向俯卧，倾斜 30°，以降低颈静脉压，或采取坐立位（**图 11.2B**，见彩页）。坐立位的优势包括利用重力将血液从手术区域移出，但这种坐位会增加空气栓塞的风险，而且对大多数外科医生来说，这是一种不太熟悉的方法。颈部应保持轻微弯曲的位置，Mayfield 颅骨夹可减少术中运动。切口位于中线的层状间隙上方。标准的颈椎后路解剖的目的是定位于上、下颈椎节段椎板—关节突交界面，在那里可以找到神经根。以椎板—小关节交界处为中心钻孔，显露出鞘膜囊外侧边界、出口神经根和椎间盘间隙。通过识别小关节突的外侧边界，可以从切口中保证神经根定位深度和其外侧范围。用高速磨钻磨出关节突的内侧三分之一和上、下椎板的外侧三分之一。用刮匙和 Kerrison 咬骨钳去除剩余的骨头。黄韧带在中间被识别并切开，以便进入神经根和椎间盘空间。根据椎间盘突出的程度，切除存在于神经根上或下的椎间盘组织。在后纵韧带和周围环形区域通过十字切口来完成椎间盘突出的切除。报道称使用内镜辅助来改善工作区域的照明也是很好的方法。

要点回顾：治疗建议

1. 前路或后路可根据术前影像学进行规划。两种入路均应注意出口神经根和椎动脉。应明确椎间盘突出导致椎间孔狭窄的程度和方向。动脉将位于钩椎关节侧面的在手术过程中无法看到的软组织平面上。椎动脉在 C6 椎体水平进入最常见。
2. 开放入路和内镜入路疗效相当。

核心要点

1. 如果患者术前有颈部疼痛，脊柱不稳定，狭窄或压迫，或脊髓病变，可能需要更大的前路椎间盘切除术和融合。关节成形术也是一种选择。
2. 前后路椎间孔切开术的入路可以根据患者的不同特点进行同等应用。

术后护理

术后不需要佩戴颈椎矫形器，接受过前路手术的患者通常可以在当天出院。后路手术可能比前路手术更痛苦，大多数患者在出院前需要住院 1 天。

并发症与治疗

前后入路的并发症包括椎动脉或椎体周围静脉丛损伤出血。椎动脉在钩椎关节侧方的横突孔内走行，最常在 C6 水平进入横突孔。损伤后，应尝试用止血剂填塞伤口，以判断损伤是否可控。由于椎动脉狭窄，椎动脉的一期修复是困难的，但已被报道。建议术后立即进行血管造影，以评估损伤的程度和类型，以及是否有足够的血流进入后循环。血管内会诊有助于进一步的治疗。

与标准的颈椎前路手术一样，颈部血肿可能是一种严重的合并症，需要紧急重新探查。血肿最可能发生在术后最初几小时内。拔管时尽量减少搅动和咳嗽可以降低术后血肿的风险，但需要与麻醉团队密切沟通。

在患者坐位的情况下可能空气栓塞。对空气栓塞最敏感的监测是心前超声监测，但潮末 CO_2 的减少是另一个常见的征象。在发生前放置一条中心线，可以作为一种方法，在出现气泡时画出气泡。即刻的治疗方法包括血流灌注，将床头置于心脏下方，将患者置于左侧，使空气进入右心。

术后可能疼痛难以缓解；它与神经根减压不足或额外的颈椎疾病有关，这可能需要更广泛的减压和融合。过度剥离时可造成鞘膜或神经根损伤。在切开时其他的并发症包括交感神经损伤引起的 Horner 综合征。注意尽量减少钩突外侧颈长肌的剥离可以帮助减少受伤风险。脑脊液漏在前路和后路均有可能发生，但通常可以保守处理，方法是一期缝合、明胶海绵和 / 或纤维蛋白凝血酶手术胶，并嘱咐患者保持头部抬高。

对于前路手术，患者的气道和任何吞咽功能障碍（如吞咽困难）应在术后进行评估。术后吞咽困难在大多数情况下可以保守处理。术后 C5 脊髓神经根病是一种罕见的并发症，与硬膜囊的活动和 C5 神经根的牵拉有关。虽然 C5 神经根病变在颈椎前路椎间盘切除术中更为常见，但对患者来说可能是一种痛苦，通常可以通过观察或短期内使用类固醇来保守治疗。

要点回顾：并发症要点

1. 前后入路均可发生椎动脉损伤。
2. 术后吞咽困难或 C5 分布区脊髓神经根病是罕见的并发症，通常可以保守治疗。

证据与结论

在选择合适的患者中，颈椎前后路椎间孔切开术与椎间盘减压术的总体成功率和并发症发生率均较好[1, 3~6]。对 20 项研究的 meta 分析显示，无论是开放椎间孔切开术［92.7%（95%CI：88.9，95.3）］还是微创手术［94.9%（95%CI：90.5，97.4）］，临床效果都非常好。这项分析的一个局限性是，长期跟踪和标准化的生活质量指标因研究而异。最近对 26 项开放椎间孔切开术和微创内镜下椎间孔切开术的研究进行分析表明，与开放椎间孔切开术相比，微创手术方法的失血更少（100.1 mL），手术时间更短（24.9 min），住院时间更短（3.0 d）[7]。开放入路的总体临床成功率为 89.7%（95%CI：87.7，91.6），微创入路的总体临床成功率为 92.5%（95%CI：89.9，95.5）。微创手术和开放手术的总体并发症发生率无显著差异；并发症包括硬膜撕裂（1.07% vs. 0.27%）、感染（0.4% vs. 0.54%）、神经根损伤（0.8% vs. 1.48%）和翻修手术（2.32% vs. 3.35%）。开放入路对手臂痛的视觉模拟评分改善 75%（95%CI：66.0，84.0），微创手术入路改善 87.1%（95%CI：76.7，97.5），差异无统计学意义。同样，两组间神经功能改善无显著性差异，开放手术组为 55.3%（95%CI：18.6，91.9），微创手术组为 64.9%（95%CI：34.6，95.2）。

根据研究类型和随访情况，未来需要手术干预的风险指数水平从 1% 到 24.3%[6, 8-10]。一项对 151 例行颈椎后路椎间孔切开术患者的研究显示，在平均 2.4 年的时间内，再次手术的发生率为 9.9%（6.6% 相同水平，3.3% 其他水平）[8]；然而，术后随访 2 年及 10 年以上，再手术率分别上升至 18.3% 和 24.3%。大多数接受再手术的患者（80%）接受了颈椎前路椎间盘切除术和融合术。术前颈部疼痛是翻修手术的重要预测因素。另一项研究采用倾向匹配评分法对颈椎前路融合椎间盘切除术和后路椎间孔切开术进行评分，结果显示两年内再次手术的发生率分别为 4.8% 和 6.4%，二者无显著差异。另一项研究表明，60 岁以上的患者在初次手术时出现颈椎前凸度小于 10°，预示着以后需要手术矫正[6]。比较融合患者和单纯减压患者的一个限制是缺乏支持临床决定的随机数据，尽管可能存在临床上的均衡性，但仍有可能偏倚地选择患者进行一种或另一种手术。

参考文献

1. JHO H D. Microsurgical anterior cervical foraminotomy for radiculopathy: A new approach to cervical disc herniation. J Neurosurg. 1996, 84(2):155–160.
2. EPSTEIN N E. A review of laminoforaminotomy for the management of lateral and foraminal cervical disc herniations or spurs. Surg Neurol. 2002, 57(4):226–233; discussion 233–224.
3. JOHNSON J P, FILLER A G, MCBRIDE D Q, et al. Anterior cervical foraminotomy for unilateral radicular disease. Spine (Phila Pa 1976). 2000, 25(8):905–909.
4. MCANANY S J, KIM J S, OVERLEY S C, et al. A meta-analysis of cervical foraminotomy: Open versus minimally-invasive techniques. Spine J. 2015, 15(5):849–856.
5. BURKE T G, CAPUTY A. Microendoscopic posterior cervical foraminotomy: A cadaveric model and clinical application for cervical radiculopathy. J Neurosurg. 2000, 93(1 Suppl):126–129.
6. JAGANNATHAN J, SHERMAN J H, SZABO T, et al. The posterior cervical foraminotomy in the treatment of cervical disc/osteophyte disease: A single-surgeon experience with a minimum of 5 years' clinical and radiographic follow-up. J Neurosurg Spine. 2009, 10(4):347–356.
7. SONG Z, ZHANG Z, HAO J, et al. Microsurgery or open cervical foraminotomy for cervical radiculopathy? A systematic review. Int Orthop. 2016.
8. BYDON M, MATHIOS D, MACKI M, et al. Long-term patient outcomes after posterior cervical foraminotomy: An analysis of 151 cases. J Neurosurg Spine. 2014, 21(5):727–731.
9. LUBELSKI D, HEALY A T, SILVERSTEIN M P, et al. Reoperation rates after anterior cervical discectomy and fusion versus posterior cervical foraminotomy: A propensity-matched analysis. Spine J. 2015, 15(6):1277–1283.
10. WANG T Y, LUBELSKI D, ABDULLAH K G, et al. Rates of anterior cervical discectomy and fusion after initial posterior cervical foraminotomy. Spine J. 2015, 15(5):971–976.

第十二章　胸椎间盘突出

编者：Derrick Umansky, James Kalyvas

病例介绍

一名 52 岁的高加索男性出现慢性中背部疼痛和双下肢无力。患者注意到双下肢无力于一年多前开始并且逐渐恶化。患者走路时拖曳左下肢，步履蹒跚，失去平衡，同时诉左腿抽痛。患者否认尿失禁或尿潴留，否认直肠功能障碍。体格检查方面，患者在无协助情况下不能站立。他存在痉挛步态，左脚阵挛，左下肢所有肌肉无力，双下肢所有感觉都下降，没有明显的感觉平面，其余体格检查均正常。

问题

1. 可能的临床诊断是什么？
2. 解剖学上的病变定位在哪里？
3. 为进一步评估，最合适的影像学检查是什么？

鉴别诊断

该患者的症状和体征提示脊髓病变，考虑到上肢没有受累，与颈髓病变相比，更倾向于胸髓病变。由于怀疑胸椎脊髓病，应考虑广泛的鉴别诊断，以指导选择最合适的诊断方案。鉴别诊断可分为压迫性和非压迫性胸椎病变。

鉴别诊断要点

压迫性病变

1. 退变
   a. 随着患者年龄的增长，椎体关节僵硬很常见，但多见于活动性较强的颈椎和腰椎区域。尽管如此，也可见于胸椎，并经常导致中背部轴性疼痛、假性跛行和步态不稳（Brown et al., 1992）。体格检查的表现范围从大致正常到反射亢进，有病理反射，截瘫和本体感觉丧失。括约肌功能和痛觉/温度觉的丧失往往在疾病过程的后期发生。具有T2加权序列的磁共振成像（MRI）通常足以进行诊断（Blumenkopf，1988）。

b. 椎间盘突出

胸椎间盘突出在所有椎间盘突出中所占比例不足1%，在所有椎间盘突出手术中所占比例不足4%（Chen et al., 2012）。胸椎间盘突出（HTD）更常见于男性，通常在40~50岁。发生在下胸椎（T8及以下）的概率高于较刚性的上胸椎。症状可能是非特异性的，包括疼痛、感觉变化和下肢无力，但在15%~20%的病例中，可能会出现特异性的症状，如直肠和膀胱功能障碍（Brown et al., 1992）。在大多数情况下，物理检查对缩小诊断范围起着关键作用。脊髓病体征包括近端肌肉无力、下肢轻度瘫痪、宽底式步态、Babinski征阳性、腹部反射异常和痉挛。为了区分下颈椎和上胸椎病变，Hoffmann征阴性但下肢反射亢进提示胸椎受累。呈带状分布的神经根性疼痛在相关的皮节中向前下放射，偶尔可通过负重、侧弯或触诊再现。一般来说，在胸椎病变中，感觉性皮节的评估比肌电图更可靠。

磁共振T2加权序列或CT脊髓造影是评估神经压迫的最佳影像学诊断方式（Williams & Cherryman，1988），CT最适合评估椎间盘钙化（Awwad et al., 1991）。在某些情况下，动力位X线片和长脊柱侧凸片（long scoliosis films）可用于评估伴随的脊柱不稳定或畸形。

c. 蛛网膜囊肿通常无症状，但很少能引起脊髓病（Santiago et al., 2004）。囊肿通常发生在胸椎，可以是先天性的或后天性的。最好的成像方式是MRI，但CT脊髓造影也有助于区分蛛网膜囊肿和腹侧脊髓疝。囊肿显示脑脊液（CSF）信号（脉冲较小时，T2加权序列的强度有时会增加）无增强或扩散受限。

2. 创伤

这包括椎间盘突出、骨折和韧带损伤。创伤史应提供损伤的性质，并指导影像学检查。

3. 感染

a. 硬膜外脓肿最常见于胸椎，可伴有胸椎神经根病变或脊髓病变（Fessler，2006）。起病可能是快速或缓慢进行的。当出现严重的局部脊柱压痛、全身感染症状、免疫功能低下状态或最近曾行侵入性脊柱或牙科手术时，应怀疑硬膜外脓肿的存在。发热、背痛和叩击痛是典型的三联征，但很少有患者同时出现这三种症状。

钆强化或不强化的磁共振 T1 加权序列是评价脓肿的最佳方法，T2 加权序列是评价神经压迫的最佳方法。实验室检查应包括全血细胞计数（CBC）、C 反应蛋白（CRP）、红细胞沉降率（ESR）和降钙素原。

4. 肿瘤

a. 硬膜外和硬膜内肿块：虽然脊髓症状或神经根症状可在疾病病程的后期出现，但大多数肿瘤性脊髓病变最初仅表现为疼痛（85%），可能为神经根性疼痛（20%）或全身性疼痛（Vialle，2014）。疼痛通常在夜间加重，呈进行性，与体位无关。在体格检查中，通常可以在触诊肿瘤累及节段时再现疼痛。在这类疾病中，通常不存在脊髓病的早期症状，但 35% 的良性肿瘤和 55% 的恶性肿瘤最终可发展为一定程度的脊髓病。

如果有骨受累，脊柱病变的诊断检查应该包括有和没有强化的 MRI（如果患者不能行 MRI，可行 CT 脊髓造影）以及没有强化的 CT。本章不讨论其他检查。

5. 血管

a. 动静脉畸形（AVM）和动静脉瘘（AVF）是将动脉血直接分流到静脉血管而没有经过毛细血管过渡的一种病变，它们通常发生在胸椎中段（Deshaies & Eddleman，2011）。症状可随着进行性脊髓病逐渐加重，或由于蛛网膜下腔出血或髓内出血而急性加重。高达 15% 的患者出现 Foix-Alajouanine 综合征，这是由于静脉高压，血栓形成和最终脊髓梗死导致的神经功能迅速下降。也可能发生脊髓蛛网膜下腔出血（Michon 刺伤），导致突然发作的背痛，神经功能迅速下降和脑膜炎。无强化的 MRI 是定位病变和显示 T1、T2 序列信号空洞的首选方式。血管造影是诊断和确定治疗计划的金标准。

非压迫性病变

1. 神经脱髓鞘

a. 多发性硬化（MS）是中枢神经系统的脱髓鞘疾病，最常见于皮质脊髓束和后柱（Sartor，2002）。由于均表现为痉挛性瘫痪、膀胱功能紊乱、感觉运动减弱和共济失调步态，可与胸椎脊髓病混淆。有强化和无强化的 MRI 是首选的影像学检查，在 T2 加权序列上显示高信号，在 T1 加权像上显示正 / 负强化——通常在没有脊髓压迫的情况下。

b. 横断性脊髓炎是一种急性 / 亚急性运动、感觉和自主神经脊髓功能障碍，由脊髓横断面通路中断引起。人口分布呈双峰分布，高峰出现在 10~19 岁和 30~39 岁。大多数原因是自身免疫性的，患者通常有最近感染或接种疫苗的病史（60%）。

诊断标准是特定的，需要双侧（虽然不是对称的）感觉运动和自主神经功能障碍，并有明确的感觉平面缺陷方能诊断。钆强化的磁共振成像显示，脊髓强化不明显，增强程度不一。腰椎穿刺显示脑脊液细胞增多。

2. 血管

a. 脊髓动脉血栓形成　患者出现急性发病的症状。脊髓动脉综合征包括脊髓前动脉综合征、脊髓后动脉综合征和脊髓半切综合征。

无强化的 MRI 是确诊并显示相应动脉区域 T2 信号强度改变的影像学检查。可以使用扩散加权成像，但受 CSF 流伪影的限制。

3. 代谢

维生素 B_{12} 缺乏可导致脊髓亚急性联合变性，其症状和体征包括本体感觉和振动觉丧失、反射亢进、共济失调步态、无力和 Romberg 征阳性（Botelho，2017）。CBC 通常表现为贫血和平均红细胞体积（MCV）升高。脊髓后外侧柱可在磁共振上显示出对称性增强的 T2 信号。

在这个病例中，我们高度怀疑退行性胸脊髓病，因此无强化的 MRI 或 CT 脊髓造影（如果禁止 MRI）是最合适的影像学检查（Ghostine et al., 2011）。如**图 12.1** 所示，MRI 显示一个大的中央型胸椎间盘突出压迫脊髓。有了这些信息，无强化的 CT 就可以确定钙化椎间盘的存在和程度，这将影响治疗。我们在**图 12.2** 中看到病变是一个巨大的中央型钙化椎间盘。当椎间盘至少占据椎管的 40% 时，就可以应用“巨大”一词，而且这些椎间盘的手术入路与较小的非钙化椎间盘有很大的不同，稍后将对此进行讨论。

问题

1. 对该病例来说，最适合手术治疗还是非手术治疗?
2. 如果行手术治疗，最合适的入路是什么?
3. 胸椎间盘的大小、位置和钙化程度是如何影响手术入路的?

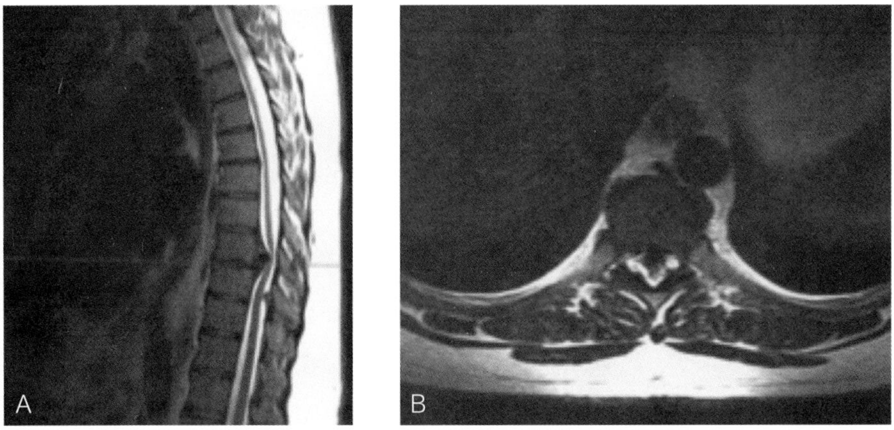

图 12.1　无对比的胸椎 MRI T2 序列。矢状位（A）和轴位（B）切面显示 T8~T9 节段椎间盘突出，同时伴有严重椎管狭窄

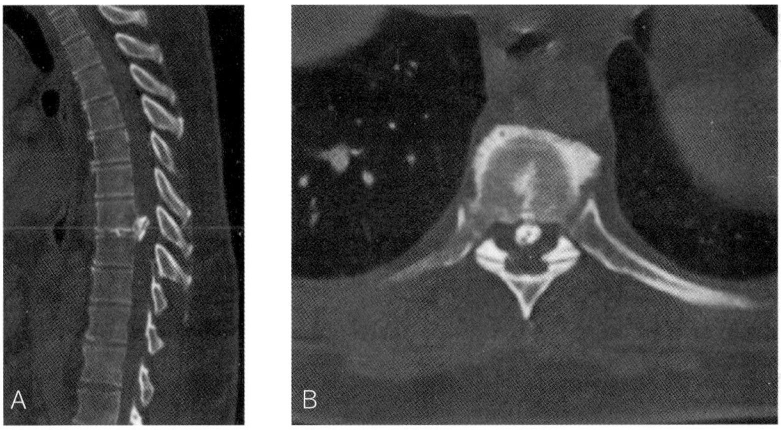

图 12.2　胸椎 CT。矢状位（A）和轴位（B）切面示 T8~T9 层面严重钙化的胸椎间盘

决策制定

文献中的共识仅支持存在严重症状或致残性 HTDs 的手术，所有其他 HTDs 需要观察或非手术治疗（Dietze et al., 1993）。具体来说，对于局部 / 轴性疼痛、仅有神经根病变、甚至轻度的稳定脊髓病患者，应通过密切观察、物理治疗或局部椎管内注射 / 神经阻滞治疗疼痛。

对于需要手术的患者，根据症状、脊柱水平、椎间盘大小、椎间盘相对于椎管和神经组织的位置、钙化的存在以及患者的整体健康状况，可采用多种手术入路。值得注意的是，单节段椎板切除术并不是治疗 HTDs 的合适方法，因为文献表明这种治疗可以导致脊髓弯折和神经系统毁灭性后果，包括瘫痪（Chen，2000）。根据入路角度和至脊柱的工作通道可以划分为几种合适的手术选择，包括背外侧 / 外侧、腹外侧和腹侧入路。

背外侧 / 外侧入路包括经椎弓根入路、保留椎弓根经关节突入路、肋横突切除入路、胸腔外入路和肩胛旁入路（Aizawa et al., 2007）。

经椎弓根入路最适用于外侧软性椎间盘，但也可用于其他软性椎间盘、外侧小的钙化椎间盘和具有医疗风险因素的患者（Chen et al., 2012）。这种入路包括暴露关节突，用磨钻在椎弓根尾端打磨直到与椎体平齐，通常是切除同侧半椎板暴露外侧硬膜。为了暴露椎间隙和突出的椎间盘，通常需要轻轻地向内侧牵拉硬膜囊。通过显微器械可以将软的被挤出的椎间盘碎片从硬膜囊腹侧移动出来，并用髓核钳取出。如果椎间盘没有游离，也可能需要进行环形切开术。小的钙化椎间盘可能需要用磨钻以实现硬膜囊的充分减压。与稍后讨论的更具侵入性的入路相比，手术时间和住院时间短、失血量少、早期恢复活动是经椎弓根入路的优点。考虑到腹侧硬膜视野缺失以及操作胸髓相关的风险，经椎弓根入路仅限于巨大椎间盘和中央椎间盘，特别是那些向硬膜内突出的 HTD 或那些有密集钙化的椎间盘。虽然使用内窥镜存在陡峭的学习曲线，但内窥镜技术对手术视野有帮助。经椎弓根入路的另一个缺点是术后常见局部背痛。

在背部疼痛方面，保留椎弓根经关节突入路优于经椎弓根入路（Chen et al., 2012）。保留椎弓根经关节突入路的定位和暴露与经椎弓根入路相似。不是标记椎弓根，而是使用与椎间隙相关的透视来定位小关节。在保留外侧小关节的基础上，行部分小关节切除。可能在上胸椎观察到喙状神经根（the rostral nerve root），尽管它通常不暴露或在低于上胸椎的水平被观察到。在完成骨性结构磨除和硬膜外脂肪的烧灼后，环形应该是挺明显的。然后以常规方式进行椎间盘微切除术。主要缺点是骨移除较少，工作通道较小。对于某些有利于操作的椎间盘突出来说，这个较小的通道可能不是问题，但关键是在脊髓操作最少的前提下充分暴露突出的椎间盘。如果不能做到这一点，则需要进行更多的骨切除。

肋横突切除是一种更偏向外侧的入路，以更多的侵入性和手术并发症为代价提供更大的通路以达到椎管腹侧（Stillerman et al., 1991）。与上述两种入路类似，通常将患者置于俯卧位。皮肤切口各不相同，包括后正中线，旁正中线和半月形切口。根据所使用的皮肤切口，将筋膜瓣向中间或侧面牵开，以暴露后方脊柱附件以及相关的肋骨和肋骨头。透视以确认与相关椎间隙连接的相关肋骨，认识到正确的肋骨水平对应于椎体尾端（例如，T9~T10 椎间隙与 T10 肋骨头部连接）。按常规方式进行椎板切除。用咬骨钳切除横突，磨取大约 8 cm 的部分肋骨，然后识别肋间神经并追踪到神经孔。

切除尾端椎弓根，然后在神经孔出口附近结扎分离出的神经根。进入外侧椎间隙，取出椎间盘组织，保持椎间盘背侧和后纵韧带（PLL）完整。在椎间隙的上方和下方使用磨钻行椎体次全切除，包括终板和下方椎体。这种操作产生了一个缺损，椎间盘可以从椎管转移到该缺损中。硬膜腹侧可以用探针触及或用内窥镜或牙科镜检查以确保充分减压。与更背侧的手术相比，这种方法的主要优点是更大的手术视野和进入腹侧椎管的通道，与更外侧入路相比，肋骨切除更少，同时可能减少围手术期疼痛。缺点包括，与更外侧和腹侧入路相比，手术视野较差，这在椎间盘粘连或越过硬脊膜的情况下成为一个问题。这些病例可以用腹外侧技术更好地处理。

胸腔外侧入路与肋横突切除术非常相似，只是整个肋骨头都被切除，从而允许对腹侧脊柱附件和椎管进行更外侧入路（Maiman et al., 1984）。可以使用后正中线、旁正中线或曲棍球棒切口，手术过程如肋横突切除所描述的那样。使肋骨头在上、下肋骨关节面脱落，保留解剖平面，暴露外侧椎间隙和前端、尾端终板侧壁及下位椎体。在这项操作中注意不要侵犯壁层胸膜。然后可以根据需要进行胸椎部分切除，将椎间盘从椎管移至胸椎缺损处。与其他背侧和背外侧入路相比，这种入路的优点是对腹侧硬膜和椎间隙有更好的手术视野，从而减少了对脊髓的操作及其伴随的危险。另一方面，它是背外侧入路中损伤最大的，因此并发症和疼痛的发生率也较高。但是它比大多数腹侧入路的损伤小，并且避免了腹侧入路已知的肺部并发症。与腹侧入路相比，主要的缺点是对腹侧脊髓的手术视野相对较小，操作脊髓的次数相对较多。这主要是一个关于巨大钙化椎间盘的问题，可以通过胸腔外外侧或腹侧技术解决它。如果钙化椎间盘与硬膜融合或越过硬膜，这在这种椎间盘类型中很常见，从背外侧入路进行充分减压就是一个重大挑战了。

上胸椎胸腔外外侧入路的一种变异称为外侧肩胛旁胸膜外入路（Fessler et al., 1991）。这种入路将菱形肌和斜方肌向肩胛骨内侧缘横向牵拉。切断斜方肌的尾端纤维，将肩胛骨向外侧旋转以增加暴露。其余的步骤与胸腔外外侧入路相似。这种方法的优点与胸腔外外侧入路相似，包括避免了腹侧入路对纵隔结构的损伤和对喉返神经的损伤。缺点包括肩部以及肩胛骨相关的问题、T1 神经损伤、Horner 综合征和肋间神经痛。

腹外侧入路包括经胸胸廓切开、经胸胸腔镜和胸腔后胸廓切开入路（Stillerman et al., 1998；Vollmer&Simmons，2000）。

经胸胸廓切开术是一种经胸腔入路，它可以提供良好的胸椎前外侧视野，尤其是前柱和中柱（Chen et al.，2012）。它主要适用于巨大的钙化椎间盘突出，需要特殊考虑和术前规划，而不是典型的后路脊柱入路。首先，它需要用双腔气管插管以进行肺部放气和操作。接下来，患者固定在侧卧位，上侧臂放在托手架中。在定位期间，术者必须考虑到他的站位将在患者的腹侧，朝向脊柱工作并确保有足够的空间。此外，从腹侧入路定位胸椎是一项特别的挑战。有必要在术前影像学上仔细研究患者的脊柱和肋骨解剖。术前用椎弓根内黄金小球（intrapedicular gold beads）或其他放射性标记物来标记节段水平是很有帮助的。侧方入路通常选择椎间盘突出侧的同侧。对于上胸椎的中央型突出椎间盘，通常采用右侧入路以避免心脏和主要血管在左侧阻塞。在中下胸椎，采用左侧入路可以避免损伤下腔静脉，下腔静脉损伤是一种很难修复的损伤。建议由心胸外科医师行胸廓切开术，但不是必须的。识别出椎间隙上的肋骨，并沿着肋骨从椎旁肌侧缘到胸肋边缘切开。切开肋骨上的肌肉，通过透视再次确认手术节段。用 Doyen 升降器将骨膜从肋骨剥离。切开肋骨近端和远端，断端涂上骨蜡。应注意胸内筋膜或胸膜的任何损伤，这些损伤需要首先闭合。根据暴露需要，可以切除相邻肋骨。接下来，放置肋骨牵开器，并沿肋骨切开壁层胸膜。采用湿润的剖腹术用垫覆盖肺，肺收缩并向腹正中线方向牵开。然后将覆盖在椎体上的壁层胸膜切开，用 Cobb 升降器将其从椎体表面剥离。应保留贯穿身体中部的交感神经链，避免损伤节段血管，但必要时可结扎或剪断。切开辐状韧带，用磨钻磨除肋头以暴露工作窗口。为了确定椎间盘突出的程度和限制脊髓操作，在突出椎间盘的上下方确定正常硬膜至关重要。至少，这需要磨除同侧尾端椎弓根进入腹外侧椎管，也可能需要磨除头侧椎弓根。在后壁处磨除以行椎间隙上方和下方的部分椎体切除，用刮匙将剩余的较薄后壁向后折断入缺损里，从而暴露出腹侧椎管。突出的椎间盘可以通过最小化的操作从硬膜囊处分离出来。突入硬膜或与硬膜粘连者可能需要切除和修复硬膜。用硬膜替代物和纤维蛋白胶填充硬膜缺损，并用缝合的胸膜补片进行支撑，通常足以防止可怕的脑脊液胸膜瘘。通常情况下，稳定或重建脊柱不需要在椎体次全切除处进行，因为通常只有不到 50% 的椎体被切除。这些缺损可以用先前切除的肋骨头来填充。关闭时，扩张肺，置入胸管，并关闭壁层胸膜。这种入路的主要优点是显露腹侧硬膜以切除密集钙化或硬膜内巨大的 HTDs。缺点主要有术后疼痛，肺部并发症，需要胸管，术者对这一区域的解剖不够熟悉，以及通常需要一名心胸外科医师。

经胸胸腔镜是另一种进入腹侧椎管的入路，其入路角度与经胸胸廓切开术相同（Ghostine et al., 2011）。虽然也经过胸腔，但通过三到四个小的内窥镜端口完成工作，从而将暴露、疼痛和并发症发生率降至最低。它非常适合小的椎间盘突出，不适合巨大的钙化的椎间盘突出。与胸廓切开术相比，它的另一个优点是不需要心胸外科医师。不幸的是，这种方法的主要缺点是学习曲线陡峭，而且需要昂贵的专用设备。

对于胸腔后胸廓切开入路，患者的体位与经胸胸廓切开入路相似。切口的中心位置比经胸胸廓切开入路更靠后，与椎体相连的近 4 cm 长的肋骨保留在原位。一旦胸内筋膜被切开，壁层胸膜在腹侧被直接切开。切除肋骨头，其余手术步骤与经胸入路相似。该手术的优点包括：由于手术入路比标准胸廓切开术更靠后方和外侧，且不穿过整个胸腔，因此到脊柱的工作距离较短，避免了与进入胸腔相关的并发症，减少了软组织损伤，更容易移动膈肌，结扎肋间神经的需要更少。主要缺点是对腹侧硬膜囊的视野和胸廓切开术相比更加切向以及为了暴露需要剥离和牵拉肌肉。

腹侧入路包括经胸骨和胸骨柄入路（Chen et al., 2012）。

腹侧入路通常是为不能从外侧或背部入路接近的 T2~T4 的 HTDs 保留的。高位胸椎间盘突出罕见，腹侧入路进入脊柱存在显著的风险。幸运的是，大多数高位椎间盘都可以使用上述入路之一进入。当需要时，这些入路通常需要一个专门的入路外科医生。

微创入路包括经椎弓根、经胸外和经胸入路。这些入路需要管状牵开器系统和内窥镜（Sheikh et al., 2007）。这些入路的主要限制因素是额外的设备和陡峭的学习曲线。

手术过程

对于在这一病例中描述的患者，选择了开放的背外侧胸腔外入路治疗 T8~T9 处巨大的钙化的中央型突出椎间盘。更具体地说，进行了 T8~T9 肋横突切除、T8~T9 椎体次全切和 T7~T10 椎板切除。患者气管内全身麻醉并插导尿管，俯卧在开放的 Jackson 手术台上。手术过程中使用了 MEPS、SSEPS 和肌电图（EMG），平均动脉血压维持在 85 mmHg。使用 C 形臂标记从 T7 至 T10 的后正中线切口。对椎旁肌进行标准的骨膜下剥离，显露 T7~T10 椎板。暴露双侧肋骨头附着处，以便于解剖定位。

使用高速磨钻、椎弓根探针、球头探针、丝锥，以标准方式将椎弓根螺钉置入 T7 和 T10，最后在 T7 和 T10 两侧置入了 5.5 mm × 45 mm 的螺钉。前后（AP）位和侧位透视证明内固定的位置正确。

切除 T7~T10 两侧的椎板。椎板切除横向延伸到左侧，显露 T8 和 T9 椎弓根。确定 T8 左侧神经根，用 4–0 尼龙丝线结扎，注射 1 mL 利多卡因，然后迅速切断。用结扎线轻轻地牵拉和旋转硬膜囊。然后横向暴露 T8 和 T9 肋骨头，用 Leksell 咬骨钳横切，在这一水平暴露胸膜。用磨钻磨除 T8 部分椎弓根，T9 椎弓根全部磨除。这时，在显微解剖领域使用显微镜。然后轻轻地牵拉胸髓，暴露其腹侧。磨除部分 T8 和 T9 椎体，切除 T8~T9 椎间盘，进一步扩大骨窗（bone window）。这是一个椎体次全切除术，每个椎体切除三分之一，并形成一个前方的骨骼窗口，以使骨赘可以在其中塌陷。然后用显微外科技术小心地将骨赘从硬膜处分离出来，并用刮匙慢慢地从下方和侧面推挤。突出物呈致密钙化和骨化，与硬膜紧密粘连。此时，双侧下肢 SSEPs 在神经监测方面有显著改善。继续进行其余部分的切除，钙化的椎间盘被全部切除。

然后，在 T8 和 T9 右侧放置椎弓根螺钉完成后外侧内固定，然后使螺钉等高并放置钛棒、螺钉帽和横联（图 12.3）。进行彻底冲洗、去皮质、植骨以及放置引流。闭合多层切口后，将患者转移到 PACU。

关于这一病例，最重要的决定是哪种技术最适合治疗巨大的钙化的中央型椎间盘。如前所述，巨大的钙化的中央型椎间盘最好采用胸腔外侧入路，正如我们所做的那样，或采用胸廓切开 / 胸腔后胸廓切开。每种技术都有利弊，均衡起见，应该基于术者的方便和经验来决定行哪种技术。

要点回顾：治疗建议

1. 有多种合理的入路来治疗胸椎椎间盘突出症，其选择主要取决于椎间盘相对于椎管和神经组织的形态和位置。
2. 在所有病例中，首要的手术原则是在保证术野充足时进行侵入性最小的手术，最重要的是对脊髓进行干扰最小的操作。

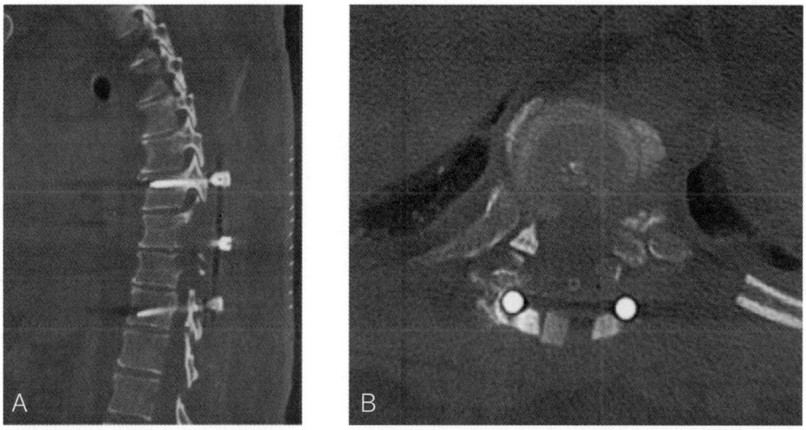

图 12.3 胸椎矢状位（A）和轴位（B）CT，显示 T7~T10 胸椎后路内固定与 T8~T9 肋骨横突切除术后的胸椎形态。椎弓根螺钉安装在 T7~T10 右侧。T8 和 T9 左侧行肋骨横突切除术处未安置螺钉。钙化突出的椎间盘全部切除，于 T8 尾部后缘、T9 上侧后缘行部分椎体切除术以对椎间盘突出起腹侧减压的作用，使其远离脊髓

术后护理

HTD 手术的术后护理取决于所使用的手术技术、患者的并发症、术中并发症和失血量。通常情况下，患者可以在病房或降压装置（step-down unit）上接受监测。但有术中并发症的患者除外，如神经监测参数显著降低、失血严重、置入胸管、有明显心肺合并症的患者。

并发症和治疗

Benzel 对 13 个当代 HTD 手术系列的综述与 Stillerman 等人的系列进行了比较，发现了以下情况（Chen et al., 2012；McCormick et al., 2000）。Stillerman 等（1998）报道的主要并发症发生率为 3.6%，而该综述指出发生率为 6.1%。综述小组报道没有死亡病例。Stillerman 等发现轻微并发症的发生率为 11%，综述组为 8.7%，总的并发症发生率分别为 14.6% 和 14.8%。两组相比没有显著差异。正如 Stillerman 等报道的，最常见的并发症是浅表伤口感染和肺炎。脊柱完整性丧失、新发的短暂无力、永久无力发生率均低于 2%。

证据与结论

基于 Stillerman 等（1998）的研究，笔者为 HTD 创建了一种处理程序，根据症状将患者分为三组：局部 / 轴性疼痛、神经根病变和脊髓病。每一组都有各自的治疗方式，根据医疗风险、HTD 的位置和钙化程度进一步划分，如图 12.4 所示。随着侵入性更小的入路以及计算机导航和机器人技术的出现，可视化和导航能力有所提高，HTD 的治疗不断取得进步。

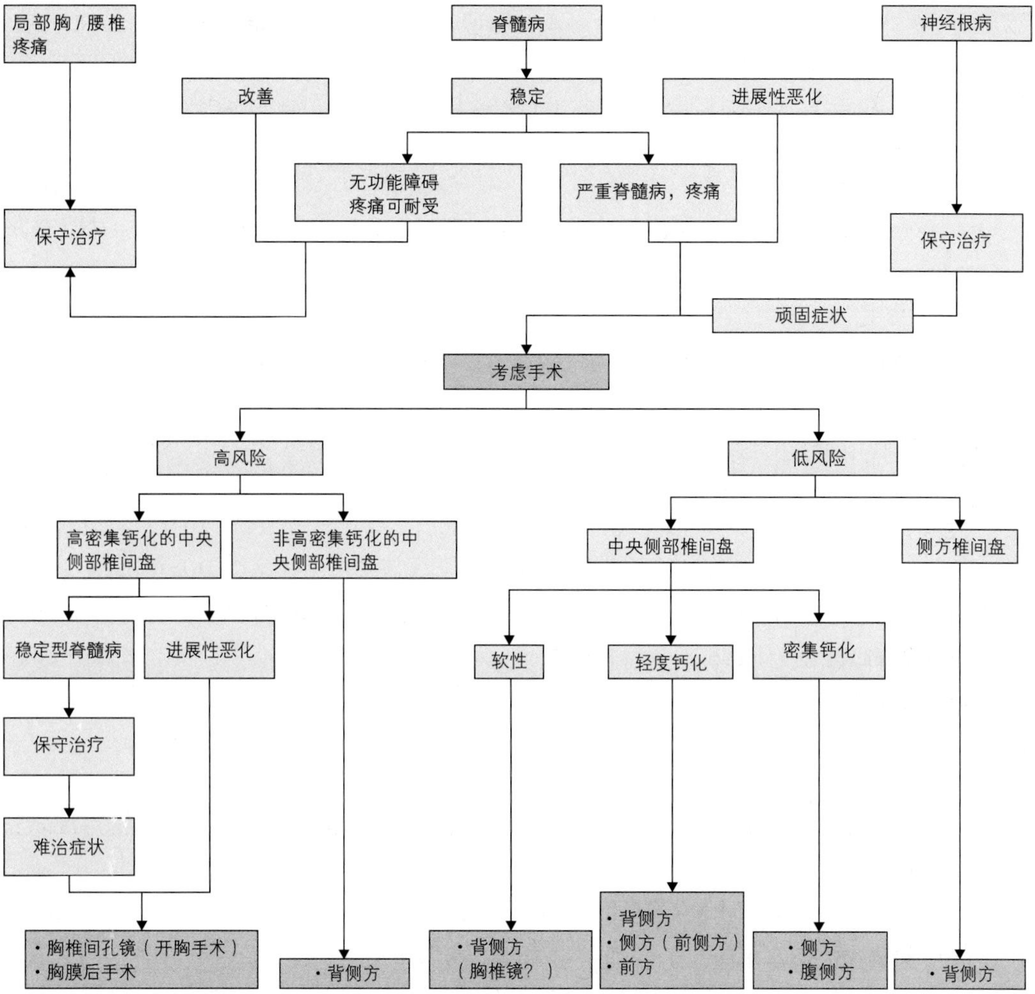

图 12.4 治疗有症状的 HTD 患者的处理程序

参考文献

1. AIZAWA T, SATO T, SASAKI H, et al. Results of surgical treatment for thoracic myelopathy: minimum 2-year follow-up study in 132 patients. J Neurosurg Spine. 7:13–20 2007.
2. AWWAD E E, MARTIN D S, SMITH K R, et al. Asymptomatic versus symptomatic herniated thoracic discs: their frequency and characteristics as detected by computed tomography after myelography. Neurosurgery. 1991, 28:180–186.
3. BLUMENKOPF B. Thoracic intervertebral disc herniations: Diagnostic value of magnetic resonance imaging. Neurosurgery. 1988, 23:36–40.
4. BOTELHO R, DE OLIVEIRA M, KUNTZ C. “Chapter 280: Differential Diagnosis of Spinal Disease.” Neurological Surgery, edited by Youmans and Winn, 7th ed., Elsevier/Sauders, 2017, pp. 2322–2336.

5. BROWN C W, DEFFER P A, AKMAKJIAN J, et al. The natural history of thoracic disc herniation. Spine (Phila Pa 1976). 17:S97–S102 1992.
6. CHEN T C. Surgical outcome for thoracic disc surgery in the postlaminectomy era. Neurosurg Focus. 9 (4):e12 2000.
7. CHEN, THOMAS C, et al. "Chapter 77: Thoracic Discectomy." Spine Surgery: Techniques, Complication Avoidance, and Management, edited by Edward C. Benzel and Todd B. Francis, 3rd ed., Elsevier/Saunders, 2012, pp. 741–756.
8. DESHAIES E, EDDLEMAN C. "Chapter 20: Spinal Arteriovenous Malformations." Handbook of Neuroendovascular Surgery, edited by A Boulos, 1st ed., Thieme, 2011. doi:10.1055/b-002-85450.
9. DIETZE D D, FESSLER R G. Thoracic disc herniations. Neurosurg Clin N Am. 4:75–90 1993.
10. FESSLER R. "Chapter 61: Thoracic Epidural Abscess." Atlas of Neurosurgical Techniques, edited by L Sekhar, 1st ed., Thieme, 2006. doi:10.1055/b-006-149694.
11. FESSLER R G, DIETZE D D, et al. Lateral parascapular extrapleural approach to the upper thoracic spine. J Neurosurg. 75:349–355 1991.
12. GHOSTINE, SAMER, et al. "Chapter 283: Treatment of Thoracic Disk Herniation." Youmans Neurological Surgery, edited by Julian R. Youmans and H. Richard Winn, 6th ed., vol. 3, Elsevier/Saunders, 2011.
13. MAIMAN D J, LARSON S J, LUCK E, et al. Lateral extracavitary approach to the spine for thoracic disc herniation: report of 23 cases. Neurosurgery. 14:178–182 1984.
14. MCCORMICK W E, WILL S F, BENZEL E C. Surgery for thoracic disc disease. Complication avoidance: overview and management. Neurosurg Focus. 9(4):13 2000.
15. SANTIAGO P, FINE A D, SHAFRON D, et al. Benign extradural lesions of the dorsal spine. Winn RH Youmans Neurological Surgery. 5th ed., 2004. Saunders Philadelphia 4491–4506.
16. SARTOR K, ed. "Demyelinating and Degenerative Diseases of the Spinal Cord." Diagnostic and Interventional Neuroradiology, 1st ed., Thieme, 2002. doi:10.1055/b-002-52047.
17. SHEIKH H, SAMARTIZIS D, PEREZ-CRUET M J. Techniques for the operative management of thoracic disc herniation: minimally invasive thoracic microdiscectomy. Orthop Clin North Am.38 (3):351–361 2007.
18. STILLERMAN C B, CHEN T C, COULDWELL W T, et al. Surgical experience in the operative management of 82 symptomatic herniated thoracic discs and review of the literature. J Neurosurg. 88:623–633 1998.
19. STILLERMAN C B, WEISS M H. Management of thoracic disc disease. Clin Neurosurg. 38:325–352 1991.
20. VIALLE L, ed. "Evaluation and Decision Making." AOSpine Masters Series, Volume 2: Primary Spinal Tumors, 1st ed., Thieme, 2014. doi:10.1055/b-002-98011.
21. VOLLMER D G, SIMMONS N E. Transthoracic approaches to thoracic disc herniations. Neurosurg Focus. 9 (4):E8 2000.
22. WILLIAMS M P, CHERRYMAN G R. Thoracic disk herniation: MR imaging. Radiology. 167:874–875 1988.

第十三章　胸腰椎爆裂骨折

编者：Omaditya Khanna, Geoffrey P. Stricsek, James S. Harrop

病例介绍

一名 32 岁的男性在试图逃离一座火灾中的建筑物时，从四层楼高处坠落，被送往急诊室。患者诉先双足着地，然后臀部着地摔倒，头部受到碰撞，但否认任何意识丧失。紧急医疗服务在把他送到急诊室之前使用硬性颈托和底板将其固定。

问题

1. 急性创伤患者的初步评估涉及什么？
2. 提示做哪些影像学检查？
3. 胸腰椎爆裂性骨折的分类系统有哪些？

评估和方案

创伤患者的初步评估采用高级创伤生命支持（ATLS）ABCDE 体系（气道、呼吸、循环、残疾评估、暴露）进行。这为识别伤害和确定治疗优先顺序提供了标准化的途径，以指导复苏工作。即使没有任何明显的神经功能损害，所有疑似脊柱创伤的患者也应使用硬性颈托固定，直到进行彻底的神经功能评估和合适的影像检查。

对患者的初步查体确定了以下几点：尽管有面部擦伤和鼻子明显畸形，但气道完好，呼吸通畅，流畅不费力的谈话和正常的胸部听诊可以证明这一点。患者的心血管系统也很稳定，血压 112/82 mmHg，心率 88 次 / 分。在神经系统查体中，患者的双侧上下肢肌力正常；在评估足背伸和跖屈时引起患者踝关节疼痛，但没有无力。麻木和放射性疼痛扩散到右腿，但轻触觉完整并在四肢对称。肱二头肌反射、跟腱反射和髌腱反射均为对称性 1+；无阵挛或 Hoffmann 征；双侧 Babinski 阴性。下胸椎和上腰椎有触痛。直肠检查显示肠鸣音、感觉和自主蠕动正常。

在完成初步检查后，考虑到患者在摔伤时头部受到撞击且有严重的背痛，予以脑部、颈椎、胸椎和腰椎的 CT 检查。胸椎和腰椎 CT 显示出明显的 T12 棘突骨折，L1 椎体的矢状方向骨折，L1 椎板骨折，L2 椎体爆裂性骨折伴有骨折碎片后移侵入椎管，L2 椎板骨折。CT 证明腰椎骨折后又进行了核磁共振（MRI）检查。MRI 显示：骨折碎片后移导致硬膜囊和脊髓圆锥在 L1~L2 处受压；硬膜囊周围有相关的硬膜外出血。MRI 还显示，T12~L1 处从硬膜内延伸至硬膜外的信号异常，这可能表示存在硬膜撕裂（**图 13.1**）。脑部和颈椎的 CT 扫描无异常发现。

胸椎和腰椎骨折比颈椎骨折更常见。大部分胸腰椎骨折发生在下胸椎和上腰椎之间的过渡区（T11~L2），约占所有脊柱骨折的 20%。这一部位特别容易受到损伤，因为它是固定的后凸胸椎和活动性更大的前凸腰椎之间的连接处，胸腰椎腹侧柱上应力集中。大部分胸腰椎骨折是由高能量损伤引起的，这可能导致附近其他器官和软组织的伴随损伤。

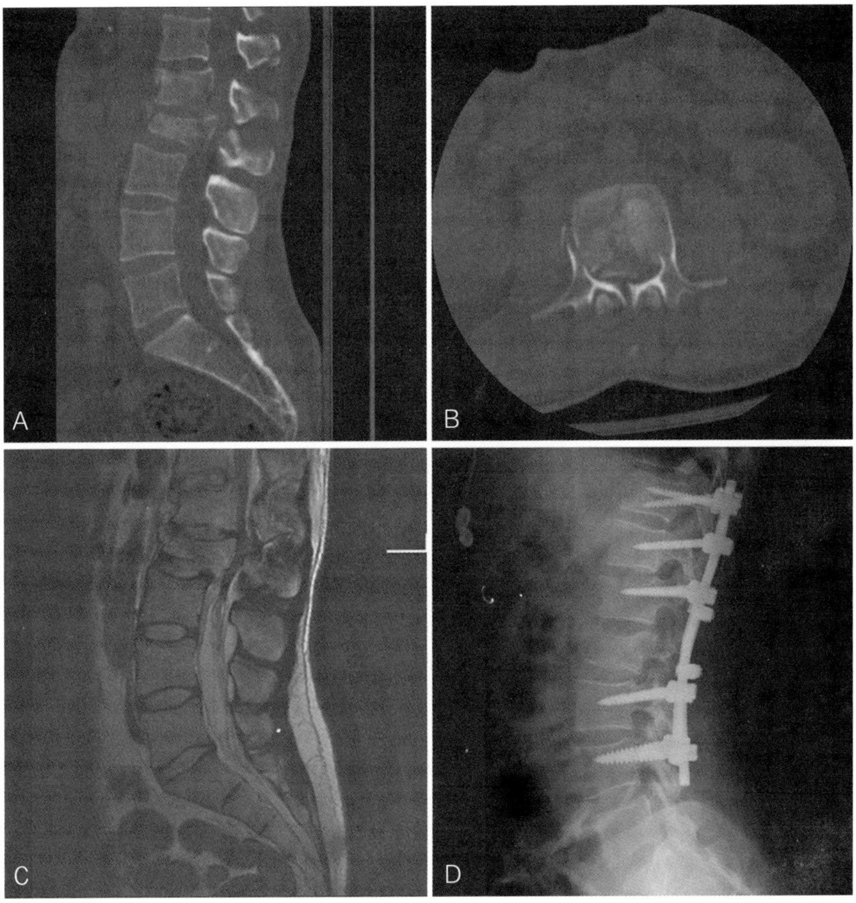

图 13.1　矢状位（A）和轴位（B）CT 显示 L2 椎体爆裂骨折，骨折片后突入椎管。T2 MRI（C）显示 L1~L2 硬脊膜和脊髓圆锥受压，后部韧带复合体断裂继发于骨性结构后突，伴有硬脊膜周围硬膜外出血。患者于入院第一天行 T11~L4（D）椎弓根螺钉融合固定

所有胸腰椎骨折中有 10%~20% 是爆裂性骨折。爆裂性骨折通常是由轴向载荷造成的，如跳跃或从高处坠落。轴向载荷损伤也可导致胸腰椎和跟骨同时骨折。在影像学上，爆裂性骨折的特征是椎体骨折，骨折的椎体碎片后移侵入椎管。骨碎片移位到椎管内可导致严重的神经损伤。因此，必须及时认识到这些损伤，以指导进一步的处理。

有几个系统可用于评估胸腰椎骨折：Denis 三柱理论、AO Spine 胸腰椎分型、胸腰椎损伤分类和严重程度（TLICS）评分。Denis 在 1984 年提出了一个三柱分类方案来描述胸腰椎。第一柱从前纵韧带（ALL）至椎体中点；第二柱从椎体中点至后纵韧带（PLL）；第三柱从 PLL 至后侧附件，包括椎弓根和小关节。该患者按照 2013 年提出的 AO Spine 胸腰椎分类系统是一个 L1 和 L2 椎体的 A4 骨折，因为这两个节段椎体的上、下终板和后壁都被破坏了。此外，L1~L2 棘间韧带水肿和 T12 棘突骨折提示后方张力带断裂，考虑到神经系统完整，将此损伤进一步归类为 N0 基础上的 B2 型骨折。2005 年，脊柱创伤研究小组提出了一个新的评估胸腰椎骨折的分级标准：胸腰椎损伤分类和严重程度评分（TLICS），依据损伤形态（压缩：1 分、爆裂：2 分、平移 / 旋转：3 分、牵张：4 分）、患者神经系统状况（正常：0 分、神经根损伤：2 分、脊髓或脊髓圆锥不完全损伤：2 分、脊髓或脊髓圆锥完全损伤：3 分、马尾综合征：3 分）、后部韧带复合体完整性（完整：0 分、疑似 / 不确定损伤：2 分、损伤：3 分）。根据 TLICS 分类方案，各类别分数相加，总分小于或等于 3 分可行非手术治疗，4 分可手术治疗或非手术治疗，5 分或以上通常表明需要手术减压和稳定。该患者的 TLICS 评分为 5 分（爆裂形态 2 分，后部韧带复合体损伤 3 分）。

要点回顾：诊断建议

1. 对疑似脊柱骨折患者的初步影像学检查包括前后位（AP）和侧位 X 线片。平片可用于评估椎体高度丢失、椎弓根骨折和脊柱错位。
2. CT 通过提供冠状面、矢状面和轴面重建图像，可对骨骼解剖进行更全面的评估。在已知椎体骨折的情况下，由于非邻近椎体骨折的发生率较高（5%~20%），应对整个脊柱进行扫描。
3. MRI 有助于医生观察脊柱韧带、周围软组织、椎间盘和潜在神经组织。由于脊髓圆锥的不同水平，MRI 对胸腰椎病理改变的评价尤为重要。
4. AO Spine 胸腰椎分类系统

A 型（压缩损伤）

A0：轻微的非结构性骨折

A1：楔形压缩

A2：分离型骨折

A3：不完全爆裂

A4：完全爆裂

5. TLICS 评分

a. 骨折形态

压缩（1 分）；爆裂（2 分）；平移 / 旋转（3 分）；牵张（4 分）

b. 神经状况

正常（0 分）；神经根或脊髓 / 圆锥损伤（完全）（2 分）；脊髓 / 圆锥（不完全）或马尾损伤（3 分）

c. 后部韧带复合体

完整（0 分）；疑似损伤 / 不确定（2 分）；损伤（3 分）

6. 上述类别的总分有助于指导治疗

a. 小于 4 分：通常非手术治疗

b. 等于 4 分：可以手术或非手术治疗

c. 超过 4 分：通常考虑进行手术治疗

决策制定

胸腰椎爆裂性骨折的治疗基于神经和结构方面的考虑。除非有严重的医学合并症排除手术，否则任何爆裂性骨折出现神经功能受损的患者都应考虑接受神经减压手术。对于没有神经功能受损的患者，应评估脊柱的机械稳定性以确定是否需要进行手术干预。根据 Denis 的分型和 TLICS 评分，如果不稳定，应该手术治疗。虽然一些外科医生提倡当爆裂性骨折导致中央管狭窄超过 50%时应干预，爆裂骨折的神经功能恢复不能通过根管狭窄量来预测，这一点不应该独立地作为手术指征。

治疗胸腰椎爆裂性骨折的手术入路包括前路、后路和侧路。对于每种入路，可有更进一步的选择，包括直接与间接减压，开放与经皮固定，以及短期与长期构型。对在德国和奥地利医院接受治疗的 733 名患者收集数据进行的前瞻性回顾研究表明，胸腰结合段最常用的是前后联合入路（47.3%），其次是单纯后路（47%），很少有单纯前路（5.7%）。

选择采用前路或后路取决于许多因素，包括病变的位置，机械不稳定性和脊柱后凸的程度，是否存在其他伴随的损伤，以及最后术者的偏好。前路允许术者通过移除后移的骨折碎片有效地减压神经，同时对存在显著后凸畸形的患者重建前柱和中柱支撑。然而，充分暴露病椎可能是一个挑战，尤其是在创伤后的组织条件下，而且需要有经验的术者。此外，在急性情况下，硬膜外前方静脉可能会出现大量出血。后路通过椎板切除或通过切除单侧椎弓根和小关节，复位骨折碎片来实现椎管减压。仅切除椎板（没有复位或稳定）的后侧减压已显示是无效的治疗策略。

无论是通过前路还是后路实现减压，建议使用节段内固定来治疗机械不稳定。由McCormack开发的负载分担分型可用于帮助确定需要固定和融合的节段数。在胸腰椎交界处，骨折往往更倾向于后凸，这增加了每个椎弓根螺钉上的矫正弯曲应力。在观察负荷分担时，评估三个特征，每个特征都在3分量表上：椎体粉碎，碎片对合和后凸畸形矫正量。负荷分担分型（LSC）评分为6分或更低的骨折已通过短节段固定融合上两个椎体和下两个椎体而成功治疗。LSC评分为7分或更高的骨折表明通过椎体的负荷转移不良，并且通常需要前路固定来恢复椎体序列。

对于没有明显机械不稳定的神经系统完好的患者，非手术治疗是一种可行的治疗选择。Tezer等建议当椎体前缘高度大于椎体后缘高度的50%、后凸角度小于30°，表明PLL复合体完整时，非手术治疗是合适的。

问题

1. 胸腰椎爆裂性骨折的治疗方案是什么?
2. 胸腰椎爆裂性骨折的手术指征是什么?
3. 在决定是否采用前路、后路、前后联合/分期前后路手术时，应考虑哪些因素（见**表13.1**）?

表13.1 胸腰椎爆裂骨折患者的手术干预指征

1. 椎体前缘高度小于后缘的50%
2. 脊柱后凸成角大于20°
3. 不完全/进展性神经损伤
4. 椎管狭窄大于50%（相对的指征）
5. 多处非连续性脊柱骨折

手术过程

该患者接受了胸腰椎后路减压融合治疗其L1和L2的爆裂性骨折。诱导全身麻醉后，获得摆放体位前的基线神经生理学记录；由于患者神经系统检查正常，因此有可监测的信号。将患者放置在开放的Jackson手术台上，在髂嵴和胸部压力点垫软垫，髋部伸展。摆放体位后的神经生理学监测证实，从仰卧到俯卧的翻转后信号没有变化。骨膜下剥离暴露 T11~L4；该患者的 LSC 评分为 6 分，决定从患者的病椎上两个椎体固定至下两个椎体。T11，T12，L1，L3 和 L4 置入椎弓根螺钉；由于骨折广泛，L2 的椎弓根没有置钉。切除 L1 和 L2 的椎板，左侧内固定置入连接棒和钉帽，然后切除 L2 右侧椎弓根，从而将 L2 椎体的骨折碎片从椎管内向前夯实。放置右侧连接杆并用钉帽固定；行前后位和侧位 X 线片以确认内固定位置和序列；放置引流管，随后关闭切口。

术后护理

患者返回康复室后应立即进行术后神经评估。如果患者出现迟发性术后神经功能损伤，CT 或 MRI 可用于评估硬膜外或硬膜下血肿、神经卡压或内固定失败。术后立即继续使用间歇式气动加压装置，术后第 1 天开始预防性抗凝，并给予围手术期 24 小时的抗菌药物。适当地控制疼痛也是一个重点，以促进早期活动和规划。

在保守治疗或手术治疗的患者中，可用正侧位和屈伸位 X 线片连续评估 4~12 个月以排查任何进行性脊柱后凸或其他畸形。对发生进展性神经功能损伤或机械不稳定的患者可能有必要进行手术治疗。

并发症及治疗

胸腰椎爆裂骨折患者可能的并发症在选择的患者群体中有相似性。应彻底研究术后神经功能缺损的可避免性原因，包括 CT 评估内固定位置和脊柱序列，以及 MRI 评估椎管完整性和硬膜外血肿形成。外科医生应做好需要修复胸腰椎爆裂骨折患者的创伤性硬脊膜破裂，包括可能的腰椎引流部位的准备。怀疑脑脊液漏也可能指导术前决策：如果临床高度关注胸椎或高位腰椎爆裂性骨折的治疗，考虑到需要放置胸管，避免侧方入路可能较为有利。

并发症也会阻碍胸腰段爆裂性骨折患者的康复。深静脉血栓形成（DVT）也是该患者群体的一个关注点，继发于因疼痛而活动减少、神经功能缺损或为促进硬膜愈合而卧床休息。警惕性预防是防止深静脉血栓的最佳方法，但对于出现这种情况的患者，如果处理中没有选择治疗性抗凝，则应考虑置入下腔静脉滤器以降低肺栓塞的风险。长时间插管和减少移动也会增加肺炎的风险；患者应定期进行胸部理疗，如果出现症状，临床医生应积极选择胸部影像学检查。

并发症与要点

1. 保守治疗（支具、疼痛控制、物理治疗）的患者应每隔几个月随访一次，以评估是否出现后凸或其他畸形。
2. 对于神经系统完好且行保守治疗的患者，神经功能恶化率为 0~20%。
3. 对于出现进行性神经功能缺损、机械不稳定或顽固性背痛加重的患者，必须立即进行手术干预。

证据和结论

新的内固定技术的发展提高了胸腰椎爆裂性骨折的外科治疗效果。然而，在手术时机、固定长度以及用于矫正畸形或神经减压的首选手术入路方面，还没有普遍的共识。

Mumford 等的一项研究评估了胸腰椎爆裂骨折的非手术治疗效果，保守治疗的 41 例神经功能完好的患者均随访 2 年以上。该研究发现，49%的患者在 2 年的随访中疼痛和功能相关的结果优异。只有一名患者出现神经系统恶化，立即进行了手术干预。其他几项研究也证实了非手术治疗在神经功能完好患者中的作用。

TLIC 评分的提出是为了帮助医生在胸腰椎爆裂性骨折的治疗中制定决策。自其发展以来，多项研究评价了 TLICS 评分在评估胸腰椎损伤和指导治疗中的可靠性和有效性。一项由 5 名脊柱外科医生独立分级的 71 例胸腰椎骨折的研究发现，治疗方法的一致性达 97%。不同研究者的其他研究证实了这一胸腰椎骨折分级的可靠性，表明这是一种易于教授和指导治疗的分级量表。

然而，很少有前瞻性随机研究调查手术与非手术治疗的神经功能完好患者的预后。Wood 等人的研究将 47 例神经功能完好的胸腰椎爆裂性骨折患者随机分为手术治疗组和非手术治疗组；与非手术治疗组相比，手术治疗组没有提供主要的长期优势，并且与更高的并发症风险相关。

几项研究证实了后路短节段内固定治疗胸腰椎爆裂骨折的应用。Parker 等的研究结果表明，LSC 评分为 6 分或 6 分以下的骨折可通过上下椎体的四根椎弓根螺钉进行内固定融合治疗，从而在骨折愈合期间提供足够的机械稳定性。在 Pellise 等的研究中，随访了 86 例平均 LSC 评分 6.3 分的患者，均采用 6 根螺钉（2 根在上位椎体、2 根在下位椎体、2 根在病椎）进行治疗，术后随访 2 年多。研究显示，后路短节段固定，包括病椎的内固定置入，是一种可行的治疗方案，可以充分恢复脊柱序列；没有一例患者因术后并发症需要再次手术干预。2016 年 Parker 等的研究中，45 例 LSC 评分为 7 分或 8 分的患者在 2 个或 3 个椎体水平上采用后路短节段内固定治疗后，其长期结局没有差异，因此可能不需要进行前路重建。

参考文献

1. DENIS F. The three column spine and its significance in the classification of acute thoracolumbar spinal injuries. Spine. 1983, 8(8):817–831.
2. KANEDA K, ABUMI K, JUJIYA M. Burst fractures with neurologic deficits of the thoracolumbar-lumbar spine. Results of anterior decompression and stabilization with anterior instrumentation. Spine. 1984, 9:788–795.
3. KNIGHT R Q, STORNELLI D P, CHAN D P, et al. Comparison of operative versus nonoperative treatment of lumbar burst fractures. Clin Orthop. 1993, 293:112–121.
4. MULLER U, BERLEMANN U, SLEDGE J, et al. Treatment of thoracolumbar burst fractures without neurological deficits by indirect reduction and posterior instrumentation: Bisegmental stabilization with monosegmental fusion. Eur Spine J. 1999, 8:284–289.
5. PARKER J, LANE J R, KARAIKOVIC E E, et al. Successful short-segment instrumentation and fusion for thoracolumbar spine fractures. A consecutive 4 1/2 years series. Spine. 2000, 25:1157–1169.
6. PATEL A A, DAILEY A, BRODKE D S, et al. Spine trauma study group. Thoracolumbar spine trauma classification: The thoracolumbar injury classification and severity score system and case examples. J Neurosurg Spine. 2009, 10(3):201–206.
7. REINHOLD M, KNOP C, BEISSE R, et al. Operative treatment of 733 patients with acute thoracolumbar spinal injuries: Comprehensive results from the second, prospective, internet-based multicenter study of the Spine Study Group of the German Association of Trauma Surgery. Eur Spine J. 2010, 19:1657–1676.
8. VERLAAN, et al. Surgical treatment of traumatic fractures of the thoracic and lumbar spine: A systematic review of the literature on techniques, complications and outcome. Spine. 2004, 29(7).
9. WOOD K, BUTTERMANN G, MEHBOD A, et al. Operative compared with nonoperative treatment of a thoracolumbar burst fracture without neurological deficit. A prospective, randomized study. J Bone Joint Surg Am. 2003, 85A(5):773–781.

第十四章　胸髓压迫

——硬膜外肿瘤

编者：Tej D. Azad, Anand Veeravagu, John K. Ratliff, Atman Desai

病例介绍

一名69岁的男性右足底部出现了一个扩大的色素沉着病灶，因而至一家外部机构就诊。穿刺活检显示原位黑色素瘤，已切除。3年后，患者出现新发的上背部疼痛，被转到神经外科。

根据患者描述，疼痛最严重的时候是在早上，仰卧位时减轻。患者诉右肩胛骨疼痛7/10分，无放射痛，但随着上臂运动加重。患者否认有任何尿失禁、麻木、刺痛或下肢无力。患者没有跌倒过，但承认步态不稳。没有上肢或下肢无力。四肢的针刺觉和轻触觉正常，腱反射为2+并且两侧对称。没有引出阵挛，Hoffmann征阴性。

问题

1. 最可能的诊断是什么？
2. 应该采用哪些影像学检查？
3. 患者疼痛最可能的病因是什么？

评估和方案

肩痛伴有可能的神经根病和轻度脊髓病，这种临床表现的鉴别诊断，包括肌肉骨骼病变，如肌肉痉挛、肩袖损伤、椎间盘突出和椎管狭窄。还需要考虑转移瘤、原发性脊柱肿瘤和血管畸形等病变。原发性脊柱恶性肿瘤包括软骨肉瘤、脊索瘤、骨肉瘤和尤文肉瘤，而原发性脊柱良性肿瘤包括骨样骨瘤、成骨细胞瘤、动脉瘤性骨囊肿、血管瘤、脑膜瘤、神经鞘瘤和神经纤维瘤。除了对化疗敏感的尤文肉瘤，其他的病变治疗应选择外科手术。然而，90%的硬膜外肿瘤是转移性的，原发肿瘤需要一套独特的处理思路；因此，本次讨论将聚焦于转移性肿瘤。

考虑到患者的肿瘤病史，神经外科医生高度怀疑转移性黑色素瘤。1/5 的癌症患者发生脊柱转移，5%~10% 的癌症患者发展成脊髓压迫。乳腺癌、前列腺癌和肺癌是最常见的转移到脊柱的原发肿瘤。疼痛是最常见的脊柱转移症状，据报道，有 83%~95% 的患者存在疼痛，其次是运动功能障碍、感觉障碍和尿失禁。胸椎不稳定性疼痛可通过伸展运动引起。在伸展运动时，不稳定的脊柱后凸变直，患者可能会诉持续疼痛。

要点回顾：诊断建议

1. 详细的病史和神经系统检查对了解脊柱转移瘤患者的临床表现至关重要。
2. 神经系统症状，如无力、麻木、感觉异常、不平衡和尿失禁提示脊髓受压，临床检查可发现客观的运动和感觉障碍、异常反射、步态异常。
3. 运动时疼痛加重，卧位时疼痛减轻，提示有机械性疼痛产生。这可能是一种退变椎间盘、关节突复合体，或进行性脊柱畸形引起的病理性损害。
4. 已知的放疗敏感性肿瘤的病史，如骨髓瘤或小细胞肺癌，可能不必手术。
5. 理想的影像学检查应该包括磁共振成像（MRI），主要用于评估肿瘤及其与脊髓和神经根的关系。CT 可以提供额外的信息，包括评估骨溶解和是否累及前后骨质。骨溶解、交界区位置、椎体高度下降和后凸畸形都提示脊柱不稳定。

MRI 是评估伴有脊髓压迫的胸椎硬膜外肿瘤的影像诊断金标准。与其他影像检查相比，MRI 的主要优点是无创，提供精确的空间分辨率和对比度，这对于手术计划是必不可少的。此外，MRI 在显示软组织结构、肿瘤边缘和神经组织方面具有重要的实用价值。首先，应获得整个脊柱的矢状面图像，以确定转移受累区域。过渡区域的后凸病变，特别是颈胸段和胸腰段，可能作为杠杆臂的功能，从而导致更显著的整体矢状位失调。可以进行更有侧重点的检查，包括其他的视角，以供进一步评价。可以获得有和没有静脉强化的矢状位 T2 和 T1 加权图像；还可以获得 T2 和 T1 加权的轴位图像，以扩展初步评估，并提供有关邻近结构和解剖标志的详细信息。

作为 MRI 的辅助，CT 详细描述了骨骼解剖结构和骨肿瘤受累程度。这些检查可以很好地区分肿瘤扩展到椎管后引起的脊髓压迫和椎管损伤。当与脊髓造影结合使用时，CT 不仅可显示出骨的解剖结构，而且可能为脊柱重建计划提供重要的参考。结合 MRI 对肿瘤及软组织的评估和 CT 对骨解剖的定位是评估硬膜外肿瘤和胸脊髓受压患者最有效的方法。

在该病例中，MRI 显示 T3 椎体及右侧椎弓根破坏性病变，造成明显畸形及脊髓受压，无小关节受累（图 14.1）。

> **问题**
> 1. 这些临床和放射学表现如何影响手术计划?
> 2. 这名患者的最佳干预时机是什么?
> 3. 转移性黑色素瘤的诊断和病理如何影响手术计划?

决策制定

胸椎硬膜外肿瘤的治疗目标包括恢复或保留神经功能、缓解疼痛、控制局部肿瘤、维持机械稳定性和生活质量。主要的治疗方案包括皮质类固醇药物、放疗和手术。皮质类固醇可预防短期的神经功能恶化，减轻水肿，止痛；然而，这种治疗方法并不确切。

对这样一个患者，对手术有价值的决策工具是神经学、肿瘤学、机械学和系统学（NOMS）模式。根据肿瘤在硬膜外延伸（神经系统）的程度以及肿瘤对放疗的敏感性（肿瘤学），能够确定患者特异性治疗方法。对脊柱的稳定性（机械性）、整体疾病负担及健康状况的考虑（系统性）有助于进一步确定手术干预的必要性和可行性。

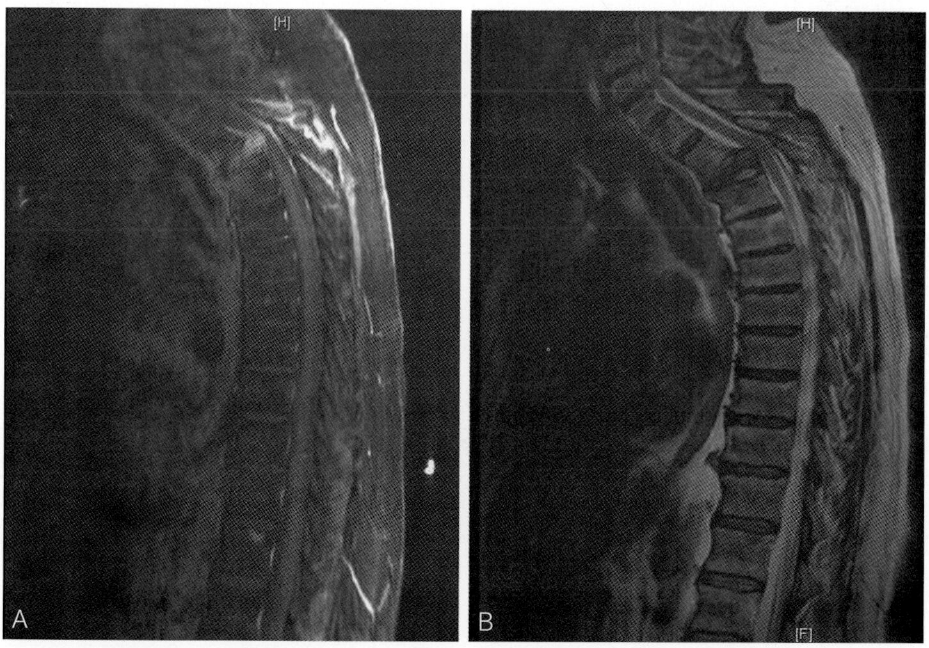

图 14.1 术前矢状位 T1 像和术后 T2 像 MRI 显示第三胸椎脊髓压迫

神经学方面主要考虑的是椎管损害的程度，可通过脊髓病和 / 或神经根病的影像学和临床评估来评价。提出并验证了一种基于轴位 T2 加权图像的 6 分分级系统，用于描述硬膜外脊髓受压程度（**表 14.1**）。

表 14.1　硬膜外脊髓压迫分级

分级	定义
0	仅骨性结构病变
1a	硬膜外撞击，硬脊膜无畸形
1b	硬脊膜畸形，无脊髓粘连
1c	硬脊膜畸形，脊髓粘连，无脊髓压迫
2	脊髓压迫，但脊髓周围可见脑脊液
3	脊髓压迫，脊髓周围无脑脊液

有胸椎机械不稳定表现的患者，无论神经学或肿瘤学评估如何，可能都需要手术稳定，因为机械性疼痛通常不会因类固醇、支具和 / 或放疗而改善。制订确立 18 分脊柱不稳定性肿瘤评分（SINS），以指导对肿瘤不稳定性的评估。SINS 涵盖六个方面：位置、疼痛、序列、骨溶解、椎体塌陷和后部附件的累及。重要的是，在做出治疗决策时必须考虑患者的整体健康状况和合并症情况。

如需手术治疗，应根据患者病变的具体特点选择手术方式，以达到脊髓环形减压的目的。传统上，后路椎板切除减压术曾是治疗脊髓肿瘤压迫唯一的手术方法。虽然椎板切除术可用于分离蔓延到后部的病变，但经胸、经椎弓根外侧胸腔外入路和腹膜后入路可更直接进入胸椎前柱和胸腰椎区。

问题

1. 在脊柱不稳定的情况下，可以采取什么入路来稳定脊柱（例如椎弓根螺钉、棒和钩、前方支撑和前方钢板）?
2. 腹侧脊髓减压和脊柱重建可采用哪些手术入路?
3. 对于脊柱前入路和前外侧入路，哪些因素影响入路的选择?

如果病变血供丰富，就会出现额外的决策点。肾细胞癌、甲状腺癌、黑色素瘤和肝细胞癌可能需要术前栓塞以减少术中失血量。

手术过程

胸椎硬膜外肿瘤切除术是在全麻下进行的。本例患者采用外侧胸腔外入路进入椎体前方。感觉和运动诱发电位可能有助于减少术后新发神经功能损害的风险，并在定位和切除过程中确保神经功能完好。

患者俯卧在手术台上并拍摄 X 线以定位适当的皮肤切口。做皮肤后正中线的线状切口，向下切开皮下组织。用电刀对 T1~T5 的棘突、椎板和横突进行骨膜下剥离。然后拍摄 X 线片确定正确的节段。

用高速磨钻、变速椎弓根寻找器（gearshift pedicle finder）、丝锥和球头探针在 T1、T2、T4、T5 椎体的两侧置入椎弓根螺钉。接下来，联合使用高速磨钻和 Kerrison 咬骨钳在病椎上下各一个椎体行椎板切除以减压。

接下来，骨膜下剥离显露 T3 横突和右侧第 3 肋骨，联合使用高速磨钻和咬骨钳切除横突。使用刮匙在肋骨和周围胸膜之间形成手术平面，并切除肋骨头。在这个时候，联合使用咬骨钳切除椎弓根——在本例中，椎弓根被肿瘤严重浸润，可见硬膜外脊髓明显受压。

切除被肿瘤浸润的椎弓根后，进行椎体切除。用 Penfield 剥离器将肿瘤从硬膜上分离出来，然后用吸引器和咬骨钳联合切除。用刮匙将 T2~T3 和 T3~T4 的椎间盘切除；定位 T2 下终板和 T4 终板，将骨皮质刮除。为完成椎体切除并减压，需经椎弓根减压。这一步是利用高速磨钻切除部分横突，髓核钳切除任何浸润椎弓根的肿瘤。如果脊髓没有得到充分减压或需要切除更多肿瘤以减轻肿瘤负荷，对侧椎弓根可能也需要切除。如果发现浸润，将椎弓根全部磨除，完成椎体切除。在本例中，病椎超过 80% 被切除。

用同种异体骨片和脱钙骨基质（DBM）填充后，放置一个合适尺寸的可扩张 cage。小心地扩展 cage，直至达到安全嵌合。拍摄 X 线片确认内固定放置正确。接下来，将连接棒连接双侧椎弓根螺钉。在这一病例中，我们通过从 T2 到 T4 加压来帮助矫正后凸畸形。加压后，放置锁帽，再次进行 X 线检查，以确认 cage 没有下沉或移动，保持了适当的胸椎后凸，并在最终拧紧期间保证所有内固定的完好。冲洗切口，用高速磨钻将骨表面去皮质化。将同种异体骨片与 DBM 混合放置在小关节处。在本病例中，从 T1 到 T5 进行了小关节融合术。将引流管放置在硬膜外间隙，并通过单独的皮肤切口穿孔引出。逐层缝合闭合切口，用皮钉钉合皮肤切口，使用无菌敷料覆盖（**图 14.2**）。

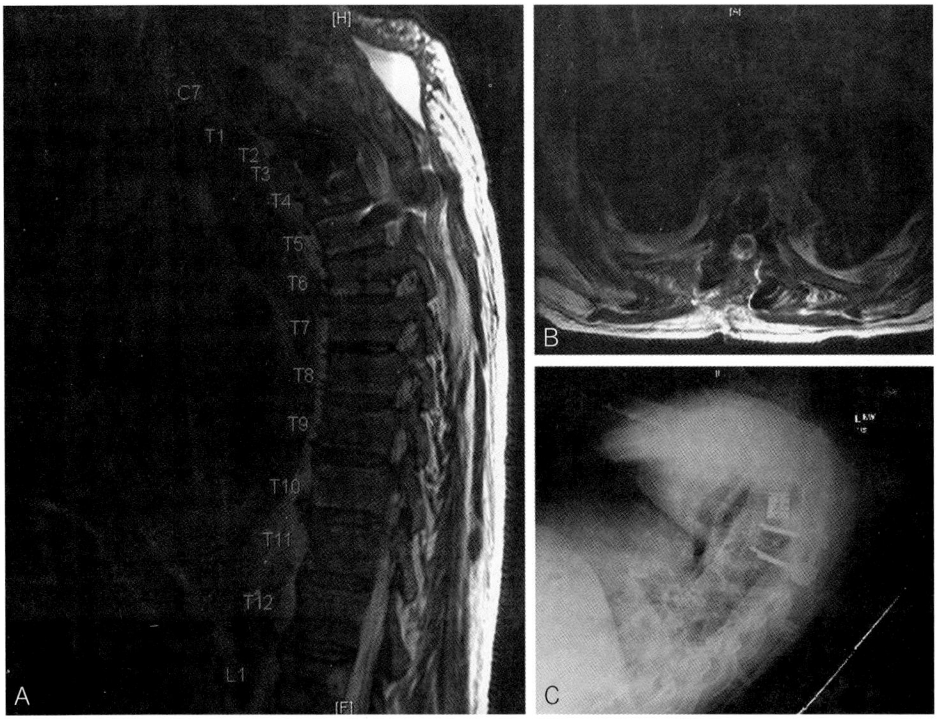

图 14.2　切除术后矢状位（A）和轴位（B）T2 像。侧位 X 线（C）显示第三胸椎 cage

> **要点回顾：治疗建议**
>
> 1. 对于轻度或无神经或机械损害以及放疗敏感性肿瘤患者，可考虑仅使用放疗和/或化疗的非手术治疗。放疗（分形放疗或立体定向放疗）也可作为许多肿瘤术后的辅助治疗。
> 2. 在腹侧脊髓受压或畸形伴不稳定的情况下，除后路固定外，直接腹侧减压和前柱固定常能提供最佳的减压和稳定。后入路牵拉硬膜有很高的神经损伤风险，必须避免。
> 3. 在所有可能的手术病例中，应考虑疾病的程度和患者的预期寿命。

术后护理

如果检测到脑脊液（CSF）漏或发现硬膜被切开，一期闭合是理想的治疗方法。如果脑脊液漏修复后不再渗漏，通常鼓励患者在手术后 36~48 小时内走动。在此期间，应使用大腿长度的分级加压长袜和 / 或间歇气动加压或足部脉冲装置来防止静脉血栓栓塞（VTE）形成。也可以考虑预防使用抗凝剂。术后还应监测肠道、膀胱功能，确保功能恢复，防止脊髓损伤的延迟诊断。随着疼痛的减轻，鼓励患者走动。疼痛管理通常通过包括物理疗法和药物在内的多模式方法来实现。

核心要点

1. 如果患者因硬膜外脊髓肿瘤而出现急性神经系统损害，而该肿瘤对放疗并不敏感，则需要紧急手术减压。
2. 对于因肿瘤引起的机械性疼痛、畸形和脊柱不稳定的影像学特征的患者，应强烈考虑手术稳定。
3. 对于放疗敏感性肿瘤、广泛转移的肿瘤或预期寿命较短的患者，非手术治疗可能最为合适。

并发症与治疗

据报道，硬脊膜外肿瘤引起脊髓受压手术治疗后的并发症发生范围广泛。在最近的一项前瞻性试验中，29.6% 的患者在 30 天内出现了不良反应。切除和内固定术后的并发症可分为手术并发症、内固定相关并发症和药物并发症。常见的并发症包括切口感染、脑脊液渗漏和血肿形成。更少见的不良事件包括静脉血栓栓塞、内固定并发症和新发神经功能障碍。据报道，并发症的危险因素包括病态肥胖、后入路、营养不良、术前放疗和类固醇的使用。

要点回顾：并发症要点

1. 转移癌术后患者发生深静脉血栓形成（DVT）和血栓栓塞的风险较高。从外科角度考虑安全时，应鼓励早期活动和使用预防性抗凝药物。
2. 术中应注意避免牵拉硬膜或过度撑开内固定，以减少神经损伤。术中神经监测的使用可能对此有帮助。

证据和结论

Patchell 等在一项随机前瞻性临床试验中评估了硬膜外转移瘤压迫脊髓的治疗。该试验比较了手术直接切除肿瘤加放疗与单纯放疗的疗效。该研究纳入了影像学上可见的脊髓移位，压迫局限于单一区域，预期生存期至少 3 个月的患者。这项研究的结论是，接受手术加放疗的患者比单纯接受放疗的患者能够更长时间地保持行走能力，恢复行走能力的概率更高。接受手术治疗的患者的生存率也有所提高。Fehlings 等最近进行的一项试验纳入了 142 例单纯硬膜外转移瘤压迫脊髓的手术治疗患者，其中 116 例（81.7%）为胸椎病变。研究人员发现，手术干预、辅助化疗和放疗，可获得短期或长期的疼痛和神经功能改善以及健康的生活质量。

参考文献

1. LAUFER I, RUBIN D G, LIS E, et al. The NOMS framework: approach to the treatment of spinal metastatic tumors. Oncologist. 2013, 18(6):744–751.
2. SCIUBBA D M, BAAJ A A, GOKASLAN Z L. Spinal cord compression. In: Abeloff's Clinical Oncology. 5 ed. Philadelphia, PA: Elsevier. 2014:715–725.
3. BACH F, LARSEN B H, ROHDE K, et al. Metastatic spinal cord compression. Occurrence, symptoms, clinical presentations and prognosis in 398 patients with spinal cord compression. Acta Neurochirurgica. 1990, 107(1-2):37–43.
4. HELWEG-LARSEN S, SORENSEN P S. Symptoms and signs in metastatic spinal cord compression: A study of progression from first symptom until diagnosis in 153 patients. Eur J Cancer. 1994, 30A(3):396–398.
5. LOBLAW D A, PERRY J, CHAMBERS A, et al. Systematic review of the diagnosis and management of malignant extradural spinal cord compression: The Cancer Care Ontario Practice Guidelines Initiative's Neuro-Oncology Disease Site Group. J Clin Oncol. 2005, 23(9):2028–2037.
6. WITHAM T F, KHAVKIN Y A, GALLIA G L, et al. Surgery insight: Current management of epidural spinal cord compression from metastatic spine disease. Nat Clin Pract Neurol. 2006, 2(2):87–94; quiz 116.
7. BILSKY M H, LAUFER I, FOURNEY D R, et al. Reliability analysis of the epidural spinal cord compression scale. J Neurosurg Spine. 2010, 13(3):324–328.
8. FISHER C G, DIPAOLA C P, RYKEN T C, et al. A novel classification system for spinal instability in neoplastic disease: An evidence-based approach and expert consensus from the Spine Oncology Study Group. Spine. 2010, 35(22):E1221–E1229.
9. FEHLINGS M G, NATER A, TETREAULT L, et al. Survival and clinical outcomes in surgically treated patients with metastatic epidural spinal cord compression: Results of the prospective Multicenter AOSpine Study. J Clin Oncol. 2016, 34(3):268–276.
10. KLIMO P, Jr., SCHMIDT M H. Surgical management of spinal metastases. Oncologist. 2004, 9(2):188–196.
11. PATCHELL R A, TIBBS P A, REGINE W F, et al. Direct decompressive surgical resection in the treatment of spinal cord compression caused by metastatic cancer: A randomised trial. Lancet. 2005, 366(9486):643–648.

第十五章　脊髓肿瘤

——髓内

编者：Rajiv R. Iyer, George I. Jallo

病例介绍

一位 45 岁的妇女跟她的初级保健医师描述自己屈颈时颈部及脊柱剧烈刺痛伴双手间歇性麻木 1 个月，直肠和膀胱功能正常。患者无其他病史，无癌症史，无颈部疼痛或关节炎病史。由于怀疑颈椎病，行 MRI 检查，显示脊髓内 C7~T1 水平膨胀性病变（**图 15.1**）。她被转诊至神经外科进行评估。神经学检查显示肌肉体积和肌张力正常，但双手握力轻微减弱；感觉检查无明显异常；膝腱反射为 3+，双侧 Babinski 征阳性。

问题

1. 最有可能的诊断是什么？
2. 与髓内脊髓肿瘤（IMSCTs）相关的常见影像学表现有哪些？
3. 脊髓肿瘤的常用分类系统是什么？

评估和方案

根据神经系统检查和影像学结果，神经外科医生担心是 IMSCT。脊髓肿瘤可分为硬膜外、硬膜内—髓外、髓内三个亚型，最不常见的是髓内型。最常见的 IMSCTs 类型是室管膜瘤和星形细胞瘤，室管膜瘤更常见于成人，星形细胞瘤更常见于儿童。需和 IMSCTs 鉴别诊断的其他病变包括血管母细胞瘤，尤其是遗传性 von Hippel Lindau（vHL）疾病，以及神经节神经胶质瘤、海绵状血管瘤、室管膜下瘤和其他一些罕见的病变。IMSCTs 患者的临床特征范围广泛，最常见的症状是轴性背痛或颈痛。其他特征可能包括神经痛、感觉障碍、进行性运动障碍；在更严重的情况下，会出现直肠或膀胱功能障碍和脊髓病。MRI 是 IMSCTs 的诊断方法。大多数表现为脊髓内膨胀性病变，在 T2 加权 MRI 上常表现为高信号。T1 加权钆强化后成像变化不一，可以显示为均匀增强，特别是室管膜瘤；或斑片状增强，更常见于脊髓星形细胞瘤（**图 15.2**）。在室管膜瘤的病例中，多常见界限分明的边界。在某些病例中，除了存在脊髓空洞或肿瘤相关囊肿外，T2 加权成像可能显示明显的邻近脊髓水肿。

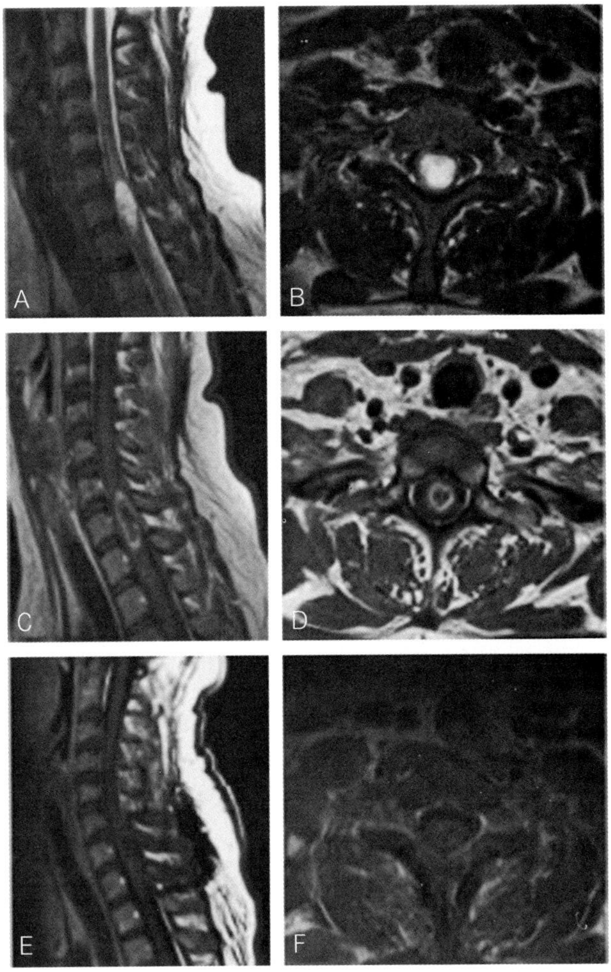

图 15.1　颈胸椎髓内脊髓肿瘤（A~F）。T2 像（A，B）和对比后的术前 MRI T1 像（C，D）显示一处 T2 高信号，边缘增强的扩张性损伤，可认为是髓内脊髓肿瘤。通过椎板成形术进行完全切除（E，F）

要点回顾：诊断建议

1. MRI 对 IMSCTs 的诊断和定位至关重要。
   a. IMSCTs 在 MRI T2 加权像上表现为高信号髓内病变。使用钆强化后表现是不同的，例如室管膜瘤，常表现为均匀强化，而星形细胞瘤则有较多的变化，并可能表现为斑片状强化。

b. 室管膜瘤在MRI上的特点是边界清晰，与在手术室常见的清晰的解剖平面一致。星形细胞瘤的浸润性与在 MRI 上边界不清相关。星形细胞瘤的特点是位置较偏心，室管膜瘤位于中心位置。

c. 成人中第三常见的 IMSCTs 是血管外皮细胞瘤。影像学上的独特特征包括 MRI T2 加权像上的血流空洞、脊髓内对比强化结节以及与肿瘤体积大小不成比例的脊髓空洞。脑血管造影的辅助成像可用于定位供应肿瘤的肥大性供血血管。

2. 颈椎和胸椎是 IMSCTs 最常见的位置。

3. 发生 IMSCTs 的危险因素尚不清楚，但遗传性疾病包括神经纤维瘤病 2 型（NF–2）患者易患室管膜瘤，而 vHL 的患者易患脊髓血管母细胞瘤。

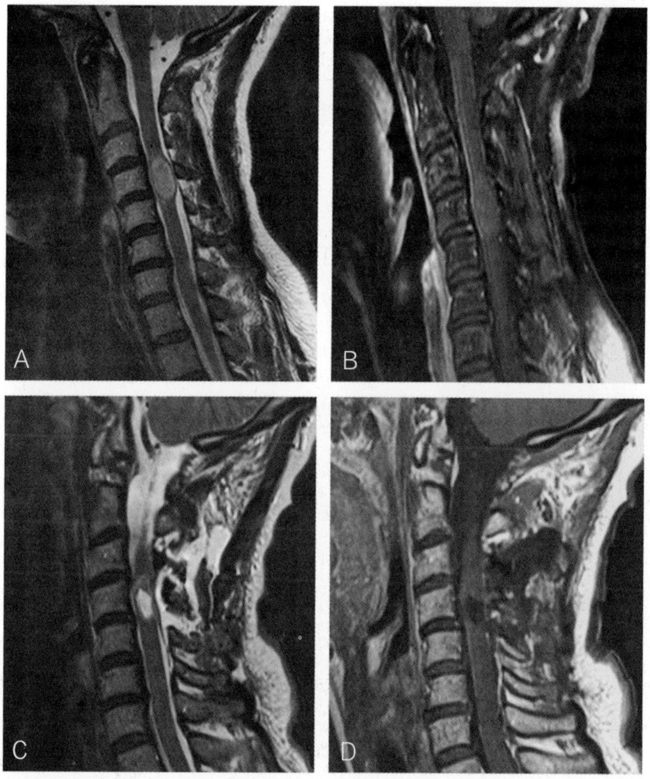

图 15.2 脊柱星形细胞瘤（A~D）MRI 示 T2 像高信号损伤（A）位于 C4~C5 节段中央，边缘不清，为脊髓内星形细胞瘤。C，D 显示切除术后的影像学检查

问题

1. 发生 IMSCTs 的危险因素是什么？
2. 手术干预的一些有利的影像学特征是什么？
3. 肿瘤切除，椎板成形术与椎板切除术相比是否有益处？

决策制定

一般来说，脊髓室管膜瘤和星形细胞瘤是适合手术切除的低度恶性病变。高度恶性的情况少见，与其转移性和浸入程度有关。无论是否手术干预，高度恶性的 IMSCTs 患者往往预后不佳。在这种情况下，放疗可能是合适的辅助治疗方式。

如果患者表现的症状可归因于 IMSCT，则手术干预是主要的治疗手段。手术的目的是明确诊断并最大限度地安全切除肿瘤而不导致永久性神经功能损害。对于室管膜瘤，整体切除（GTR）通常是可以实现的，因为界限明确的解剖平面允许术者小心地保留周围正常的神经结构。另一方面，脊髓星形细胞瘤具有不规则的边界和浸润性特征，因此从正常的神经实质中辨别肿瘤组织可能具有挑战性。在这种情况下，术中神经生理学监测至关重要，因为它可以预防永久性的医源性损伤。

手术过程

患者在全身麻醉下，采用俯卧位和刚性颅骨固定进行了 IMSCT 切除术。术中电生理监测包括运动诱发电位（MEPs）和体感诱发电位（SSEPs）。局部的 X 线透视可用于指导切口位置。行后正中线皮肤切口并使用电刀在相关水平暴露椎板。使用超声骨刀可以进行椎板成形术，椎板可以在肿瘤切除和硬膜闭合后重新固定。根据术者的偏好，也可以进行标准的椎板切除术。在此阶段，必须小心操作避免进入或切除小关节，以免脊柱不稳定。无论使用椎板切除术还是椎板成形术，IMSCT 手术后脊柱畸形没有显著差异。然而，使用椎板成形术可使脑脊液（CSF）漏的概率降低。而切除椎板，则可以通过术中超声进一步实现肿瘤定位。超声的使用可使术者确定骨暴露是否足够，从而允许在相关病变之上和之下进行足够大的硬膜内暴露。肿瘤囊肿或脊髓空洞等其他特征可以在术中超声中显示，与术前成像相比可有助于定位。

一旦实现充分的硬膜外暴露，就可以在术中放置硬膜外电极对 D 波进行电生理监测。该监测代表病变上方和下方的皮质脊髓束的功能单元的数量，并且在切除肿瘤期间为术者提供关于分级运动功能的实时反馈。虽然 MEPs 提供运动功能全或无的监测，但 D 波监测可用作术者暂停或终止肿瘤切除的阈值，以避免医源性、永久性的神经损害。通常，一旦 D 波阈值达到 50%，就停止切除肿瘤，因为这代表了预测术后永久性而非短暂性神经功能障碍的阈值。

一旦打开硬膜，脊髓表面可能表现出明显的异常。做后正中线脊髓切开术时，很多时候 SSEP 的功能由于背侧柱操作而受损。由于脊髓旋转或不对称扩大，识别后正中线可能具有挑战性，但背沟静脉的存在以及定位背根进入区之间的中点可以对此有所帮助。为了避免对正常结构的伤害性操作，脊髓切开应扩大肿瘤的头尾端之间的范围。一旦遇到肿瘤，就可以进行细致的显微解剖，将肿瘤从周围正常的神经组织中分离出来。通常采用周向剥离，尤其是存在良好剥离面时。有时，肿瘤囊肿或脊髓空洞将有助于识别这些平面。如果需要明显的牵开来绕过肿瘤，可以使用激光接触探头或超声吸引器进行内部减瘤。手术的目的是在不造成永久性神经功能损害的情况下最大限度地切除肿瘤。特别是在浸润性星形细胞瘤的病例中，如果发生电生理监测下降，可能需要次全切除。肿瘤切除后应严密止血。

肿瘤切除后，用不可吸收缝合线如 5–0 聚丙烯缝线以水密方式（watertight fashion）闭合硬膜。在某些情况下，如果硬膜不能很好地闭合，可能有必要使用硬膜替代修补材料。纤维蛋白密封剂有助于避免术后脑脊液漏。如果进行椎板成形术，则用微型钛板固定。筋膜和浅表组织分层紧密、间断缝合，以减少术后脑脊液漏的风险。

要点回顾：治疗要点

1. 手术切除是治疗 IMSCTs 的主要方法，目标是最大限度地安全切除。与星形细胞瘤相比，室管膜瘤切除的解剖平面通常更明显，星形细胞瘤由于其浸润性而边界不规则。
2. 手术治疗通常需要使用椎板成形术，注意避免小关节间隙被破坏。额外使用的 MEPs、SSEPs 和 D 波等电生理监测为外科医生切除肿瘤的过程提供了关键信息。硬膜外 D 波监测减少超过 50% 通常是暂停或终止肿瘤切除的阈值，因为这可能是短暂性与永久性术后神经功能损伤之间的差异。
3. 水密硬膜闭合、纤维蛋白密封剂的使用、椎板成形术以及细致的筋膜和皮肤闭合，都有助于预防术后脑脊液漏。

核心要点

1. 如果在 IMSCT 切除过程中发生 SSEPs 的改变或丢失，可以预测术后可能会因为对背侧柱的操作而引起感觉障碍，这可能是暂时的，也可能是长期的。如果 MEPs 不变，D 波监测下降不到 50%，患者的运动能力预计不会改变。如果 MEPs 丢失，D 波监测下降不到 50%，可以预测术后会出现短暂性运动障碍。如果双侧 MEP 丢失，另外 D 波监测降低超过 50%，可以预测术后会出现较长时间的运动功能障碍。

2. 术后功能状态高度依赖于术前功能状态，为了维持现有的术前功能，则进行最大限度地安全切除。术前、术后功能状态可采用 McCormick 分级量表进行评估，该量表考虑运动功能、感觉功能以及患者的功能独立性。

术后护理

在 IMSCT 切除术后，通常的做法是首先保持患者仰卧位以将术后 CSF 漏的可能性降至最低。通常可在术后 24 小时开始将床抬高，特别注意伤口以监测 CSF 漏的体征或症状。通常，可行术后 MRI 以帮助确定手术切除的程度。

有些患者只表现出与 IMSCT 相关的轻微症状，其他患者只有在发生明显的进行性神经功能缺损后才会发现存在 IMSCT。在这些情况下，症状可能会因手术而加重，术后会出现短暂的运动或感觉障碍。术中电生理监测的目的是防止永久性神经功能缺损。然而，术后可能会出现短暂的变化，应就这种可能性向患者提供建议。因此，物理治疗和康复在术后恢复期起着重要的作用。

外科医生在手术切除 IMSCT 后允许使用钆强化的 MRI 连续监测肿瘤复发或进展情况。对于症状性肿瘤复发，可以考虑重复手术切除，但必须权衡再切除的风险和益处，包括术前功能状态、肿瘤位置、疾病的多样性和程度以及医学合并症等因素。通常，放疗用于不适合接受手术的多病灶或侵袭性肿瘤的病例。

并发症与治疗

术后脑脊液漏和假性硬膜膨出是 IMSCT 手术的一些潜在并发症。在初始手术期间，可以采取几种方法来避免这些现象。例如，水密硬膜闭合和多层软组织闭合，密切关注肌肉筋膜是至关重要的。除了硬膜替代物和纤维蛋白密封剂之外，使用椎板成形术也可以帮助避免这种并发症。如果发生 CSF 泄漏，可尝试使用腰部引流和仰卧位治愈泄漏源。如果泄漏持续存在，可能有必要重新探查以避免发生脑膜炎的风险。探查可以包括使用硬膜贴片或支撑硬膜缝合线，以及筋膜下放置直线引流管。如果发生进一步的 CSF 积聚，引流管允许形成转移性瘘管，在给伤口足够的愈合时间后，可用 8 字形缝线缝合。

椎板切除术后脊柱后凸和脊柱畸形也可能发生，在儿童中更为常见，尤其是在硬膜内肿瘤切除术中骨性暴露损伤关节突关节时。跨越多个节段的大肿瘤术后发生畸形的风险较高。通常，如果一个不稳定的节段需要脊柱固定，则在肿瘤切除恢复之后再进行。

要点回顾：并发症要点

1. 与椎板切除术相比，使用椎板成形术进行 IMSCT 切除并不是预防术后脊柱后凸和脊柱畸形的最佳措施。
2. 假性硬膜膨出或脑脊液漏可以通过腰椎引流和卧床来控制，但可能需要重新探查以尝试进行初级修复，以避免硬膜内间隙和大气之间的开放沟通，这可能导致脑膜炎。

证据与结论

在大多数报道中，低度恶性 IMSCTs 行手术切除的患者预后良好。虽然没有具体的数据表明切除的程度影响无进展生存期或总体生存期，但有几组报道认为，在第一次手术时应进行最大限度地安全切除。在此之前，开放活检后放疗被认为是除积极切除外的另一种选择。然而，对于接受积极切除手术的患者，不论年龄大小，其预后都很好，应尽量避免因肿瘤复发而重复手术。IMSCT 术后功能的最大预测因素是术前的功能状态。一般来说，术后暂时性运动障碍可通过 6~12 个月的物理治疗得以改善。

参考文献

1. HANBALI F, FOURNEY D R, MARMOR E, et al. Spinal cord ependymoma: Radical surgical resection and outcome. Neurosurgery. 2002, 51:1162–1172; discussion 1172–1164.
2. JALLO G I, DANISH S, VELASQUEZ L, et al. Intramedullary low-grade astrocytomas: Long-term outcome following radical surgery. J Neurooncol. 2001, 53:61–66.
3. JALLO G I, KOTHBAUER K F, EPSTEIN F J. Intrinsic spinal cord tumor resection. Neurosurgery. 2001, 49:1124–1128/
4. MCGIRT M J, GARCES-AMBROSSI G L, PARKER S L, et al. Short-term progressive spinal deformity following laminoplasty versus laminectomy for resection of intradural spinal tumors: analysis of 238 patients. Neurosurgery. 2010, 66:1005–1012.

第十六章　脊髓肿瘤

——髓外硬膜内

编者：Michael A. Galgano, Jared Fridley, Ziya Gokaslan

病例介绍

一位 52 岁的女性，因在几周内出现进行性加重的中背部疼痛、双下肢麻木无力、尿潴留及平衡功能障碍，被送进急诊科就诊。患者无重大医疗史及手术史，近期无外伤、旅行、发热史。详细的神经系统查体显示，患者是一个发育良好的中年女性，具有适当的心理状态和认知功能。双下肢主要肌群的肌力均为 4+/5 级，有一个中上胸部感觉平面，膝腱反射和踝反射活跃，双侧髌、踝阵挛阳性。上肢感觉运动检查无明显异常。双侧 Hoffmann 征阴性，双上肢腱反射正常。基础的实验室检查无明显异常。

问题

1. 根据目前患者的神经症状和体征，神经损害定位在哪里？
2. 根据患者的病史和体格检查，有哪些鉴别诊断？
3. 现在最合适的影像学检查是什么？
4. 鉴于患者的神经功能逐渐下降，还需要做哪些检查以有助于诊断？

评估与方案

这位患者的症状、体征与胸椎脊髓病相符合。鉴别诊断包括胸椎间盘突出、脊髓肿瘤、脊柱硬膜外脓肿和脊髓动静脉畸形。虽然胸椎间盘突出症可导致胸髓病变，但该临床过程往往需要几个月的时间。脊髓血管畸形非常罕见，可以渐进方式或急性硬膜内出血引起症状。对于任何无法通过影像学解释的脊髓病，应考虑脊髓血管病变，因为 MRI 的表现可能不明显而被忽略。存在感染病因的患者通常有更多的全身症状和体征，常伴有炎症标志物异常和白细胞增多。当前患者仅发热，白细胞计数没有升高；然而，如果临床高度怀疑脊柱感染，应该检查 C 反应蛋白（CRP）和血沉（ESR）。肿瘤进展导致胸椎脊髓病具有显著的变异性。如果怀疑有肿瘤，仅凭病史和体格检查不能确定病变是硬膜内还是硬膜外。进一步区分需要影像学检查。

在处理逐渐恶化的脊髓病变时，及时进行合适的影像学检查是十分重要的。紧急情况下，应行有强化和无强化对比的胸椎 MRI。如果胸椎 MRI 提示肿瘤或感染，则应对整个脊柱进行检查以寻找其他病变，因为这可能会影响患者的治疗。如果在局部病变的减压过程中考虑采用脊柱融合，则 CT 可用于规划内固定轨迹和测量螺钉长度。

颈胸椎 MRI 及强化 MRI 显示在 T2 水平椎管后外侧、硬膜内、髓外有一个 1.9 cm × 0.7 cm × 0.9 cm 的肿块。有均匀的对比增强和“硬膜尾征”的证据。肿块导致脊髓移位和严重的中央管狭窄。脊髓内的 T2 高信号与水肿及脊髓软化一致（**图 16.1**）。胸椎最常见的硬膜内髓外肿瘤是脊膜瘤和周围神经鞘肿瘤，周围神经鞘肿瘤如神经鞘瘤和神经纤维瘤。较不常见的病变是转移瘤、副神经节瘤、髓外海绵状瘤、神经管原肠囊肿、室管膜瘤和蛛网膜囊肿。

根据病史、体格检查以及影像学表现，本病例最可能的诊断是胸椎脊膜瘤。脊膜瘤组织学上是由蛛网膜帽状细胞引起的良性肿瘤。有更多的侵袭性亚型，但这些亚型在脊柱中非常罕见。该病女性多见，可能与该激素受体类型在女性中更常见有关。

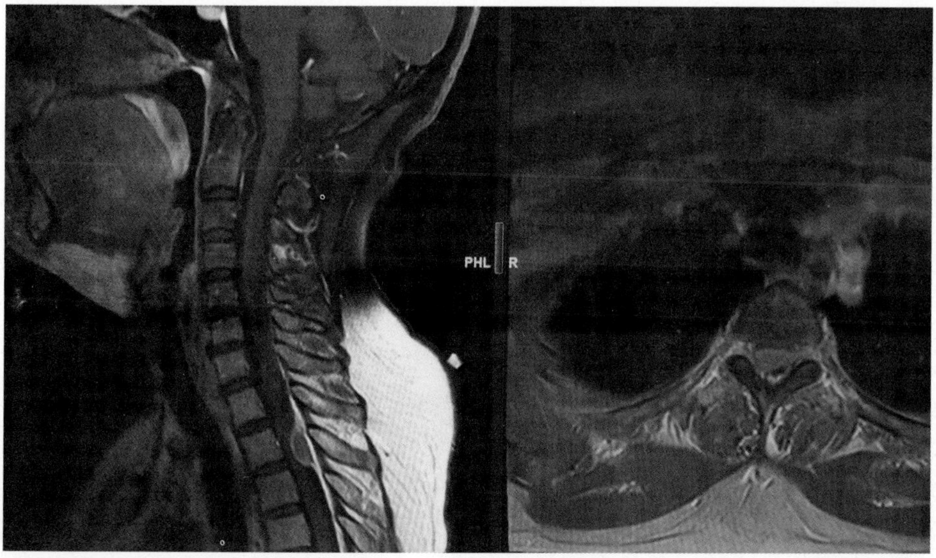

图 16.1 术前对比后的 MRI T1 像显示 T2~T3 位于背侧的对比增强团块，对其下的脊髓造成巨大影响

诊断要点

硬膜内髓外肿瘤的神经学表现

1. 颈椎：颈椎硬膜内髓外肿瘤常表现为颈椎脊髓病的特征，包括步态 / 平衡障碍和手灵活性下降。如果肿瘤导致神经根受压，则可能产生明显的神经根病变，导致疼痛或影响神经分布区域的感觉运动缺陷。颈部疼痛是这些患者的常见症状。根据肿瘤的大小，这些患者可能存在腱反射活跃、Hoffmann 征和 Babinski 征阳性，以及肌肉无力和皮节麻木。脊髓背侧束可能受到影响，导致不平衡和不协调。
2. 胸椎：胸椎硬膜内髓外肿瘤常伴有脊髓病表现。患者常主诉胸背痛。胸椎神经根病变可表现为带状疼痛。可能存在步态障碍，以及不同程度的下肢无力，这取决于肿瘤的水平和症状的长期性。通常在神经学评估中发现胸部的感觉平面，以及下肢阵挛、腱反射活跃和 Babinski 征阳性。胸椎皮质脊髓束对腹侧肿瘤的占位效应尤其敏感且易受损。位于背侧的肿瘤可能导致感觉性共济失调。直肠和膀胱受累可能较迟些才出现。
3. 腰椎：腰椎硬膜内髓外肿瘤也可能伴有因半卧位而出现的背部疼痛。如果肿瘤位于脊髓圆锥水平，则可能存在直肠和膀胱等相关症状。然而，下腰椎的肿瘤通常会引起神经根症状，例如无力和麻木。无力的程度取决于肿瘤的大小和椎管的受累程度。神经鞘瘤常来自背侧根，通常会引起孤立的感觉症状。

普通及强化 MRI 是区分硬膜内和硬膜外肿瘤应选择的影像学检查，因为它可以详细描绘出肿瘤与其周围组织的关系。脊膜瘤通常在 T1 像呈等信号或低信号，在 T2 像呈等信号或高信号。它们通常显示强烈的均匀强化对比。强化的硬膜尾征也是脊膜瘤的特征。CT 扫描可能显示出肿瘤内的钙化灶。重要的是区分脊膜瘤与周围神经鞘瘤，例如神经鞘瘤，因为二者都是对比增强的，并且都可引起脊髓压迫。神经鞘瘤 T1 上呈等信号或低信号，T2 上呈高信号。一些神经鞘瘤显示 T2 信号区域明显增加，通常表明为囊性成分（**图 16.2**）。T2 低信号区域可代表出血或胶原形成。与脊膜瘤不同，神经鞘瘤来自神经鞘，因此在神经孔中可以看到显著的肿瘤成分，通常伴有膨胀和周围骨的变薄。与脊膜瘤不同，硬膜尾征与神经鞘瘤没有相关性。神经纤维瘤的 MRI 表现类似于神经鞘瘤，但神经纤维瘤通常不会存在囊性变。脊柱 X 线片和 CT 可显示椎弓根变薄（**图 16.2**），椎弓根距离增加，椎体后部（特别是神经鞘瘤和神经纤维瘤）形成扇形，以及神经孔扩大。

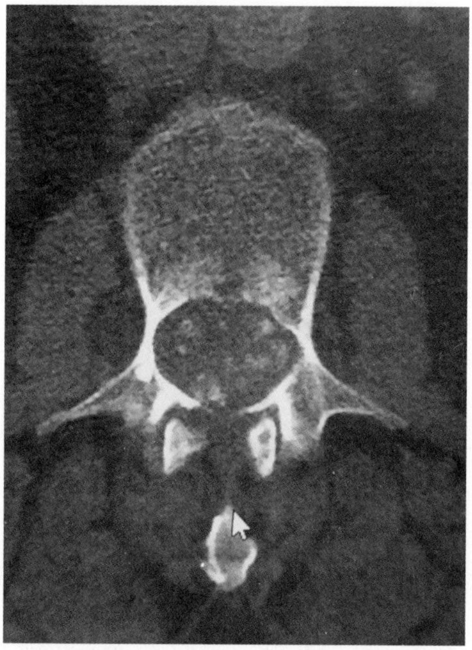

图 16.2 椎体层面的轴位 CT，显示硬膜内一部分钙化的肿瘤导致椎弓双侧变薄

问题

1. 为了最大限度地切除该病变，应采取哪些步骤以确保硬膜附着部分与肿瘤同时切除？
2. 如果病变位于脊髓腹侧，需要选择哪些手术入路？
3. 如何鉴别硬膜内肿瘤通过神经根袖向外延伸进入神经孔和硬膜外肿瘤向内延伸进入神经孔？

决策制定

大多数硬膜内髓外肿瘤在组织学上是良性的。通常可以随着时间的推移在影像学上观察到该间室中的小的无症状病变。然而，很多硬膜内髓外病变被发现是因为它们已经出现了症状。该病例中的患者已经出现进行性加重的背痛，双下肢无力、麻木，泌尿功能障碍和行走困难。除了下肢无力外，她还表现出感觉性共济失调的症状和体征。虽然这可能是组织学上的良性病变，但是对脊髓的压迫令人关注。肿瘤的进展可能导致她现有的功能障碍进一步恶化，甚至导致截瘫。切除肿瘤并脊髓减压将是神经恢复最佳的机会。除非有手术禁忌证，临床观察不是一个好的选择。另外，肿瘤切除活检有助于组织学诊断，会影响患者的预后，决定是否需要辅助治疗，并确定临床和影像学随访的频率。

问题

1. 与颅内的脑膜瘤不同，脊膜瘤不能穿透软脊膜。人们提出了哪两个因素来解释这一现象?
2. 与颅内脑膜瘤相比，为什么脊柱脊膜瘤患者没有骨重建?

手术过程

后入路通常用于大多数硬膜内髓外肿瘤，无论它们是背侧、外侧还是腹侧。大的腹侧脊膜瘤通常将脊髓推向对侧。这为术者提供了合适的工作通道，而无须额外地牵开脊髓。如必要，可牺牲不关键的胸椎神经根或分离脊髓齿状韧带以便进一步安全地操作脊髓。腹侧或腹外侧的硬膜内髓外胸椎肿瘤可选择肋横突切除入路或外侧胸腔外入路（lateral extracavitary approach）。利用更外侧的入路可以最大限度地减少脊髓牵拉。背侧脊膜瘤的典型入路需要标准的脊柱后方入路骨膜下剥离，然后在相关的水平进行椎板切除术或椎板成形术。在进行手术之前，必须告知患者椎板切除术后脊柱后凸的可能性。例如，术前颈椎前凸丧失可能会使患者面临术后后凸的风险。在这种情况下可以考虑椎板成形术以保持背侧支撑结构的完整。在胸椎中，椎板切除术后发生异常脊柱后凸的风险较小，部分原因可能是胸廓提供了进一步的稳定。椎板成形术与椎板切除术相比，另一个潜在优势是减少硬膜外瘢痕形成，而硬膜外瘢痕可能使治疗肿瘤复发的手术更具挑战性。

该患者采用的手术方法是后路 T1~T3 椎板切除术。并采用了肌电图（EMG）神经监测、体感和运动诱发电位（SSEPS 和 MEPS）。肿瘤切除过程中神经监测信号的改变可能会提醒术者需要改善脊髓灌注。神经监测还允许术者在肿瘤切除过程中刺激选定的神经根以保持其功能。术前 X 线片定位，T1 到 T3 椎弓根应在同一水平与各自的肋骨相连。行后正中线切口，进行骨膜下剥离，然后进行椎板切除。重要的是要暴露肿瘤的上方和下方节段，以尽量减少神经损伤的风险，并允许肿瘤完全切除的同时切除任何硬膜附着部。因为该肿瘤完全位于背侧，所以没有迹象表明要进行小关节切除并切除更多的侧方骨质。一旦椎板切除术完成，就在手术中使用超声，以确认肿瘤实际上位于暴露的硬膜之下。然后，将手术显微镜用无菌包膜覆盖起来，置于手术区域。用 11 号手术刀行硬膜切开（split–thickness durotomy），注意不要损伤肿瘤包膜。将硬膜内层与硬膜表层分离，然后用合适尺寸的缝线缝合硬膜表层。一旦确定脊膜瘤的侧缘，迅速打开硬膜的内层，随后在包膜周围进行环向剥离。一旦囊膜从下方脊髓和任何附着的神经根中剥离，便将其和硬膜内附着物整体移除（**图 16.3**）。如果肿瘤太大，不能整体切除，可以使用超声吸引器取出肿瘤的内核，然后将肿瘤折叠起来再整体切除。如果未实现整体切除，则应使用双极烧灼所有附着于肿瘤囊壁的硬膜边缘。达到最佳止血效果后进行硬膜内冲洗，然后用硬膜缝线缝合剩余的硬膜表层。或者可以将硬膜替代移植材料缝合到硬膜上。然后用 Valsalva 法以确保没有脑脊液（CSF）漏。将筋膜层仔细地紧密闭合，以尽量减少脑脊液漏的风险。

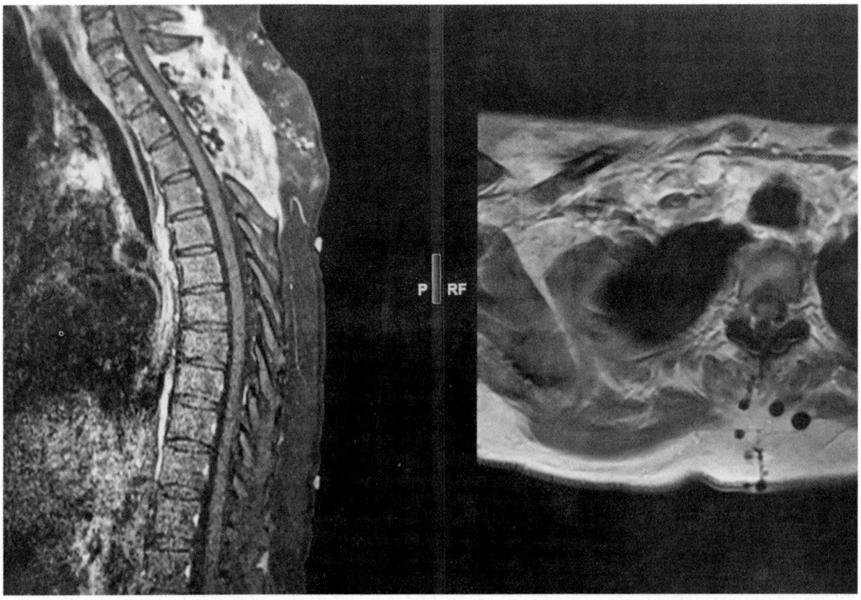

图 16.3 术后经对比的 MRI T1 像显示 T2~T3 节段增强团块全部切除

诊断要点

1. 硬膜内脊膜瘤的整体切除可通过刃厚硬膜切开或超声抽吸和分段切除来实现。
2. 骨受累在脊膜瘤中非常罕见。这可能是由于脊柱硬膜外间隙明确。
3. 脊膜瘤不常穿透软脊膜。有一种理论认为有一种“中间柔脊膜层”（intermediate leptomeningeal layer）。另一个用来解释软脊膜保存的理论是，脊膜瘤的症状往往比脑膜瘤更早出现。患者脊髓受压后出现症状的时间往往早于脑膜瘤对大脑的影响。因此，在软脊膜穿透前可能已经进行了手术切除。
4. 神经纤维瘤通常以神经的梭形增大的形式出现，因此在切除肿瘤时必须牺牲神经根。
5. 神经鞘瘤起源于神经根，通常是一种可以牺牲的无功能的背侧感觉根；总有相应的神经根，通常是功能性腹侧运动根，需要从肿瘤上切除。

核心要点

1. 传统的椎板切除术或椎板成形术可用于显露硬膜。
2. 密切注意患者的脊柱序列是很重要的。硬膜内肿瘤切除前颈椎后凸的患者可能需要附加内固定和融合，以确保术后不会发生进一步的后凸。
   a. 对于硬膜内肿瘤的椎间孔或腹侧部分，更外侧的入路可能需要切除小关节和潜在的近端肋骨，以获得最佳入路。
3. 脊髓背侧脊膜瘤的硬膜开闭有三种选择：
   a. 传统的两层硬膜切开，肿瘤附着物凝结在硬膜上，然后基础性关闭硬膜；
   b. 传统的两层硬膜切开，切除肿瘤上的两层硬膜，然后进行硬膜成形术；
   c. 刃厚硬膜切开，然后切除脊膜瘤，再切除硬膜内层，然后进行基础的硬膜浅层闭合。

术后护理

大多数医生在进行硬膜内肿瘤切除术后使患者保持平卧 24~48 小时。这样做是为了阻止术后脑脊液漏或假性脑膜膨出。留置尿管，这样患者不需要反复使用便盆。在手术后的第一个 24~48 小时，建议对患者进行物理治疗以便活动。手术后我们一般给予 24 小时预防性抗生素。除非担心术中操作引起的脊髓水肿，否则通常不使用类固醇药物。手术后的前几天通常使用泰诺、麻醉剂和肌肉松弛剂。在出院之前行有和无强化对比的术后 MRI，以确保达到满意的切除程度。根据肿瘤的病理分级和肿瘤切除程度，通常在术后 6 个月复查 MRI，以确保没有复发。

并发症与治疗

在硬膜内髓外肿瘤切除手术中，邻近的神经组织有损伤的风险。神经鞘瘤和脊膜瘤都与周围神经根和脊髓有非常密切的解剖关系，具体取决于肿瘤水平。在刺激周围神经根的时候，必须有可靠的神经监测技术人员在场，以确保功能根不被牺牲。在整个手术过程中定期获得 MEPS 可确保皮质脊髓束没有受损。

尽管切除肿瘤后尝试进行严密闭合硬膜，但脑脊液有时会通过缝合孔渗漏，导致假性脊膜膨出。大多数假性脊膜膨出会随着时间的推移自行消退。但是，如果有症状，或者通过切口出现脑脊液漏，则应放置腰椎引流管或重新探查闭合的硬膜。如果术后发现脑脊液通过皮肤切口渗出，一般会给予几天抗生素治疗。

硬膜和软组织/皮肤闭合前必须进行完善的止血，以防止硬膜内和硬膜外血肿形成。一个良好的肿瘤切除术会因术后最初几天出现压迫性血肿而迅速变得复杂起来。建议确保患者术后 2 周内不使用抗血小板药物和治疗性抗凝药物。

术后感染是任何开放手术的一个风险。感染侵犯硬膜可使患者术后患脑膜炎的风险增加。术前在切皮前 1 小时内给予一剂抗生素，术后 24 小时内给予抗生素。

在患者的尿管被移除后，尿潴留是一个潜在的障碍。麻醉剂使用增加和患有良性前列腺肥大的男性患者尿潴留的风险更高。

一小部分患者颈椎后方张力带连同背侧附件被切除后可能出现颈椎椎板切除术后延迟性后凸畸形。如果患者有症状，可能需要附加内固定融合。

并发症要点

1. 术中神经监测是一种有价值的工具，特别是在切除与神经根密切相关的肿瘤时。
2. 硬膜闭合后利用 Valsalva 动作可以揭示脑脊液漏的部位，这样就可以在软组织闭合之前解决这一问题。
3. 在硬膜外腔中使用含止血剂的柔软的棉质填塞物可以保持手术区域清晰，减少血液渗入硬膜内腔的可能性。
4. 一旦完成硬膜闭合，在切口闭合前可以用含有抗生素的盐水对软组织进行脉冲冲洗。

证据和结论

有大量文献记载了切除硬膜内髓外肿瘤的各种手术技术和结果。由于其典型的良性组织学性质，患有此类肿瘤的患者通常在切除后具有良好的肿瘤学结果。

参考文献

1. DICKMAN C, FEHLINGS M, GOKASLAN Z. Intradural extramedullary spinal tumors. In Spinal Cord and Spinal Column Tumors, Principles and Practice (chapter 21). Stuttgart: Thieme; 2006.
2. GALGANO M, BEUTLER T, BROOKING A, et al. Spinal meningiomas: A review. J Spine. 2014, 3(1). doi: 10.4172/ 2165-7939.

3. HIRABAYASHI H, TAKAHASHI J, KATO H, et al. Surgical resection without dural reconstruction of a lumbar meningioma in an elderly woman. Eur Spine J. 2009, 18(Suppl 2):232– 235.
4. LEVY W J, LATCHAW J, HAHN J F, et al. Spinal neurofibromas: A report of 66 cases and a comparison with meningiomas. Neurosurgery. 1986, 8:331.
5. SEPPÄLÄ M T, HALTIA M J, SANKILA R J, et al. Long- term outcome after removal of spinal neurofibroma. J Neurosurg. 1995, 82:572.

第十七章　放疗敏感性脊柱肿瘤

编者：Adam M. Robin, Ilya Laufer

病例介绍

一名有童年哮喘病史和髋关节置换手术史的 71 岁的右利手女性，跟她的主治医生描述自己存在进行性背部疼痛并向左下肢放射。最初她的疼痛被归因于髋关节置换后的失调和代偿，使用类固醇和止痛药治疗。其症状在轻度改善之后继续恶化，发展至坐着和夜间睡觉都困难。

然后她被转诊至神经外科。颅神经的评估和上肢的节段性肌肉群检查无异常。在检查过程中她更喜欢站立，但也能够努力坐下并参与下肢肌肉群测试。她的左髋屈肌和伸肌因轻度疼痛而活动受限。感觉检查显示轻触觉和温度觉正常。双侧膝腱反射正常；她存在双侧跖屈反射，但没有阵挛。虽然从椅子上站起来时需要镇痛，但一旦开始行走，她的步态是正常的。她无法忍受在检查台上完全仰卧，在坐着时 L3 皮节分布区存在明显的腿部疼痛不适。她的 Karnofsky 表现评分（KPS）是 60 分。

问题

1. 可能的诊断是什么？
2. 下一步需要评估什么？
3. 最有可能受累的解剖部位是哪里？
4. 合理的鉴别诊断是什么？

评估和方案

考虑到病史和体格检查结果，特别是患者的年龄，进行性背痛和轴向负荷下的机械性神经根病，这些结果高度提示一个累及左侧 L3 神经根附近的脊柱病患。其他考虑的诊断包括骨质疏松性压缩骨折、脊柱侧弯、退行性或峡部裂性腰椎滑脱和滑膜囊肿。

评估该患者病情的下一步是行 MRI 扫描。如果怀疑肿瘤性疾病，磁共振应配合钆强化灌注成像检查。钆强化的 T1 序列提供了脊柱和神经的详细的解剖细节，并且如果存在肿瘤的话则可以很好地证明病变的强化特征；并可清楚显示脊柱矢状位序列包括前柱、中柱和后柱结构，椎体形态，皮质完整性，骨髓信号，中央管和神经孔内存在的硬膜外病变。重要的是，对于钆强化的图像，阅片者应该能够确定地评估腰神经根是否有软脊膜病的迹象。

该患者的 MRI 显示一个起源于 L3 椎体骨髓内并且累及双侧椎弓根的 T2 高信号病变。在该水平存在相关的病理性压缩爆裂骨折，椎体高度损失约 35%，椎体后壁及前缘皮质不连续，大约 50% 的椎管被侵占，没有相关的后凸畸形。此外，腹侧硬膜外软组织成分提示肿瘤沿着颅尾轴（cranio-caudal axis）从 L3 延伸至 L5 并进入 L3 双侧椎间孔，导致左侧神经根受压比右侧更多（图 17.1）。

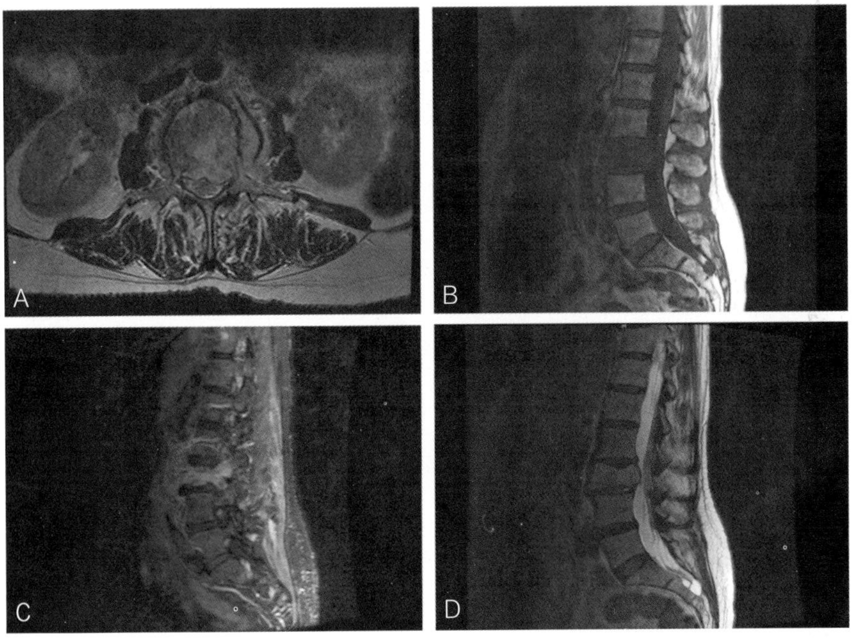

图 17.1 L3 节段 MRI 轴位 T2 像（A）显示椎体压缩爆裂骨折，椎弓间距增大，椎体后侧皮质损害或向椎管内突出，造成椎管狭窄和神经根压迫。矢状位（B）T1 序列显示骨髓高信号和 L3 病理性压缩骨折。C 图为 L3 矢状位 T1 像反转恢复序列，显示疾病高信号渗透入椎弓的程度。矢状位 T2 像（D）显示 L3 椎体压缩爆裂骨折及其继发的椎管狭窄

问题

1. 这些影像学特征是否解释了患者的症状?
2. 患者存在机械性不稳定吗?
3. 左侧 L3 椎弓根受累的意义是什么?
4. 是否有任何其他检查有助于评估该患者?
5. 鉴别诊断是什么?

诊断要点

1. 有与背痛相关的多个所谓的危险信号的患者应该进行 MRI 评估。最近的一项系统性回顾显示，高龄、长期使用皮质类固醇、严重创伤和既往恶性肿瘤史均与较高的测试后骨折或恶性肿瘤检测概率有关。在该病例中，高龄患者；在轴向负荷下出现相对隐匿的、渐进性的背痛，同时伴有神经根病变恶化；进一步质疑时，标准保守治疗对肿瘤—生物相关性疼痛无效。以上这些都是促使临床医生对患者进行 MRI 评估的因素。
2. 随着转移性肿瘤患者的寿命延长，高达 40% 的患者会发生脊柱转移瘤，存在硬膜外病变。通常有可能根据患者的症状来预测疾病严重程度，这些症状通常包括疼痛和少许的神经功能障碍：
   a. 生物或“肿瘤相关”疼痛在夜间和清晨更为突出，在当天晚些时候疼痛减轻，其继发于内源性类固醇分泌的昼夜变化，而内源性类固醇在夜间分泌减少。它是骨转移的早期症状，放疗和类固醇治疗对此有效。
   b. 机械性疼痛不太常见，其与运动有关。在颈椎，机械性疼痛随着颈椎旋转和屈伸而加重。在胸椎，关节突关节的方向呈冠状面，并且由于胸廓提供的稳定性而活动性较小，在平卧或由平卧位至坐位（反之亦然）等改变体位的过程中疼痛可能加重。在腰椎中，关节突关节的方向呈矢状面，并且通常存在相邻的椎弓根受累。该患者有一个典型的表现，肿瘤侵入椎弓根内导致椎弓根机械性能不足，并进入神经孔，表现为由脊柱轴向负荷引起的严重的根性疼痛。
3. 脊柱稳定性的评估是一项独立于肿瘤和神经学评估的重要考虑因素。肿瘤病理性骨折和创伤性骨折代表不同的病理因素，因此具有不同的生物力学意义。脊柱肿瘤学研究学组开发并测试了一种评分系统，即脊柱肿瘤不稳定评分（SINS），以帮助确定在肿瘤疾病中脊柱的稳定性。该评分系统包括六个项目：位置，疼痛，骨病变特征，放射学脊柱序列，椎体塌陷程度以及脊柱后外侧附件受累程度（**表 17.1**）。

4. 如果根据最初的腰椎非强化 MRI 怀疑是肿瘤，则应行全脊柱的钆强化 MRI 检查，以排除脊柱其他部位受累。此外，可以行胸部 / 腹部 / 骨盆的 CT 或 PET-CT 扫描来评估全身整体情况。
5. 如果怀疑多发性骨髓瘤，血清和尿液电泳评估单克隆高丙球蛋白血症或尿本周蛋白阳性有助于诊断。在高达 80% 的患者中，蛋白电泳常见 IgG 以及 IgA 棘波很明显。高钙血症、高尿酸血症和碱性磷酸酶升高都是诊断线索。
6. 转移瘤、多发性骨髓瘤和其他淋巴组织增生性肿瘤是最常见的脊柱恶性肿瘤。起自椎体骨髓，累及椎弓根、硬膜外和椎旁间隙的增强性软组织病变，按发病率递减依次是转移瘤、造血系统肿瘤、软骨肉瘤、脊索瘤、骨肉瘤和脂肪肉瘤。

决策制定

本例为一 71 岁女性，L3 病理性爆裂骨折累及椎弓根，存在肿块硬膜外扩张，导致硬膜囊及神经根受压，表现为机械性背痛及神经根病。进一步的检查显示尿本周蛋白阳性，蛋白电泳显示 IgG 棘波。胸部、腹部和骨盆 CT 显示没有额外的疾病。在该脊柱肿瘤患者的治疗中，有许多因素需要考虑。在最初的影像学诊断之后，可能需要进行活检才能确诊，特别是在怀疑有原发性脊柱肿瘤的情况下。在该病例中，蛋白电泳的结果倾向于多发性骨髓瘤的诊断。一个名为 NOMS（神经学、肿瘤学、生物力学和全身状况）的决策框架可促进和指导脊柱转移患者的治疗决策。这一决策工具是为外科医师、神经肿瘤医师、介入医师、疼痛医师和影像肿瘤医师以多学科方式使用而设计的（**表 17.2**）。

神经系统评估包括患者是否有脊髓病或马尾综合征的证据以及影像学硬膜外脊髓压迫（ESCC）的程度。ESCC 量表有助于表明脊髓压迫程度（**图 17.2**）。在我们的病例中，患者有神经根病，没有脊髓病及马尾综合征的症状。一般而言，NOMS 框架内的肿瘤评估包括确定肿瘤对常规分级外部光束放射（cEBRT）和系统治疗的组织特异性预期反应程度。考虑到患者的肿瘤状况，我们进行了实验室检查，诊断提示多发性骨髓瘤，这是一种可以接受常规放疗的肿瘤（**表 17.3**），放疗能有效治疗生物性疼痛。机械评估需要仔细评估是否存在运动相关疼痛，并通过 SINS 评分系统确定肿瘤相关性机械不

表 17.1 SINS 评分系统：脊柱不稳定肿瘤评分

位置	评分
交接处（枕骨 ~C2，C7~T2，T11~L1，L5~S1）	3
活动性脊柱（C3~C6，L2~L4）	2
半固定性脊柱（T3~T11）	1
固定性（S2~S5）	0
疼痛	
有	3
时有疼痛，但非机械性疼痛	1
无痛损伤	0
骨性结构损伤	
骨溶解	2
混合型（溶解增生）	1
骨增生	0
脊柱力线影像学表现	
存在半脱位 / 移位	4
侧凸畸形（后凸侧凸）	2
正常力线	0
椎体塌陷	
塌陷 >50%	3
塌陷 <50%	2
无涉及 50% 以上椎体的塌陷	1
以上皆无	0
累及脊柱后外侧部分	
双侧	3
单侧	1
以上皆无	0
总评分	
稳定	0~6
不确定	7~12
不稳定	13~18

表 17.2　NOMS 框架：神经学，肿瘤学，生物力学和全身状况

神经学	肿瘤学	生物力学	全身状况	决策
低程度基底细胞癌 ± 无脊髓病	放射敏感	稳定		cEBRT
	放射敏感	不稳定		cEBRT 后稳固
	抗放射	稳定		SRS
	抗放射	不稳定		SRS 后稳固
高度基底细胞癌 ± 脊髓病	放射敏感	稳定		cEBRT
	放射敏感	不稳定		eEBRT 后稳固
	抗放射	稳定	可耐受手术	SRS 后减压稳定
	抗放射	稳定	无法耐受手术	cEBRT
	抗放射	不稳定	可耐受手术	SRS 后减压 / 稳定
	抗放射	不稳定	无法耐受手术	cEBRT 后稳定

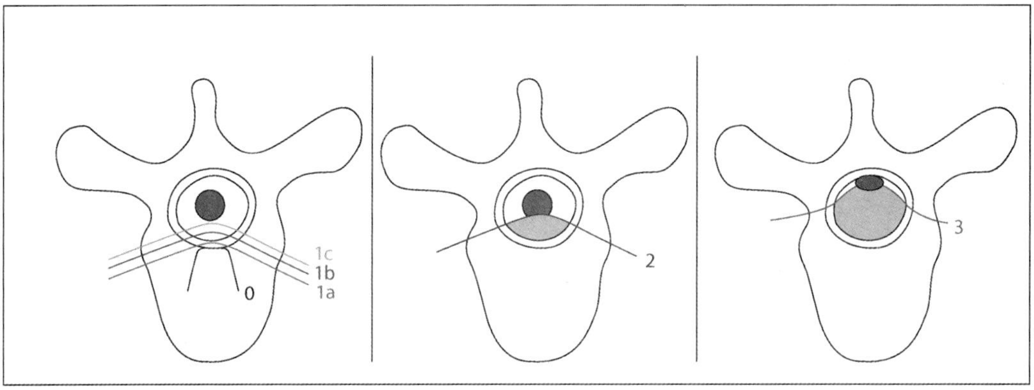

Schematic representation of the 6-point ESCC grading scale.
0 仅骨性结构病变
1a 硬膜外撞击，硬脊膜无畸形
1b 硬脊膜畸形，无脊髓粘连
1c 硬脊膜畸形，脊髓粘连，无脊髓压迫
2 脊髓压迫，但脊髓周围可见脑脊液
3 脊髓压迫，脊髓周围无可见脑脊液

图 17.2　ESCC 评分图示

表 17.3　根据组织学预测放疗效果

研究者	淋巴瘤，精原细胞瘤骨髓瘤	乳房	前列腺	肉瘤	黑色素瘤	胃肠道	非小细胞癌	肾脏
Gilbert 等	F	F	U	U	U	U	U	U
Maranzano 等	F	F	F	U	U	U	U	U
Rades 等	F	I	I	I	U	I	U	I
Rades 等	F	F	F	U	U	U	U	U
Katagiri 等	F	F	F	U	U	U	U	U
Maranzano 等	F	F	F	U	U	U	U	U
Rades 等	F	I	I	I	U	I	U	I

稳定。由于放疗和全身治疗不能恢复脊柱的机械稳定性，因此机械不稳定的患者需要稳定。即使对于放疗敏感的肿瘤，评估机械不稳定性作为手术决策的一个独立因素对患者也有很大的益处。评估该患者脊柱稳定性的 SINS 评分可能为不稳定评分 12 分［位置 2 分（活动性的腰椎）、疼痛 3 分（机械性）、骨病变 2 分（溶骨性）、影像学脊柱序列 0 分（新发畸形很小）、椎体塌陷 2 分（病椎高度损失小于 50%），脊柱后外侧受累 3 分（双侧椎弓根受累）］。相当多的患者的 SINS 得分在 7~12 分范围内，提示存在不确定或潜在不稳定，就是这些额外信息（例如患者疼痛的特征和情况）有助于评估脊柱稳定性和手术干预的合适性。在休息时没有神经根病，但在坐位或站立时总是引起神经根病的患者，或在从卧位改为坐位和从坐位改为站位等体位改变时背痛最严重的患者，被认为存在机械性疼痛，都是最适合手术稳定的。在作者对机械性疼痛患者的单中心研究中，近 98% 的患者在脊柱固定后机械性疼痛有所改善。在影像学上，这些肿瘤通常表现为爆裂性骨折，并伴有一定程度的脊柱后方结构受累。当肿瘤浸润破坏椎弓根和 / 或关节突关节复合体，使得这些结构不能保持神经孔的通畅和轴向负荷应力，就会出现机械性问题。因此，当患者站位或坐位，应力集中于关节突关节时，会出现椎间孔塌陷和出行神经根的挤压。

综上所述，该患者因骨髓瘤 L3 病理性爆裂骨折伴高级别硬膜外扩张而出现脊柱不稳定和机械性神经根病。神经方面，她有背痛和神经根病，没有马尾综合征和高级别硬膜外疾患。肿瘤学方面，她的治疗主要包括放疗和全身治疗，独立于她的肿瘤治疗。在机械评估方面，她的 SINS 评分为 12 分，并且有机械性神经根病，表明手术稳定脊柱对她有好处。从全身状况上讲，没有主要的手术禁忌证，疾病控制的持久性并没有立即受到关注。

手术稳定有多种选择，包括单独的外部矫形器、单独的椎体后凸成形术或椎体成形术、有或没有骨水泥增强的后路短节段或长节段开放或经皮固定。对局限于椎体的骨折，经皮水泥增强是一种很好的稳定脊柱的选择。然而，延伸到脊椎后部附件（椎弓根和小关节）的病理性压缩骨折需要使用后路内固定来稳定。在 cEBRT 和全身治疗后预期可有持久的局部肿瘤控制，因此不需要手术切除肿瘤。因此，手术干预的主要目标是恢复机械稳定性。手术的设计应能有助于全身治疗和放疗。对该病例中的患者采取了 L3 骨水泥增强椎体后凸成形术联合短节段经皮经椎弓根内固定。

问题

1. 对该患者的 L3 病理性爆裂骨折有什么治疗选择?
2. 哪些因素可能会影响决策?
3. 手术固定、椎体后凸成形术或放疗是这种疾病的最佳治疗方法吗?
4. 如果使用放疗，应该选常规分割放疗还是立体定向放射治疗（SRS）?

手术过程

患者俯卧在开放式 Jackson 手术台或其他可透射线的手术台上。注意在所有受压的体表点处放置手术垫。放置术中自由运动肌电图（EMG）、体感诱发电位和经颅运动诱发电位的导联。以标准方式消毒铺巾。透视法或神经导航法可用于引导 Jamshidi 穿刺针放置器械和水泥注射套管（**图 17.3A**）。然后将克氏针穿刺入 L2 和 L4 椎弓根，连续使用扩张器，并对插入克氏针的椎弓根进行攻丝。一般来说，6.5 mm × 45 mm 螺钉可用于整个中腰段脊柱。将空心椎弓根螺钉置于克氏针上并拧进至椎体前缘皮质边缘附近。为了改善椎体骨质疏松患者的骨把持力，可以在放置螺钉之前进行水泥注射。有孔螺钉可在螺钉放置后注入水泥，有助于螺钉的骨水泥增强，降低水泥外渗的风险。移除克氏针（**图 17.3B**），注意不要过度拧紧螺钉并保持螺钉尾帽的多轴性。可以使用球囊椎体后凸成形术或椎体成形术进行骨折椎体的水泥增强（**图 17.3C**）。一系列透视图像有助于早期识别任何水泥外渗。使用 2.5~3.5 mL 水泥填充骨折裂隙并恢复椎体完整性（**图 17.3D**）。经皮放置连接棒并使用锁定固定顶丝将其固定到椎弓根螺钉上。

仔细止血。用抗生素溶液冲洗伤口，放置内固定的节段使用万古霉素粉末。筋膜和皮下组织用 0 和 2–0 可吸收缝线间断缝合，皮下层用 3–0 可吸收缝线间断缝合。皮肤用 4–0 Monocryl 缝线皮下缝合。对于需要较长节段固定的患者，一个后正中线皮肤切口配合多个经筋膜的切口可以改善皮肤美容和愈合效果。

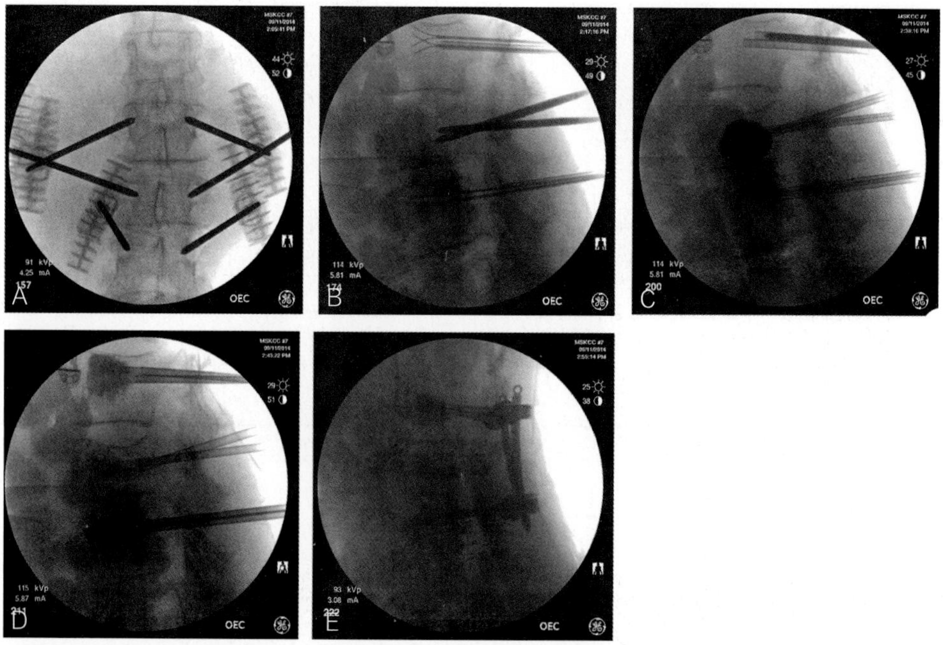

图 17.3 术中 Jamshidi 导针引导下透视（A，正位）。侧位透视显示克氏针和水泥套管穿过 L2 和 L4 椎弓。侧位片示后凸成形术（C）后行骨水泥注射（D）。在克氏针上植入空心螺钉，靠近椎体前侧皮质缘。注入骨水泥以增强椎体骨质疏松患者的骨性结构，可优先于螺钉注入。移除导针，将棒针经皮植入，以锁定螺钉固定于椎弓螺钉

手术处理要点

1. 骨水泥增强的椎弓根螺钉可提高肿瘤和骨质疏松患者的拔出强度并减少螺钉下沉。
2. 神经生理学监测包括自由运动肌电图和神经刺激可以帮助避免内固定放置位置不佳。
3. 在骨水泥增强椎弓根有孔螺钉内固定和椎体后凸成形术中，确保最佳的骨水泥黏度和连续透视有助于避免水泥外渗到中央椎管或椎间孔以及水泥材料栓塞。

术后护理

术后，密切观察患者的神经系统情况。在围手术期继续使用类固醇以减轻水肿从而改善神经根疼痛。术后行影像学检查作为将来比较的基准（图 17.4）。患者术后早期进行放射肿瘤学评估，因此常规放疗可以在手术后不久开始，通常在术后 1~2 周内开始。在肿瘤组织更具放射抗性的情况下，可在手术后 7~10 天内给予 SRS。最重要的是，应注意术后及时全身治疗。手术治疗后每 2 个月进行一次磁共振监测扫描。

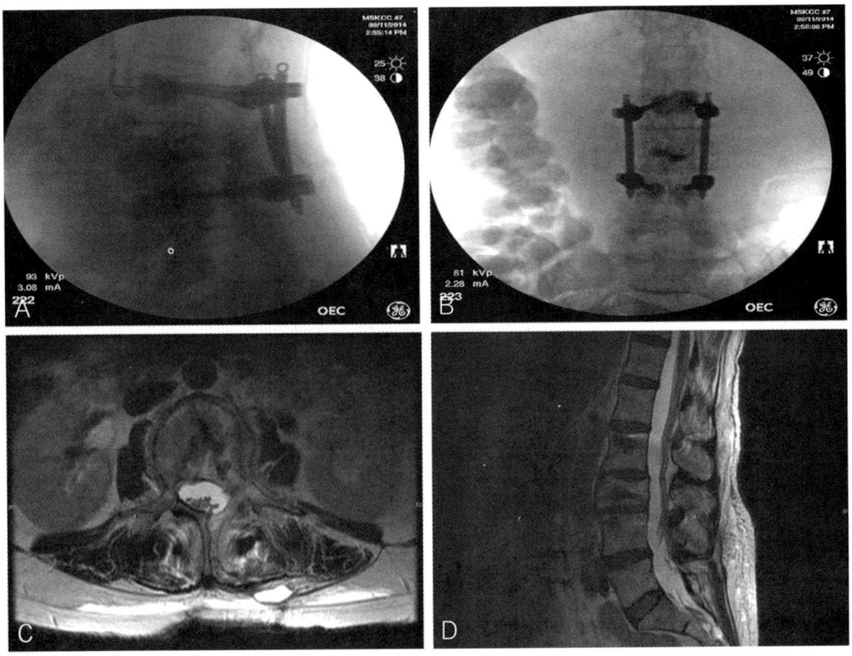

图 17.4　侧位（A）和正位（B）平片，T2 像轴位（C）矢状位（D）MRI，脊柱内固定术及传统放疗后 3~4 周

并发症和治疗

放疗敏感性脊柱肿瘤的手术可能因假关节形成或切口裂开而变得复杂，这两者都是术后放疗的后遗症。通常不会出现骨硬化，并且手术内固定应该足够强大以独立地起稳定作用并且不一定依赖于骨形成。通过与肿瘤学团队成员就辅助治疗的时机进行认真沟通以及伤口护理专家的参与，可以预防伤口并发症。

并发症要点

1. 肿瘤稳定部位的骨融合罕见，因为放疗和全身治疗严重损害关节融合术。因此，脊柱内固定结构的设计应能提供独立的稳定性。使用较大直径的连接棒（如 6.5 mm）和骨水泥增强的椎弓根螺钉可提高转移性脊柱肿瘤患者脊柱内固定的持久性。
2. 应额外考虑切口闭合技术，以尽量减少切口裂开或感染的风险。在切口裂开或感染的情况下，建议整形外科医师早期介入。
3. 肿瘤的进行性加重可以通过急诊开放手术、减压（无论是否进行术中近距离放疗）以及再放疗（如适用）来控制。

证据和结论

NOMS决策框架利用了脊柱肿瘤性疾病患者的治疗日益多学科参与的优势，并允许在可用时纳入更新的治疗方法和技术，随着治疗模式的转变而不断适应。值得注意的是，治疗脊柱转移瘤的手术是姑息性的。对于实体肿瘤，尽管免疫和靶向治疗可能会有所改善，但大多数患者从诊断时起2年生存率为10%~20%。对于淋巴组织增生性肿瘤疾病如多发性骨髓瘤，目前的医学疗法包括骨髓移植，10年生存率接近30%。多发性骨髓瘤患者脊柱手术的主要适应证是恢复机械稳定性，从而控制疼痛并改善生活质量。对于多发性骨髓瘤等放疗敏感性肿瘤患者，很少需要手术来维持或改善神经系统状态以及局部病变的控制。

从神经学和肿瘤学的角度来看，多发性骨髓瘤患者，无论在临床还是影像学上，即使是在脊髓受压的情况下，也很容易对传统的分次放疗有反应。然而，在脊髓受压后神经功能进行性恶化的情况下，手术减压可能有利于快速减压脊髓和优化神经功能恢复。更多的情况下，多发性骨髓瘤患者是由于机械不稳定而接受手术的，正如我们这一病例中的患者。对于椎体病理性压缩骨折存在机械性不稳定以及对放疗敏感的肿瘤组织的患者，骨水泥增强，短节段经皮内固定联合椎体后凸成形术已经被证明将严重疼痛患者的比例从86%降低至0，65%的患者报道没有术后不稳定性疼痛。

对于阿片类镇痛药和皮质类固醇难以治愈的畸形或衰弱性疼痛相关的所有组织学的椎体病理性压缩骨折，有1级数据表明，在1个月时，与未经手术干预的患者相比，那些进行球囊后凸成形术的患者疼痛和背部特异性功能状态显著改善。

相反，对于导致ESCC和/或神经功能障碍的实体转移瘤患者，Roy Patchell等公布了直接手术减压的Ⅰ级证据。在该研究中，与单独接受30 Gy常规放疗的患者相比，随机接受直接手术减压术并30 Gy常规放疗的患者在恢复、维持行走、保持膀胱及肠道功能方面表现更好，并且对后期皮质类固醇和麻醉药物的需求也较少。重要的是，70%的患者在术后1年评估时局部复发。最近，放疗技术、内固定和手术技术的进步促进了治疗肿瘤性疾病ESCC新方法的发展，其趋势是手术并发症发病率降低，手术创伤小，对局部肿瘤的控制更加依赖放射外科治疗（SRS）。如果SRS的单组分或低组分含量足够高，则可以将消融剂量的辐射输送到以前被认为是抗辐射的肿瘤组织中。在回顾性综述所有实体肿瘤组织的大型多机构系列中，1~3个部分中提供的18~27 Gy的SRS可使影像学无进展存活率从2年的至少84%到3年的可能高达96%。另一项关于ESCC和机械性神经根病表现为不稳定的患者的分析中，98%行“分离”手术随后进行后路内固定的患者表示疼痛改善，4%的患者由东部肿瘤学合作学组（ECOG）评分确定的功能状态得分有所提高。在所谓的分离手术中，采用后外侧入路来获得神经根、后纵韧带，以及最重要的腹侧硬膜外肿瘤的腹外侧通道。实现了对硬膜囊的环形减压和重建，使得可以对剩余的肿瘤给予高剂量单组分或低组分的放射手术治疗。根据我们的经验中对早期一组患者的评估，在我们机构内，进行“分离”手术后行 SRS 可使 1 年无进展生存率达 84%。最近的队列研究显示在第 2 年和第 3 年时患者表现出更高的无进展生存率，对此我们将在短期内报道（未发表的数据）。

NOMS 决策框架广泛应用于组织学上放疗敏感和抗放疗的脊柱肿瘤疾病，能够融合新技术且改变疾病管理模式。

参考文献

1. MOUSSAZADEH N, RUBIN D G, MCLAUGHLIN L, et al. Short-segment percutaneous pedicle screw fixation with cement augmentation for tumor-induced spinal instability. Spine J Off J North Am Spine Soc. 2015, 15(7):1609–1617. doi:10.1016/j.spinee.2015.03.037.
2. MOLITERNO J, VESELIS C A, HERSHEY M A, et al. Improvement in pain after lumbar surgery in cancer patients with mechanical radiculopathy. Spine J Off J North Am Spine Soc. 2014, 14(10):2434–2439. doi:10.1016/j.spinee.2014.03.006.
3. DOWNIE A, WILLIAMS C M, HENSCHKE N, et al. Red flags to screen for malignancy and fracture in patients with low back pain: Systematic review. BMJ. 2013, 347:f7095.
4. BILSKY M, SMITH M. Surgical approach to epidural spinal cord compression. Hematol Oncol Clin North Am. 2006, 20(6):1307–1317. doi:10.1016/j.hoc.2006.09.009.
5. FOURNEY D R, FRANGOU E M, RYKEN T C, et al. Spinal instability neoplastic score: An analysis of reliability and validity from the spine oncology study group. J Clin Oncol Off J Am Soc Clin Oncol. 2011, 29(22):3072–3077. doi:10.1200/JCO.2010.34.3897.
6. FISHER C G, DIPAOLA C P, RYKEN T C, et al. A novel classification system for spinal instability in neoplastic disease: An evidence-based approach and expert consensus from the Spine Oncology Study Group. Spine. 2010, 35(22):E1221–E1229. doi:10.1097/BRS.0b013e3181e16ae2.
7. BILSKY M H, AZEEM S. Multiple myeloma: Primary bone tumor with systemic manifestations. Neurosurg Clin N Am. 2008, 19(1):31–40. doi:10.1016/j.nec.2007.09.001.
8. RODALLEC M H, FEYDY A, LAROUSSERIE F, et al. Diagnostic imaging of solitary tumors of the spine: What to do and say. RadioGraphics. 2008, 28(4):1019–1041. doi:10.1148/rg.284075156.
9. LAUFER I, RUBIN D G, LIS E, et al. The NOMS framework: Approach to the treatment of spinal metastatic tumors. Oncologist. 2013, 18(6):744–751. doi:10.1634/theoncologist.2012-0293.
10. BERENSON J, PFLUGMACHER R, JARZEM P, et al. Balloon kyphoplasty versus non-surgical fracture management for treatment of painful vertebral body compression fractures in patients with cancer: A multicentre, randomised controlled trial. Lancet Oncol. 2011, 12(3):225–235. doi:10.1016/S1470-

2045(11)70008-0.

11. PATCHELL R A, TIBBS P A, REGINE W F, et al. Direct decompressive surgical resection in the treatment of spinal cord compression caused by metastatic cancer: A randomised trial. Lancet. 2005, 366(9486):643–648. doi:10.1016/S0140-6736(05)66954-1.
12. GUCKENBERGER M, MANTEL F, GERSZTEN P C, et al. Safety and efficacy of stereotactic body radiotherapy as primary treatment for vertebral metastases: A multi-institutional analysis. Radiat Oncol Lond Engl. 2014, 9:226. doi:10.1186/s13014-014-0226-2.
13. YAMADA Y, LOVELOCK D M, YENICE K M, et al. Multifractionated image-guided and stereotactic intensity-modulated radiotherapy of paraspinal tumors: A preliminary report. Int J Radiat Oncol Biol Phys. 2005, 62(1):53–61. doi:10.1016/j.ijrobp.2004.09.006.
14. LAUFER I, IORGULESCU J B, CHAPMAN T, et al. Local disease control for spinal metastases following “separation surgery” and adjuvant hypofractionated or high-dose single-fraction stereotactic radiosurgery: Outcome analysis in 186 patients. J Neurosurg Spine. 2013, 18(3):207–214. doi:10.3171/2012.11.SPINE12111.

第十八章　马尾综合征

编者：Emily P. Sieg, Justin R. Davanzo, John P. Kelleher

病例介绍

一名34岁女性，无既往病史，出现急性运动功能丧失和双下肢明显的神经根性疼痛。此外，还发现她有明显的尿潴留和直肠张力丧失、肠失禁。进行详细的神经系统检查，发现双上肢肌力5级；双侧髂腰肌、股四头肌和腘绳肌肌力2级；双侧胫前肌、腓肠肌和踇长伸肌肌力0级。感觉检查显示双上肢感觉正常，双下肢轻触觉和针刺觉减退。双上肢腱反射2+，双侧髌腱和跟腱反射未引出。放置一根导尿管，引出1 000 mL透明黄色尿液。直肠检查显示肠鸣音消失。

问题

1. 最可能的诊断是什么？
2. 这一诊断应该采用哪种影像学检查？
3. 根据这一系列症状，应该对哪一解剖位置进行影像检查？
4. 对该患者进行诊断检查最合适的时机是什么？

评估与方案

这一系列症状与马尾综合征最为一致。马尾神经是腰骶脊柱中的一组神经，为大部分下肢、盆底肌肉组织和括约肌提供运动和感觉功能。马尾综合征（CES）继发于这些神经根的压迫或损伤。这种疾病的体征和症状包括下肢运动和感觉功能障碍、自主神经功能障碍（包括直肠和膀胱失控）和疼痛。虽然这些症状与CES最为一致，但必须要与其他病症鉴别诊断。最重要的是，必须考虑颈椎或胸椎的压迫。其他病变如多发性硬化，肿瘤和血管畸形也应包括在鉴别诊断中。

多种病理改变可以导致CES，并且区分这些病变是重要的，因为它可能导致显著不同的治疗策略。确定病因性质是压迫性还是非压迫性至关重要，因为这是评估是否手术治疗的主要决定因素。压迫性病因通常是CES的原因，其中最常见的是椎间盘中央型突出，这可能导致 CES 急性或亚急性发展。椎管狭窄可导致 CES 慢性发展。同样重要的是，在椎管明显狭窄的情况下，即使是小的椎间盘突出也可能导致 CES 急性发展。CES 的其他压迫原因包括具有后凸的脊柱骨折、血肿、医源性（如内固定失效）、血管病变（如动静脉畸形）和肿瘤性病变（即神经鞘瘤、室管膜瘤、转移瘤）。CES 的非压迫性原因包括缺血性损伤和炎性病症。虽然这些不太常见，但牢记它们仍然很重要，因为它们往往需要非手术治疗。

当患者出现急性下肢运动和感觉功能丧失时，诊断评估的第一步通常是行腰椎 CT。它可以排除任何骨性原因造成的压迫，但它不能显示软组织（例如椎间盘）压迫的分辨率。因此，具有这种症状的任何患者应该进行腰椎 MRI。在正常的 T2 加权轴位像中，马尾神经表现为许多低信号的圆形结构（神经根），高信号区域是充满了脑脊液（CSF）的硬膜囊。通常可以在每个神经根之间看到高信号区域。当压迫足以导致 CES，通常会完全丧失这种高信号 CSF，尤其是在神经根之间。对患有新发的运动和感觉丧失的患者进行治疗时，重要的是考虑脑部以及颈椎、胸椎的影像学检查。如果腰椎 MRI 检查未见病变或在体格检查中出现提示颈椎或胸部脊髓病的症状体征，这一点就更为重要。

在手头的病例中，腰椎 MRI 显示在 L4~L5 水平出现急性椎间盘突出，脑脊液空间完全闭塞（**图 18.1**）。

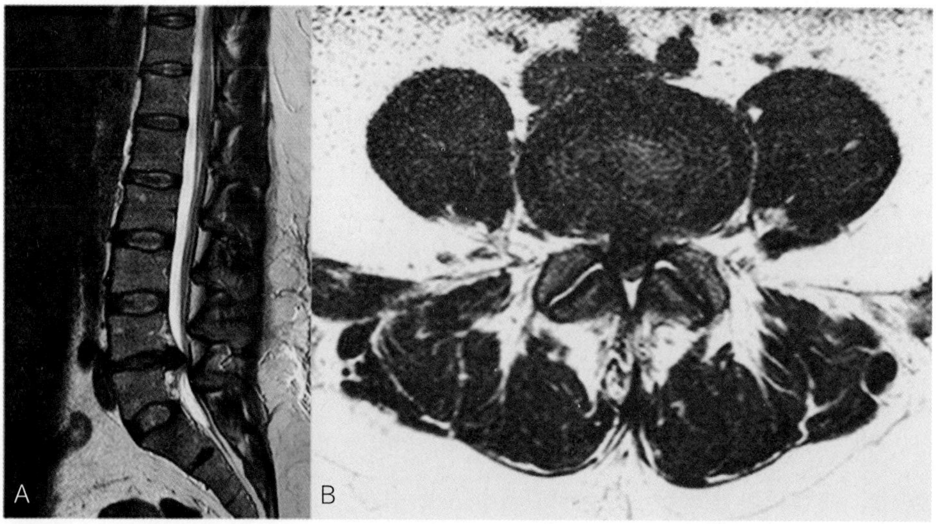

图 18.1 A. 腰骶部 T2 像矢状位 MRI 示 L4~L5 节段椎间盘突出，显著影响硬脊膜。B. 腰骶部 T2 像轴位 MRI 显示急性椎间盘突出伴脑脊液腔闭塞及严重神经根压迫

诊断要点

1. 在 CES 的情况下，及时行腰椎 MRI 检查很重要。不仅可以确诊，如果需要手术的话还可以显示病变节段。
2. 不能行 MRI 检查的患者，应行 CT 脊髓造影以确定诊断及病变节段。
3. 如果常规检查（包括其余神经节段的 MRI）为阴性，则其他考虑的诊断应包括腰椎穿刺以获取 CSF 和血管成像来排除动静脉畸形。

问题

1. MRI 和临床检查所见会怎样影响手术决策?
2. 根据病例陈述，为了提高患者预后，手术干预的最佳时机是什么?
3. 在急性椎间盘突出的情况下，需要考虑哪些稳定技术?

决策制定

在急性运动、感觉、自主神经功能丧失的情况下，且腰椎 MRI 显示椎间盘突出，应该采用急诊椎板切除术减压。部分或不完全性 CES，当患者出现排尿困难或尿频、尿潴留时，往往是完全性 CES 的先兆。由于一旦神经受到广泛损害，功能恢复不太确定，建议在部分 CES 早期进行手术干预。大多数人建议尽快对部分或完全性 CES 患者进行减压，急性 CES 患者不应该等待超过 48 小时才进行减压。延迟减压可增加神经根永久性损伤的风险。这可能导致运动、感觉或自主功能长期丧失。

在该病例中，主要的手术选择是椎间盘突出水平的腰椎椎板切除术以减压神经根。此外，对于急性椎间盘突出，通常进行显微椎间盘切除。可以考虑通过微创技术进行减压，其主要目标是切除突出的椎间盘碎片以减压神经根。然而，在紧急情况下，大多数专家建议采取传统开放手术。

在手术之前，应该与患者讨论病情以及手术的风险和益处。该手术的风险包括出血、感染、神经根损伤、脑脊液漏，以及需要进一步手术干预。在讨论未来手术干预的必要性时，必须考虑到脊柱融合。如果在手术时椎板切除过多，包括切除部分小关节或椎弓峡部，随着时间的推移，患者可能在这个节段上发生退变而需要融合。大多数情况下，当 CES 继发于急性椎间盘突出时，初次减压不需要脊柱融合；然而，特别是在肿瘤疾病过程中导致脊柱不稳定的情况下，应该考虑脊柱融合的情况。

问题

1. 操作过程中应用哪些术中技术?
2. 如果无法定位急性突出的椎间盘，应采取哪些措施确保充分的减压?

手术过程

一旦根据临床检查和影像学检查确诊了 CES，建议 48 小时内行急诊手术减压。根据患者病变情况，有几种手术选择，包括切除或不切除椎间盘的椎板切除术。对于因腰椎管狭窄症或腰椎间盘突出而出现 CES 的患者，主要的治疗方法是后路椎板切除和减压，以减轻对神经的压力。如果是更复杂的结构性病变导致的 CES，如创伤下的冲击骨碎片、慢性炎症、肿瘤侵袭，或者代谢性疾病（如脂肪增多症），未来就应该考虑同时附加内固定或者前路手术。

在确定麻醉计划时，应考虑患者患病前的情况以及年龄。椎板切除可以在全身麻醉下进行，如果患者麻醉的风险很高，可硬膜外麻醉下行腰椎椎板切除术。由于在 CES 的情况下存在尿潴留和膀胱膨胀的高风险，应在术前放置导尿管。用透视来定位手术节段，并且应该考虑术中神经生理学监测的需要。患者应俯卧于 Wilson 或 Jackson 手术台上。Wilson 手术台允许腰椎屈曲，使后部附件张开，而 Jackson 手术台保持更自然的腰椎前凸。所有皮肤压力点应仔细垫手术垫，以防止压疮和周围神经病。最终摆好体位后应在术前检查腹部压力，因为过度腹部压迫会因静脉淤血而使硬膜外出血更加难以控制。

使用脊柱定位针，拍摄 X 线片确认，确认手术节段正确后，行后正中线切口。骨膜下剥离，然后将竖脊肌从椎板剥开。应注意保持在骨膜下平面，以尽量减少出血。显露小关节复合体，并暴露双侧椎弓峡部。重要的是不要损伤小关节囊，因为这会显著增加不稳定的风险。然后使用 Leksell 咬骨钳咬除棘突，并使用高速磨钻将椎板磨薄。使用 Kerrison 咬骨钳完成剩余骨性椎板的切除并切除黄韧带。然后使用 Woodson 升降器和 Kerrison 咬骨钳对侧隐窝及神经根管进行减压。

在椎间盘突出导致 CES 的情况下，应使用神经根牵开器向内侧牵拉硬膜囊。使用 11 号刀片切开后纵韧带和椎间盘纤维环，并且组合使用髓核钳与上行刮匙来切除椎间盘组织。术者应始终注意前纵韧带的位置，以防止意外损伤腹膜后血管。一旦切除椎间盘后，应使用神经钩探查椎间隙上下终板及后纵韧带间隙，并探查硬脊膜以找到任何残余椎间盘碎片。

使用双极电凝和止血剂止血。在骨边缘使用骨蜡止血。完成细致的止血后，大量盐水冲洗切口，使用筋膜下引流管。如果手术涉及多个节段，则更有可能需要引流管，可以帮助切口愈合以及预防术后硬膜外血肿，然后关闭切口。紧密闭合筋膜对于减少切口裂开和其他术后切口并发症非常重要。使用 0 或 2–0 可吸收缝线闭合筋膜。皮下用 3–0 可吸收缝线间断内翻缝合。然后以标准方式关闭皮肤。

治疗要点

1. 如果患者存在晚期退行性疾病、椎弓峡部裂或屈曲—伸展位脊椎滑脱，应在术前行影像学检查以排除脊柱不稳定。
2. 应始终使用止血剂充分止血，以防止术后硬膜外血肿。如果仍然存在轻微出血，应考虑行筋膜下引流。
3. 当使用 11 号刀片切开椎间盘时，应从内侧向外侧切，从而使刀锋远离硬膜。

核心要点

1. 小心避免外侧过度减压或解剖，破坏小关节、椎弓峡部或关节囊，可能导致脊柱不稳定从而需要脊柱融合。
2. 由于硬膜囊严重受压，存在硬膜撕裂的高风险。将椎板磨薄后小心地联合使用刮匙和 Kerrison 咬骨钳有助于将这一风险降至最低。
3. 黄韧带终止于下位椎板后面及上缘，使硬膜囊在该区域不受保护，在该部位硬膜损伤的风险较高。应特别注意保护硬膜囊。

术后护理

术后应尽快进行上下肢感觉和运动功能的详细神经系统检查并记录。如果已知术中硬膜被切开，许多外科医生要求这些患者在术后最初 24 小时内保持平卧位，有助于预防脑脊液漏或假性脊膜膨出。虽然平卧，但通常留置导尿管。应鼓励没有脑脊液漏的患者在术后当天下地。早期下床活动有助于预防肺不张、肺炎、深静脉血栓形成和肺栓塞。

应考虑物理治疗和专业治疗咨询。应该使用大便软化剂预防术后肠梗阻。一旦移除导尿管，应关注残余尿量，并根据需要直接导尿或置换尿管以防止尿潴留。

在常规病例中，围手术期使用抗生素的时间一般不应超过 24 小时。通常需要使用麻醉止痛药以及肌肉松弛剂。应考虑使用泰诺以及非甾体类消炎药物来减少对麻醉药物的需求。如果融合完成以后则不应使用非甾体类消炎药物。

尽管短期内膀胱功能恢复通常滞后于下肢运动功能缺陷的恢复，但术后 18~24 个月膀胱功能可能会持续改善。术后期间，药物治疗结合导尿管置入可以帮助膀胱和肠道功能缓慢恢复。

并发症和治疗

潜在的并发症包括从术中结构性损伤到术后并发症，它们可以在术中出现或延迟发生。对神经根的直接损伤可导致新的或更严重的神经功能障碍或神经源性疼痛。硬膜撕裂可导致立即或延迟的脑脊液漏，从而需术中即刻修复或再次探查修复。

如果术中看到硬膜被切开并进行了初次修复，则应进行 Valsalva 动作以评估是否有持续泄漏的情况。根据修复的完整性，术者可根据情况自行决定术后是否需要平卧休息。手术体位不佳可导致压迫性神经病变或压疮。

术后并发症可直接与手术有关或为一般住院并发症。伤口感染、尿路感染、肺不张和肺炎都可能是术后发热或白细胞增多的原因。硬膜外血肿或脑脊液漏可导致再次压迫，需要进行手术修复。深静脉血栓形成是一种潜在的并发症，如果可能，可以通过早期下地活动来尽量降低这一风险。

临床上延迟出现的并发症包括持续疼痛和脊柱不稳定。在出现根性痛和神经源性疼痛而 MRI 没有神经受压证据的情况下，应考虑加用加巴喷丁或普瑞巴林（Lyrica）。如果患者出现持续的背痛，则应行动力位影像检查。如不稳定可能需要内固定和融合。

并发症要点

1. 在脑脊液漏的情况下，应考虑使用腰部引流来消除切口的张力。
2. 如果术后患者出现了新的症状或较术前症状加重，应立即行影像学检查以排除压迫性血肿或脑脊液积聚。
3. 如果术后患者抱怨背痛持续存在或更加严重，应行动力位影像检查以排除脊柱不稳定的情况，如存在不稳定，则需要内固定融合。

证据和结论

CES 很少见，因此手术干预时机的证据质量很差。它几乎完全取决于回顾性观察研究，回顾性研究证据水平低，为Ⅲ级或Ⅳ级。Ahn 等在 2000 年研究发表的一项涵盖 322 名 CES 患者的逻辑回归分析得出结论，虽然在患者症状出现 48 小时内治疗和 48 小时后治疗相比有显著优势，但比较 24 小时内和 24~48 小时治疗的患者结果没有差异。有反对者指出 Ahn 的研究将急性和非急性患者都涵盖在这一分析中。

在 Chau 等 2014 年的荟萃分析中，作者得出结论，没有强有力的证据支持 48 小时为手术延迟的安全时间点。他们认为早期和延迟手术都可能导致神经功能改善；然而，早期手术干预可能更有益，特别是在急性神经系统受损的情况下。尽早对 CES 患者进行手术似乎是最合适的临床实践。

参考文献

1. AHN U M, AHN N U, BUCHOWSKI J M, et al. Cauda equina syndrome secondary to lumbar disc herniation: A meta-analysis of surgical outcomes. Spine. 2000, 25:1515–1522.
2. CHAU A M, XU L L, PELZER N R, et al. Timing of surgical intervention in cauda equina syndrome: A systematic critical review. World Neurosurg. 2014, 81(3-4):640–650. doi: 10.1016/j.wneu.2013.11.007. Epub Nov 13, 2013. Review. PubMed PMID: 24240024.
3. FEHLINGS M G, ZEIDMAN S M, RAMPERSAUD Y R. Cauda equina syndrome. In: Benzel EC, ed. Spine Surgery. Techniques, Complications, Avoidance and Management. Philadelphia, PA: Elsevier Churchill Livingstone; 2005.
4. QURESHI A, SELL P. Cauda equina syndrome treated by surgical decompression: The influence of timing on surgical outcome. Eur Spine J. 2007, 16(12):2143–2151.

第十九章 腰椎管狭窄症

编者：Miner N. Ross, Khoi D. Than

病例介绍

一名 68 岁男性因腿部沉重被转诊至神经外科。大约 1 个月前，在无诱因及外伤情况下出现上述症状并伴有下背部紧绷的感觉。患者感到一种持续的、迟钝的、沉重的疼痛感，从他的下背部放射到双大腿外侧，左腿比右腿稍重，症状没有延伸到膝盖以下。尤其是爬楼梯、长时间站立或行走会使症状加剧，坐下或躺下可以缓解。他觉得由于这些症状，他的步态很僵硬，而且他还注意到在固定自行车上锻炼时耐力下降。这些症状进行性加重，影响了他的生活质量。他否认排便以及排尿习惯有任何改变。

这名患者的既往史包括高血压病、高脂血症、痛风和阻塞性睡眠呼吸暂停，这些疾病都得到了适当的控制。他患有双膝骨关节炎，双侧均曾接受过关节镜检查；他否认腰部及下肢手术史。截止到就诊时，他已经尝试过物理疗法，得到了很小的改善；还有针灸疗法，减轻了背部疼痛，但不能减轻下肢症状。

在神经系统检查中，主要肌肉群的肌力及感觉正常。双侧膝腱和跟腱反射减弱；Babinski 征和髌、踝阵挛阴性。协调性正常，步态正常，但是他直线连足行走有困难。

问题

1. 最有可能的诊断是什么？
2. 什么影像学检查对做出诊断最有帮助？
3. 哪个解剖学部位必须行影像检查？
4. 诊断检查的适当时机是什么？

评估与方案

该患者的病史强烈提示神经源性间歇性跛行，这是腰椎管狭窄症的常见症状。当腰骶神经根通过狭窄的椎管下行时，它们的血液供应受到损害，这种缺血被认为是引起下肢疼痛、无力和感觉变化的原因。典型的间歇性跛行的症状因活动而加重并在休息时缓解，但对脊柱的位置变化也敏感。在脊柱背伸，如下坡或平躺时，腰椎管进一步变窄；而在屈曲时，椎管被打开而症状得到缓解。例如，许多患者表示他们在购物时需要依靠购物车行走。

慢性症状的亚急性发作是典型的间歇性跛行而不是马尾或脊髓圆锥综合征，马尾综合征是外科急症，并且总是伴有急性直肠和膀胱失禁以及由于骶神经根受压导致的鞍区麻木。神经源性跛行可能与动脉功能不全引起的血管源性间歇性跛行相混淆，但这通常在转诊至神经外科之前就已被排除。心血管疾病、外周脉搏减弱或缺失以及血压踝肱指数异常（ABI）等重要病史应促使临床工作者重新考虑血管方面的诊断。

腰椎管狭窄引起的间歇性跛行可能单独发生，如本案例，也可能伴有神经根症状。导致腰椎管狭窄的病理过程（退变，创伤，感染）也可影响侧隐窝或神经孔。

MRI 是评估脊柱的主要影像学检查。它可以很好地显示脊髓和神经根，以及椎间盘和软组织。通常由于椎间盘突出或挤压，慢性退行性脊椎病，黄韧带肥厚或腰椎滑脱而导致椎管狭窄。对于无法进行 MRI 检查的患者，可以考虑 CT 脊髓造影。脊髓造影染色剂如不能向颅侧移行（即脊髓造影闭塞），表明该水平存在严重狭窄。对于确定有腰椎滑脱的患者，应行屈曲—伸展位平片以评估病理性活动，其存在与否将指导手术计划。

在该患者中，腰椎 MRI 显示 L2~L3 和 L3~L4 严重中央管和双侧椎间孔狭窄；L4~L5 和 L5~S1，双侧椎间孔狭窄以及 L4、L5 Ⅰ度滑脱。有关矢状位和轴位 MRI 图像，请参见**图 19.1**。屈曲—伸展位平片没有显示任何动态不稳定。

诊断要点

1. 腰椎管狭窄通常不会引起局灶性神经系统检查的异常结果。当出现局灶性疼痛、下肢感觉改变或无力时，应注意将神经根或周围神经作为异常发现的源头。
2. 腰椎管狭窄的症状是亚急性到慢性发作。对于突然出现无力、麻木或直肠膀胱功能障碍的患者，应及时排除马尾综合征、脊髓圆锥综合征等较为紧急的诊断。
3. MRI 是评价腰椎神经系统疾病的一线影像学手段。CT 和平片可以在特定情况下帮助评估和制订手术计划。

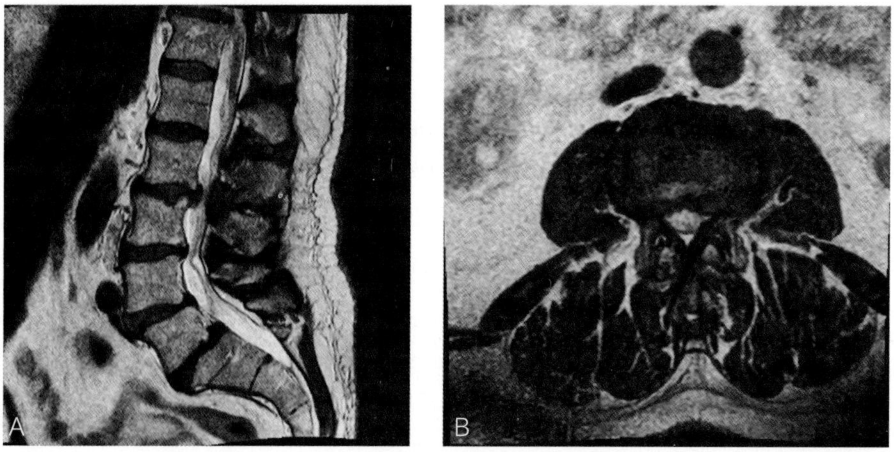

图 19.1 A. 矢状位 MRI T2 像显示患者椎管狭窄，L2~L3 节段尤为明显。B. L2~L3 椎间盘轴位 MRI T2 像。注意广泛椎管狭窄延伸至侧隐窝，伴腰骶神经根周围脑脊液信号弱

问题

1. 这些影像学检查结果如何指导手术计划？
2. 该患者适当的干预时机是什么？

决策制定

影像诊断腰椎管狭窄，MRI 是金标准。神经源性间歇性跛行通过仔细的病史采集，详细的神经系统检查来诊断。患者描述的症状得到了影像结果的证实，这提供了手术指征。在无症状的患者中完全可能有腰椎管狭窄的影像学表现；同样，患者可能有许多节段狭窄，但只有一个是责任节段。应仔细评估以确定手术的部位和节段。

患有退行性脊椎病的患者经常会有不止一个主诉。除了神经源性间歇性跛行之外，还描述神经根症状。如果对椎间孔狭窄有适当的影像学发现，除了椎板切除外，这些患者还扩大椎间孔。椎间盘突出碎片可能会导致腰椎狭窄以及侧隐窝或椎间孔狭窄从而引起症状，这一情况并不罕见。在这些患者中，可行椎间盘切除。轴性腰痛是常见的，手术干预效果不佳；因此，如果这是主诉，手术要慎重。

腰椎管狭窄通常是保守治疗，尤其考虑到它往往发生在老年人中，患者可能有合并症，使他们不宜手术。保守治疗可能包括非甾体类消炎药物，运动，物理治疗 / 康复，类固醇注射，按摩，瑜伽或针灸。由于这些技术对患者的风险较小，因此在考虑手术前尝试其中几种治疗方法是合理的。在大多数情况下，在保守治疗失败之前，初诊医师不会建议手术。

问题

1. 合适的保守治疗有哪些?
2. 如果患者有多个与腰椎有关的主诉，应如何选择手术方式?

手术过程

腰椎管狭窄的手术减压最好通过受累的一个或几个节段的椎板切除来完成。该手术可以通过传统的开放方式或使用更现代化的微创技术来实现。

可以使用 Wilson 手术台来辅助完成俯卧位，该手术台可以减少腰椎后凸从而打开椎板间隙。术前透视确定手术节段正确，在减压结束时透视，以验证减压是否彻底。神经监测的使用由术者决定，但是在硬膜外减压的情况下，它不太可能影响病例的结果。

对于开放手术，一旦通过透视确定了手术节段，即行后正中线切口，使用电刀在每个节段行骨膜下剥离，暴露双侧棘突和椎板以进行减压。责任节段上方和下方的棘间韧带应切断，然后使用 Leksell 咬骨钳咬除棘突。通过使用高速磨钻完成骨性减压的剩余部分，然后使用 Kerrison 咬骨钳进行更细致的减压操作。在这一阶段保持黄韧带完整是有帮助的，它可以在切除骨性结构期间保护硬膜。最终，黄韧带也应该被切除，因为即使在没有骨性压迫的情况下，它通常也会导致椎管狭窄。切除黄韧带可以通过神经钩钝性分离联合 Kerrison 咬骨钳小块切除来实现。可以通过用神经钩在头端、尾端触探以及向侧隐窝和椎间孔进行触探来验证减压的充分性。神经钩可以放置在减压的边缘，然后采用 X 线透视来验证减压的影像学范围。根据术者的偏好，神经钩可用刮匙和 / 或 Woodson 替代。

如果硬膜被切开，主要通过缝合来修复，视情况看是否需要肌肉移植，并且可以在缝合处施加纤维蛋白基密封剂。应在切口闭合前进行细致的止血，以防止形成脊髓硬膜外血肿。应该重新缝合椎旁肌，以保护切口和改善术后功能状态。

椎板切除术的基本技术存在许多差异。在开放式椎板切除术中，一些医生倾向于在椎板间隙的上方和下方进行部分椎板切除，以保留棘突及其韧带附着（即后张力带）。如果用磨钻小心钻入对侧椎板下方并切除所有黄韧带，半椎板切除术（仅从一侧入路）便可以提供足够的减压。通过微创通道进行的微创手术依赖于这个理念，可以在一个或两个节段的减压中获得极好的效果。微创手术有小切口和减少肌肉剥离的优势，可以减少术后疼痛并使患者更快恢复活动。

治疗要点

1. 腰椎减压有多种手术入路；为每个患者选择正确的入路取决于对病史的了解、影像学结果以及患者的风险因素。
2. 黄韧带是导致椎管狭窄的主要因素，除非切除，否则减压是不彻底的。

核心要点

1. 存在鞍区麻木、直肠或膀胱失禁的患者，在进行其他评估之前应排除马尾综合征这种外科急症。
2. 主要表现为轴性腰痛但无神经源性间歇性跛行病史的患者，即使在 MRI 上有影像学狭窄，腰椎减压可能对患者不太有益。
3. 对于明显腰椎滑脱或动态不稳定，并且这些病变被认为导致了临床症状的患者，可考虑融合。

术后护理

大多数患者能够在术后数小时内活动。根据每位患者的术前功能水平，在术后咨询物理治疗师等康复服务提供者可能会有所帮助。抗生素不需要在术后继续使用，可以联合使用中等强度的阿片类药物与对乙酰氨基酚治疗疼痛，并根据需要加用肌肉松弛剂。

手术后在医院住一晚，就可以在合理时间内观察患者的并发症。一个或两个节段的开放和微创手术患者可在手术当天出院。对于不复杂的病例，通常不需要术后影像检查。事实上，术后短时间内复查的脊柱 MRI 没有意义。在 2~3 周内，对临床伤口愈合情况和疼痛治疗进行随访是合适的。

并发症和治疗

腰椎减压术最常见的术中并发症是不慎切开硬膜。手术中发现或修复后，大多数医生仍会选择在恢复期间让患者平卧 24 小时。传统观点认为，这会降低腰大池的压力，直到被切开的硬膜闭合，从而降低脑脊液漏或假性脊膜膨出的风险。支持或反对这种做法的证据有限，但处理脑脊液漏的挑战使医生在发生硬膜切开后必须谨慎。一些证据确实表明，早期微创治疗的患者有很好的耐受性，因为术区死腔少，脑脊液泄漏较少。

腰椎减压术最严重的术后并发症表现为患者神经系统功能的下降。下肢出现新的或加重的无力或感觉丧失，考虑压迫性病变影响了腰骶神经根。脊髓硬膜外血肿是其中最令人担心的，它甚至可以表现为新发的马尾综合征。怀疑硬膜外血肿需要紧急行影像检查，并且再次手术探查。手术后脓肿或有症状的假性脊膜膨出也可以出现这种表现，但更常见的是迟发性出现。

皮节分布区的疼痛、感觉异常或无力可能表明在手术过程中伤及了神经根。这些症状经过治疗后可能缓解。短期使用类固醇可能对患有严重疼痛的患者有效。

腰椎手术切口由于在身体不太明显的部位，以及在坐位或平卧时易受衣服摩擦和压力的影响，因此发生切口并发症的风险增加。在切口裂开或怀疑有深部组织感染的情况下，可能需要手术冲洗和翻修。浅表感染通常对针对常见皮肤菌群的口服抗生素的治疗反应良好。

并发症要点

1. 硬膜切开后应该进行修复，并且通常需要 24 小时严格卧床，但是有或没有硬膜切开的患者的长期预后是相同的。
2. 患者术后出现任何神经系统功能下降，应立即评估，因为可能需要进行手术治疗。

证据与结论

比较手术治疗和保守治疗腰椎管狭窄症的证据有限。收集足够的数据进行系统回顾，由于缺乏一个明确定义的保守管理模式而受到阻碍，因为这可能包括各种各样的药物和技术，其本身的有效性是不同的。

最近，微创手术技术与传统开放式椎板切除术相比，证明是有利的。微创手术通常能够实现等效减压，术后疼痛更少，住院时间更短，并发症风险更低。脊柱外科医师应该同时掌握传统的开放手术和微创手术以互相补充。

参考文献

1. MACHADO G C, et al. Surgical options for lumbar spinal stenosis. Cochrane Database Syst Rev. 2016, 11:CD012421.
2. NARAIM A S, et al. Minimally invasive techniques for lumbar decompressions and fusions. Curr Rev Musculoskelet Med. 2017, 10:559–566.
3. OVERDEVEST G, et al. Effectiveness of posterior decompression techniques compared with conventional laminectomy for lumbar stenosis. Eur Spine J. 2015, 24:2244–2263.
4. ZAINA F, et al. Surgical versus non-surgical treatment for lumbar spinal stenosis. Cochrane Database Syst Rev. 2016, 1:CD010264.

第二十章　L4~L5 退行性脊椎滑脱

编者：Rani Nasser, Scott Zuckerberg, Joseph Cheng

病例介绍

一名59岁的女性，既往无明显病史，双下肢根性疼痛（右侧比左侧更重），轴性腰痛。她描述她的根性疼痛在9个月内进行性加重，轴性背痛持续超过4年。根性疼痛从膝盖向下至足内侧。而且，放射性疼痛重于轴性背痛。她只能走两个街区而不会双腿“筋疲力尽”。向前倾斜，例如靠在购物车上，可以让她暂时缓解。物理治疗或硬膜外类固醇注射等保守措施没有取得任何效果。在体格检查中，所有肌肉群肌力正常，无肌肉萎缩，腱反射正常。右足内侧轻触觉减退。

问题

1. 最有可能的诊断是什么？
2. 最宜行哪种影像学检查？
3. 治疗的最初步骤是什么？

评估与方案

根据临床情况，医生可能怀疑椎间孔变窄。这些临床发现通过椎间孔狭窄以及CT（**图20.1**）和MRI（**图20.3**）显示的L4~L5椎体滑脱得到证实。在评估脊椎滑脱时，临床医生应该怀疑椎弓峡部裂（**图20.2**）。此外，动力位成像可能有助于评估脊椎滑脱的稳定性（**图20.4**）。这可能指导治疗向融合方向发展，而不是单纯的减压。

决策制定

在没有神经功能缺损的情况下，对于伴有神经根症状的轴性腰痛患者的初步治疗在很大程度上是保守的。如果患者采取了保守治疗后症状仍持续存在或进行性加重，表明可能需要手术减压和/或稳定。脊柱患者预后研究试验（SPORT）是一项涵盖13

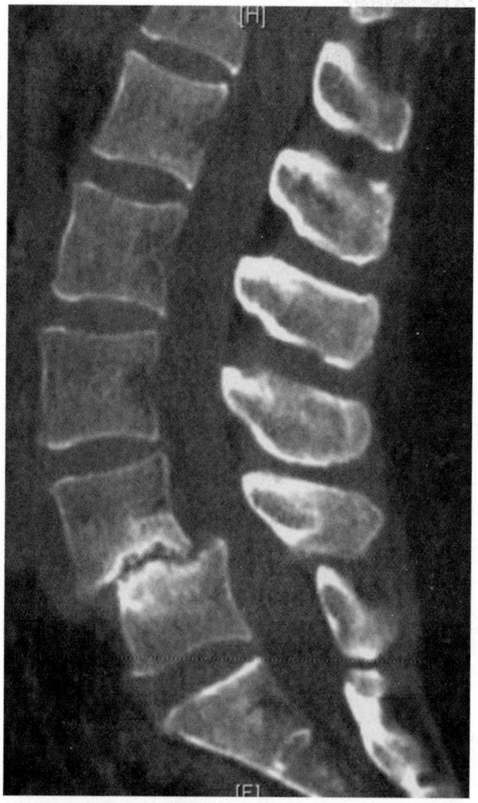

图 20.1 矢状面 CT：L4~L5 1 度滑脱

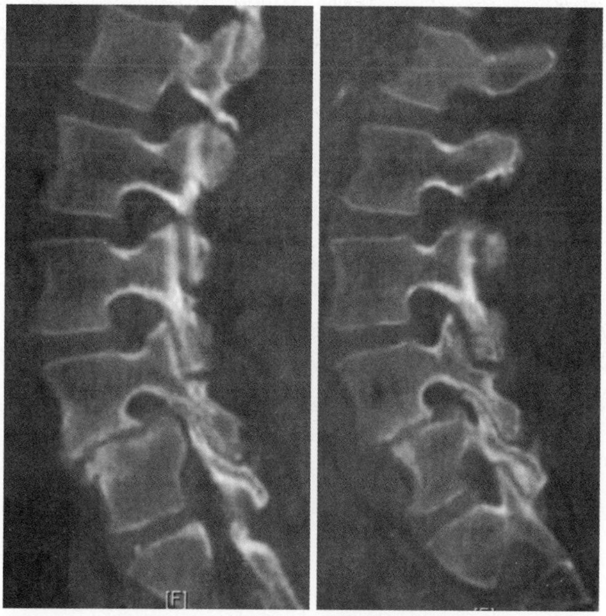

图 20.2 矢状面 CT：右侧关节间部无缺损（右图），左侧关节间部也未见缺损或骨折（左图）

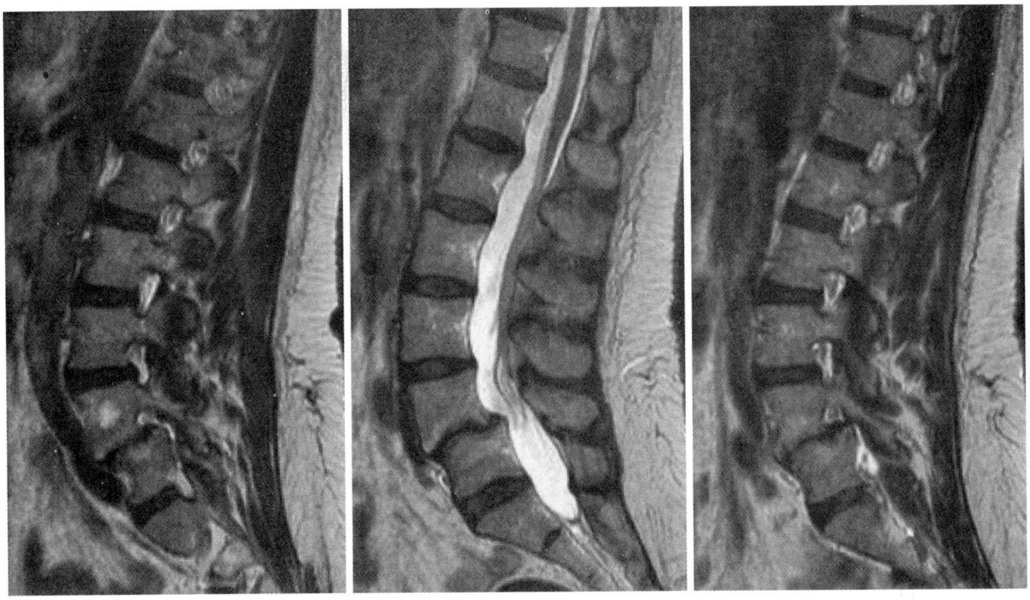

图 20.3　矢状位 MRI（从左至右）显示椎间孔狭窄，无明显中央管狭窄

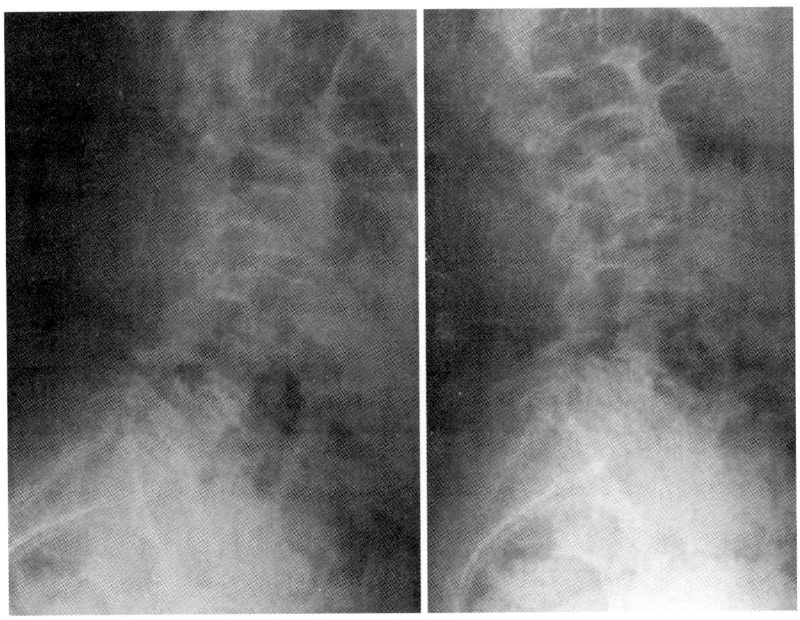

图 20.4　屈（左）、伸（右）腰椎 X 线片，未见任何病理运动

个中心的随机队列研究，比较退行性腰椎滑脱的手术与非手术治疗。该研究表明，4 年后，手术治疗的患者疼痛缓解明显优于非手术治疗的患者。

有症状的 L4~L5 退行性腰椎滑脱的保守治疗效果不佳，根据 SPORT 试验，已显示出有益的治疗效果（治疗效果 = 外科手术残疾指数的变化 – 非手术残疾指数的变化）。临床医生必须仔细考虑是否只进行椎板切除，而不进行融合。脊椎滑脱的程度可能会影响外科医生做出是否融合的决定。这与小关节突关节病变的程度相一致，如果患者仅接受椎板切除术，也可能潜在地破坏脊柱稳定。最后，融合 / 解压或单独解压的决定必须根据具体情况进行评估。

手术过程

如果术者对退行性 L4~L5 腰椎滑脱选择选择融合和减压，可以有多种方案。基于术者的偏好，可使用开放或微创经椎间孔腰椎椎体间融合术（TLIF），后路腰椎椎体间融合术（PLIF）甚至后外侧融合椎弓根螺钉内固定来达到稳定的目的。

如果患者在开放式 Jackson 手术台上，脊柱将会被排列成直线，通常低度滑脱仅通过摆放体位就可以减少滑脱程度。应特别注意在髂前上棘（ASIS）和大转子上摆放衬垫，使患者不能被旋转。脊柱未在最佳位置融合可能导致患者不适且内固定失败。确定体位后，拍摄 X 线片可帮助确认正确的节段。

在标准的骨膜下剥离过程中，必须注意不要干扰相邻的关节面，因为这可能加速其退化。

一旦暴露椎弓峡部—横突交界处，可以使用刮匙或开路锥剥去椎弓根螺钉入点的皮质。垂直于上关节突平面以小力将椎弓根探针（直尖）插入椎弓根。术者可以用 20 mm 的球形探针检查深度，以确保没有穿破骨质。之后，术者可以用 40 mm 探针进一步向内侧检查有无缺口。将止血基质注入穿刺孔通常可控制出血。此时术者可能决定放置椎弓根标记物或继续放置内固定并使用术中脊柱 CT 确认。在决定椎弓根螺钉螺纹大小时，在将来的翻修中为翻修螺钉留出空间是有益的。此外，根据腰椎滑脱的程度，术者可以选择使用复位螺钉来帮助减少滑脱。

椎间融合可以增强内固定，同时减少滑脱从而有助于恢复前凸（**图 20.5**）。术者是否决定通过经椎间孔技术进入椎间隙可能会有所不同，但仔细保留终板是贯穿所有这些技术的关键因素。椎间移植物除了恢复椎间盘的正常高度外，还间接地将椎间孔减压。椎间融合器的置入位置和形状可能会有所不同；然而，椎间融合器放置的越靠前，获得的前凸可能越多。

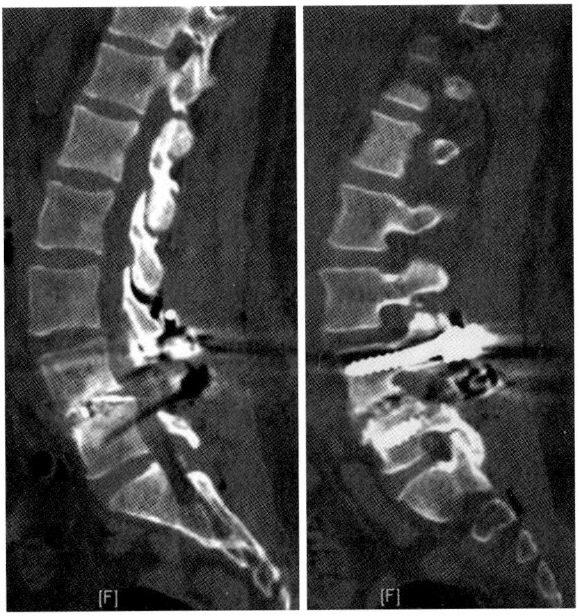

图 20.5 术后矢状位 CT 显示 L4~L5 椎间孔椎间融合术，完成小关节切除，椎体滑脱复位

术者可能会决定用后外侧关节融合来加强椎间融合。当暴露 L4 和 L5 横突并去皮质后，将减压得到的自体骨或同种异体骨置入沟槽中。

连接棒应尽可能短，以免干扰相邻的节段。通常，对于一级融合，这些棒是预切的。当试图减少 L4~L5 椎体滑脱时，L5 固定螺钉应放置在两侧，链接预弯钛棒，提拉复位，最后拧紧。如果使用神经生理监测，应在复位前后通知技术人员。

术后护理

在术后第 1 天，应监测血细胞比容、血红蛋白以及引流量（如果使用的话）。视患者情况可以移除导尿管，并允许患者在物理治疗下走路。术后第 2 天，应停用静脉镇痛药改为口服，并应提前进饮食。如果患者因持续疼痛和不适而无法行走，除机械性预防外，还可考虑进行药物预防静脉血栓。如果术中未行影像学检查，可在出院前行术后影像检查。

并发症和治疗

术中并发症如硬膜撕裂应在可能的情况下进行初级修复。如果脑脊液漏持续存在，可以考虑腰大池引流。术后，应就标准伤口检查对患者进行随访，以确保没有开裂或感染。如果怀疑有引流不畅，MRI 可能有助于排除更深层的液体积聚。此外，应随访患者术后 4 周和 3 个月时的 X 线片以评估内固定及融合器位置情况。

证据和结论

SPORT 是一项联合前瞻性随机对照和观察性队列的研究，该研究确定了手术与非手术治疗对退行性腰椎滑脱患者的治疗效果。治疗效果被描述为 Oswestry 残疾指数（手术）的变化减去 Oswestry 残疾指数（非手术）的变化。在 13 个中心，395 名患者接受了手术治疗，210 名患者接受了保守治疗。4 年后，与非手术组相比，手术组所有退行性腰椎滑脱患者的治疗效果均有改善。

参考文献

1. MATSUDAIRA K, HARA N, OKA H, et al. Predictive factors for subjective improvement in lumbar spinal stenosis patients with nonsurgical treatment: A 3-year prospective cohort study. PloS One. 2016, 11:e0148584.
2. WEINSTEIN J N, LURIE J D, TOSTESON T D, et al. Surgical compared with nonoperative treatment for lumbar degenerative spondylolisthesis. Four-year results in the Spine Patient Outcomes Research Trial (SPORT) randomized and observational cohorts. J Bone Joint Surg (Am Vol). 2009, 91:1295–1304.
3. PEARSON A M, LURIE J D, TOSTESON T D, et al. Who should undergo surgery for degenerative spondylolisthesis? Treatment effect predictors in SPORT. Spine. 2013, 38:1799–1811.
4. GANDHOKE G S, KASLIWAL M K, SMITH J S, et al. A multi-center evaluation of clinical and radiographic outcomes following high-grade spondylolisthesis reduction and fusion. J Spinal Dis Techn. 2014.
5. BLUMENTHAL C, CURRAN J, BENZEL E C, et al. Radiographic predictors of delayed instability following decompression without fusion for degenerative grade I lumbar spondylolisthesis. J Neurosurg. Spine. 2013, 18:340–346.
6. ASIEDU G B, LOWNDES B R, HUDDLESTON P M, et al. "The Jackson Table is a pain in the... ": A qualitative study of providers' perception toward a spinal surgery table. J Patient Safety. 2016.
7. GLASSMAN S D, CARREON L Y, GHOGAWALA Z, et al. Benefit of transforaminal lumbar interbody fusion vs posterolateral spinal fusion in lumbar spine disorders: A propensity-matched analysis from the National Neurosurgical Quality and Outcomes Database Registry. Neurosurgery. 2015.
8. KURAISHI S, TAKAHASHI J, MUKAIYAMA K, et al. Comparison of clinical and radiological results of posterolateral fusion and posterior lumbar interbody fusion in the treatment of L4 degenerative lumbar

spondylolisthesis. Asian Spine J. 2016, 10:143–152.

9. SHAU D N, PARKER S L, MENDENHALL S K, et al. Transforaminal lumbar interbody graft placement using an articulating delivery arm facilitates increased segmental lordosis with superior anterior and midline graft placement. J Spinal Dis Techn. 2015, 28:140–146.
10. WANG T Y, SAKAMOTO J T, NAYAR G, et al. Independent predictors of 30-day perioperative deep vein thrombosis in 1346 consecutive patients after spine surgery. World Neurosurg. 2015, 84:1605–1612.
11. KAMENOVA M, LEU S, MARIANI L, et al. Management of incidental dural tear during lumbar spine surgery. To suture or not to suture? World Neurosurg. 2016, 87:455–462.

第二十一章　峡部裂型脊椎滑脱

编者：Evan Lewis, Charles A. Sansur

病例介绍

患者为一名 57 岁女性，有 3 年的下腰痛和双侧腿痛病史。在过去的 5 个月里，患者双足进行性无力，由于右足无力无法远行。除甲状腺功能减退外，既往无其他病史。她的体重指数（BMI）正常，无定期运动习惯。患者在当地一家大型零售公司做销售员，每天吸烟半包。检查发现她的双侧踝关节背屈无力 4+/5，双侧趾长伸肌无力，双侧跟腱反射减弱（+），L4 和 L5 分布区浅感觉减退。

问题

1. 需要哪些临床检查及影像学检查?

2 该类患者的鉴别诊断是什么?

应当询问患者是否有特定姿势和 / 或活动时可以改善或加重症状。评估她到目前为止接受过何种治疗很重要。如果患者目前还没有接受物理治疗，那么她应该转到理疗科。如果患者尚未尝试应用非甾体类抗炎药物（NSAIDs），那么应该推荐她使用这些药物。应该建议她戒烟，每天进行散步和核心力量锻炼，以改善她的整个脊柱的力量支持。

影像检查应该从腰椎站立位的 X 线片开始，以前后位（AP）、侧位以及过伸过屈位进行动态研究。由于患者有神经缺陷，除了 X 线评估检查外，还要求进行非对比 MRI 评估神经受压情况。该患者 MRI（**图 21.1**）显示 L4~L5 关节突关节病变严重，伴有侧隐窝狭窄。

本病的主要鉴别诊断应包括腰椎管狭窄症、退变型腰椎滑脱和腰椎间盘突出症。较低可能性的鉴别诊断是肿瘤、感染和血管病变，如动静脉瘘。

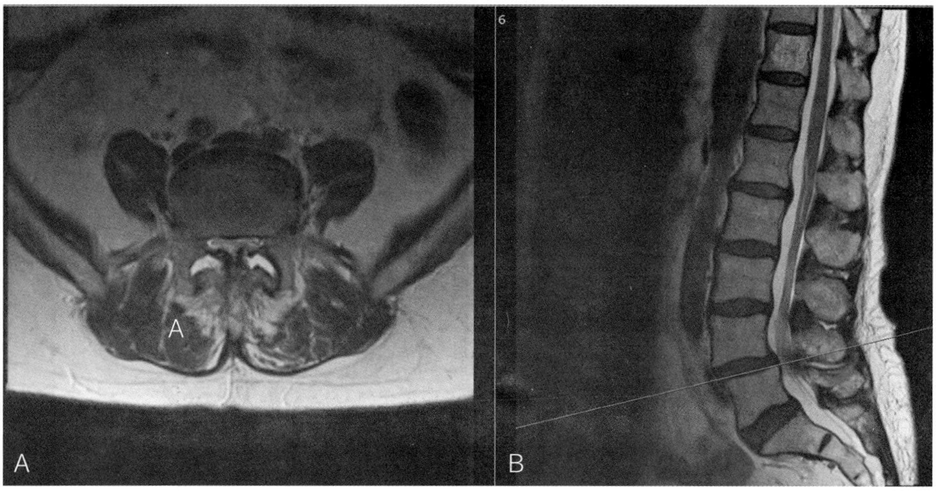

图 21.1 术前未增强 T2 加权 MRI。A. 轴向层面 L4~L5 间盘层面椎管，B. 正中矢状位图像

评估和方案

当患者侧卧并向前屈曲时，她的腿痛就会消失。X 线显示 I 度 L4~L5 椎体滑脱伴双侧 L4 峡部不连续。过伸过屈位显示出 7 mm 的水平位移。患者矢状位随伸位改变几乎完全消失。建议适当运动、戒烟、理疗和服用非甾体抗炎药。进行 2~3 个月的门诊随访，以重新评估患者的神经状态和推荐治疗的效果。

问题

1. 这位患者患有何种脊椎滑脱?
2. 该患者还有哪些非手术治疗方案?
3. 在什么情况下应该推荐手术治疗?

要点四顾：诊断建议

Wiltse 等人建立了峡部滑脱病因的分类系统。该患者有 A 型峡部裂滑脱或溶性峡部滑脱，B 型峡部滑脱的特征是峡部细长，C 型有峡部急性骨折。

在没有严重的神经病变的情况下，手术永远不应该是最初的干预建议。患者在考虑手术前至少需要接受 3 个月的保守治疗。这位患者被要求戒烟，并从事包括物理治疗、运动、核心力量的训练。如果患者在完成这一保守治疗过程后，症状仍然持续，可以开始提供更具侵入性的治疗策略。这些选择可能包括硬膜外注射或射频消融。如果患者不需要这些治疗，或者这些治疗不能成功地控制患者的症状，手术干预是一种合理的方案。术前，大多数脊柱专家会建议患者进行整个脊柱的 X 线检查，以评估整体矢状面和冠状面情况。

决策制定

该患者有多种手术方案选择。这些方法包括单纯减压不融合、减压伴器械融合（包括或不包括椎体间植骨）、后路和侧路联合入路的减压融合术、前路和后路联合入路的减压融合术，最后是前路或外侧独立椎体间融合术。

不融合术减压的好处包括维持运动和降低邻近节段退变的风险，而风险包括背痛缓解不足和畸形恶化。

后路植骨融合减压术（包括或不包括椎体间植骨）的优点是可以通过单一入路解决患者的背痛和神经痛。这种方法也允许外科医生矫正脊椎滑脱，进行广泛的减压，并利用后外侧植骨融合。这种方法的缺点是失血较多（对于开放病例），改善腰椎前凸的能力有限，与前路植骨融合相比该植骨融合的表面积减少。

通过侧椎体间植骨融合和后路器械融合的优点是能够矫正畸形，获得间接减压，并避免了后路减压的需要。为融合提供更大的表面积并可能减少失血。其仍有机会进行后路融合。这种方法的缺点是腰骶神经丛的潜在损伤和大血管损伤的风险。

有或没有后路内固定的情况下，前入路融合的优点，如上所述，可以矫正脊椎滑脱和获得间接减压的能力。此外，与侧入路相同，体间融合的表面积更大，失血也更少，仍有机会行后路融合。危险包括腰骶神经丛的潜在损伤和大血管的损伤。如果腹壁闭合不充分，也有疝气形成的风险。

手术过程

之前已提到多种后路手术方式：减压不融合，减压融合或椎间融合增强。这些过程都以类似的方式开始。首先，将患者俯卧位放置在 Jackson 手术台，胸部、髋部、大腿等处用软垫保护。术前定位，手术部位无菌消毒铺单。手术刀纵行切开，筋膜在棘突上分开，电刀分离，骨膜沿着椎板下剥离。在关节突囊的内侧缘停止剥离，仅进行减压的患者完成 L4 椎板减压术。如果已决定融合，则对关节囊进行处理。注意对 L3~L4

关节突关节囊进行保护，取出 L4~L5 关节突囊。显露 L4 和 L5 的横突与关节突结合部，椎弓根螺钉的入钉点在横突中点和关节间部的交汇处。通常，在这个连接处可以发现一个乳头状突起。在这一点先开孔，开路器开路，椎弓根是空心的。然后使用球头探针触诊管道，以评估是否有任何裂口。接下来，对钉道进行扩道，并重复应用探针探查钉道，保证四壁完整。最后，拧入适当长度和宽度的椎弓根螺钉。一旦仪器就位，就可以进行减压。由于增加了器械，可以进行更彻底的减压。一旦减压完成，连接杆固定。随后处理融合，这是通过双侧去皮质来完成的，自体骨后外侧植骨。如果需要椎体间植骨，可以在放置棒之前用两种方法之一放置。后腰椎椎体间融合术（PLIF）不需要进入椎间孔。向内侧牵拉硬膜，显露椎间盘间隙。环状切开椎间盘间隙，依次用铰刀及刮匙处理椎间盘组织，去除软骨终板，显露软骨下骨。椎体间置入骨头及融合器。经椎间孔腰椎椎体间融合术（TLIF）切除了部分或全部小关节突外的部分，以类似的方式进行，通过椎间孔进入椎间盘间隙，并以更倾斜的方向放置一个 cage（**图 21.2**），然后关闭手术切口。注意用间断的可吸收缝合线重建肌肉和筋膜，然后用间断的可吸收缝线缝合皮下组织，再缝合皮肤。

在前路手术中，患者平卧在 Jackson 手术台上。前路手术通常需要血管外科医生的帮助。通常，在脐外侧做一个辅助切口，逐层分离，在分叉处露出主动脉和髂血管。大血管保护以显露 L4~L5 椎间盘间隙。在椎间盘中环形切开，然后用髓核钳将椎间盘逐块切除。适当大小的椎间融合器被放置以提供牵张和间接减压。可以使用带有螺钉或电镀系统的集成中间体来保护结构。

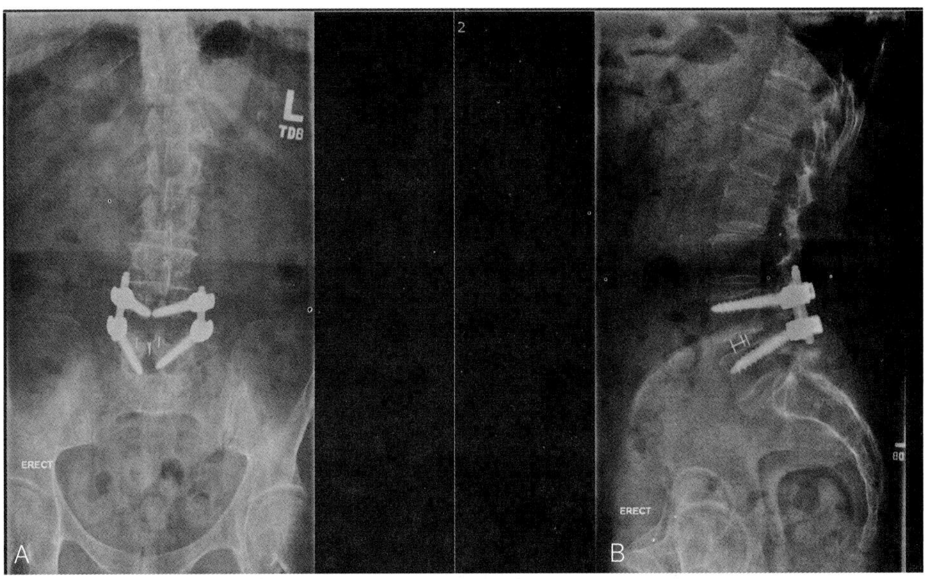

图 21.2　术后 X 线片示椎弓根螺钉及聚醚醚酮（PEEK）棒置入椎体。**A.** 正位（AP），**B.** 侧位

处理要点

1. 保留小关节突囊可以降低邻椎病的可能性。
2. 在入路中，由于椎体向前平移，上位椎体横突（TP）的显露往往更为困难。因此，在 TP 暴露过程中应注意避免对出神经的损伤。
3. 在复位前，对神经根进行广泛减压是很重要的。通常情况下，复位椎弓根螺钉有助于减少脊椎滑脱。

核心要点

1. 如果全关节突关节切除后不能矫正脊椎滑脱，那么椎间盘切除和椎体间植骨可以促进矫正。
2. 如果术中无法复位或者复位不佳，则原位融合是合适的。
3. 如果在计划的无融合减压术中发现患者术中不稳定，应考虑器械融合。

术后护理

术后，患者在麻醉恢复室苏醒。术后抗生素持续时间不超过 24 h。术中或术后的普通 X 线片评估内置物位置。除非神经学检查的变化，一般不需要进一步的影像学检查。应鼓励患者尽快走动，尽量减少融合患者的弯曲、抬高和扭转活动。在术后立即使用阿片类药物可获得疼痛控制。融合患者应避免使用非甾体抗炎药。患者应该在 14 天内到诊所进行随访，然后在几周内再次进行伤口检查。融合患者应进行腰椎正侧位检查评估内置物的位置情况。只有减压后疼痛或复发性疼痛无法缓解的患者，才应接受站立位过伸过屈位 X 线片检查，以评估脊椎滑脱的不稳定性或进展情况。物理治疗常是重要的术后治疗方法，以提高患者的核心力量和能力，适应日常活动。

并发症和治疗

脑脊液漏是脊柱手术的一种潜在并发症，其发生率在文献中有很大差异。在翻修病例中，硬膜切开术更为常见。对于脑脊液漏的管理，已经介绍了许多不同的技术和方法。在可能的情况下，建议对硬膜切开术进行一期缝合。如果不可行，建议收紧肌肉和严密闭合。术后脑脊液漏应保持仰卧位，以减少腰大池的压力。复杂硬脊膜撕裂可考虑脑脊液分流。

邻近节段疾病（ASD）是一个与器械融合和非器械融合相关的问题。它会导致相邻运动段加速退化。不同的技术，包括动态融合方法，还没有降低 ASD 的发生。注意保护两端小关节突关节是减少 ASD 发生的重要因素。ASD 的治疗始于非手术治疗，如注射、非甾体抗炎药和物理治疗。如果保守治疗失败，则考虑将融合扩大至邻近节段。

并发症要点

1. 为了恰当地关闭硬膜，通常需要让更多的脊髓液流出来，或者头低脚高位，使硬膜囊空瘪，因为这将有助于防止神经向硬膜外漂移。
2. 感染通常可以通过紧急情况下行急诊清创术和保留内置物来解决。

证据和结论

脊椎滑脱的融合治疗一直存在争议。Forsth 等人 2016 年在《新英格兰医学杂志》上发表的一项研究表明，在腰椎滑脱伴有跛行患者中，单纯减压与减压融合术的患者并无差异。Ghogawala 等人在同一期刊上发表的另一项研究是一项针对脊椎滑脱患者的随机试验，该研究表明，融合组在 2 年后的疗效明显更好。

有证据表明，与单纯后外侧融合治疗相比，后路固定合并椎体间融合治疗效果更佳。

参考文献

1. ALENTADO V, et al. Independent predictors of clinically significant improvement after lumbar fusion surgery. Spine J. 2016.
2. FORSTH P, et al. A randomized, controlled trial of fusion surgery for lumbar spinal stenosis. N Engl J Med. 2016, 374(15): 1413–1423.
3. GHOGAWALA Z, et al. Laminectomy plus fusion versus laminectomy alone for lumbar spondylolisthesis. N Engl J Med. 2016, 374(15): 1424–1434.
4. GLASSMAN S D, et al. Benefit of transforaminal lumbar interbody fusion vs posterolateral spinal fusion in lumbar spine disorders: A propensity-matched analysis from the National Neurosurgical Quality and Outcomes Database Registry. Neurosurgery. 2016, 79(3):397–405.

第二十二章　退行性腰椎侧凸

编者：Michael LaBagnara, Durga R. Sure, Christopher I. Shaffrey, Justin S. Smith

病例介绍

一名 79 岁男性患者表现为腰背部和右臀部疼痛，疼痛一直延伸到他的右大腿后侧。腿部疼痛通常止于膝盖，但偶尔会延伸到小腿后部和足底。症状开始于大约 2 年前，没有任何诱因，并且一直在逐步恶化。患者说，他全身 40% 的疼痛在腰背部，60% 在右腿。长时间站立和行走时症状加重，通过向前弯曲或仰卧使疼痛缓解。2 年前，他走好几千米才停下来休息，现在甚至走不了 400 米，腿上的沉重感和背部的疼痛迫使他休息。当他在商店里使用购物车时，可以走更远的距离。2 年前，他还是一个狂热的自行车爱好者，每周骑行 28~48 千米，但现在已经不能骑车了。患者否认大便失禁或膀胱失禁的病史，否认有任何四肢感觉改变，自诉右脚无力 1 年多。1 年前，他接受过 6 周的物理治疗，病情没有好转，两次腰椎硬膜外类固醇注射也没有缓解。

患者的既往病史有重要意义，既往有高血压病、痛风、类风湿性关节炎、骨质疏松、二叶主动脉瓣、房颤、主动脉瘤、冠状动脉疾病和甲状腺功能减退。他过去的手术史包括冠状动脉旁路移植术、主动脉修复术、主动脉瓣置换术、左髋置换术、扁桃体切除术、腺样体切除术、胆囊切除术、右膝关节镜检查和窦房结消融术。

详细的神经学检查显示，除了右踝背屈 4/5 级、足底跖屈 4+/5 级和右拇长伸肌（EHL）4/5 级外，其余肌力正常。轻触和针刺的感觉贯穿始终。深部肌腱反射在上肢为 2+，双下肢为 1+。双侧足趾向下。他从坐位转换到站立位有一定程度的困难，他的站立姿势倾向于向前弯曲。他站立时后背部疼痛加重。步态稳定，右脚轻微抬举障碍。他可以抬起左脚的脚趾和脚跟，但也不能在右脚上做任何一件事。腰椎棘突无压痛，但是腰椎棘突向右侧倾斜。

问题

1. 最有可能的诊断是什么？
2. 什么是最合适的影像学检查？

评估和方案

这位 79 岁的老人患有有症状的腰椎病、腰椎管狭窄症和退行性腰椎侧凸。他的跛行症状通过坐位或向前弯曲得到缓解，这与神经源性跛行一致，与血管跛行形成鲜明对比，血管跛行的症状通常仅靠休息即可缓解。右脚部分下垂提示 L5 神经根受影响，足底屈曲无力提示 S1 神经根受累。可触摸到的脊柱偏心于中线，提示腰椎侧凸。

诊断要点

1. 详细的病史和体格检查是达到正确诊断的必要条件：
   a. 腰椎管狭窄症：患者的站立或行走能力逐渐下降，呈间歇性跛行，继发于腿部的“沉重”感，提示腰椎中央管狭窄。
   b. 脊椎病：放射学上的脊椎病在该患者的年龄组是一个预期的发现。神经根症状的存在及正位显示不对称。
   c. 脊柱侧弯：触诊骨性脊柱应该是每一项神经学检查的常规部分。脊柱偏离中线提示脊柱侧弯。对于体型较大的患者，触诊脊柱可能比较困难。
2. 为了评估疾病的程度并制定干预计划，应进行 MRI 或 CT 检查。
3. 应拍摄站立位脊柱全长正侧位片，以评估整体脊柱排列。脊柱影像检查不完善，可能导致信息不足影响治疗计划，并可能导致不理想的结果。即使在患者的物理检查中没有明显的畸形，外科医生也应该保证获得站立位脊柱全长 X 线片。
4. 双能 X 线骨密度仪（DEXA）应用于脊柱畸形手术的成年患者，特别是老年患者和以前诊断为骨量减少或骨质疏松的患者。这些结果可能会影响植入物的选择、手术时机，或者二者兼而有之。在非急诊畸形矫正手术中，术前可以考虑促骨形成药物治疗，如特立帕肽。

决策制定

对于有神经症状 / 缺陷的患者和可能采用脊柱植入物治疗的患者，应进行包括 CT 和 / 或 MRI 在内的高级影像学检查。比较仰卧位和站立位成像在评估脊柱的序列和灵活性时也很重要。在某些情况下，CT 扫描图像可能足以评估仰卧位。本例腰椎 MRI 表现为多节段中央管及椎间孔狭窄，其中 L3~L4、L4~L5、L5~S1 最为严重（**图 22.1**）。此外，CT 检查显示出严重的椎间孔狭窄，并提供了详细的骨骼解剖，有助于手术计划

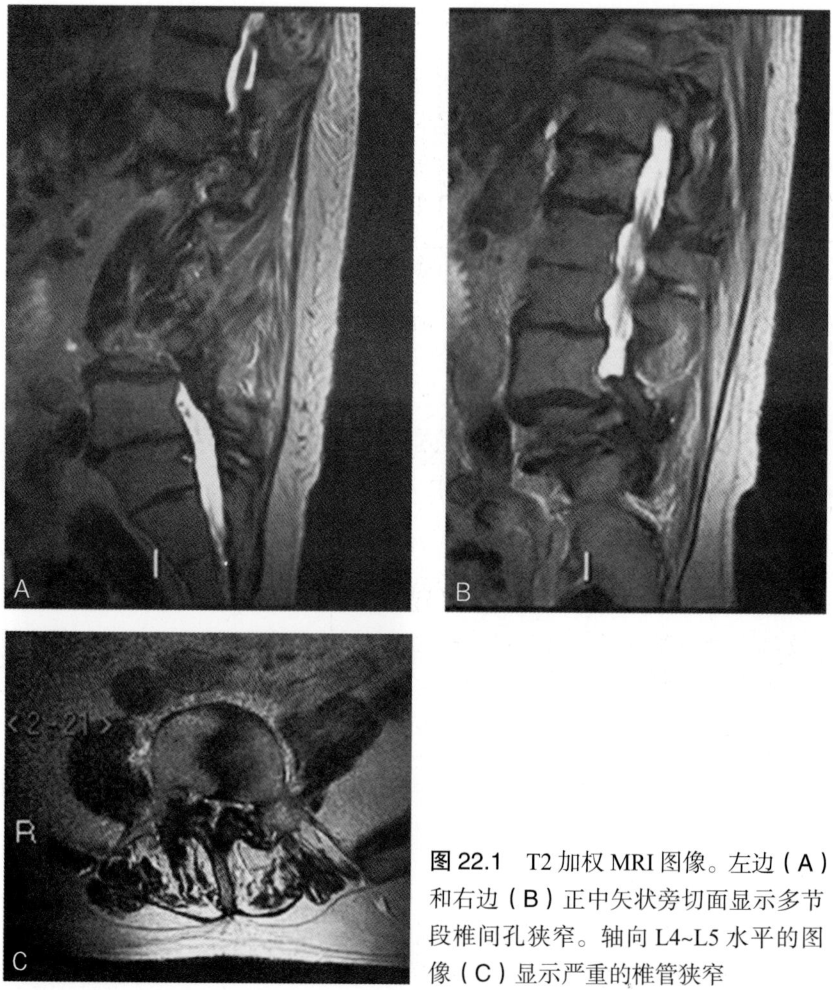

图 22.1　T2 加权 MRI 图像。左边（A）和右边（B）正中矢状旁切面显示多节段椎间孔狭窄。轴向 L4~L5 水平的图像（C）显示严重的椎管狭窄

的制订。对于已有脊柱内固定的患者，CT 骨髓造影是首选的成像方式，因为与 MRI 相比，CT 成像通常不太容易受到金属伪影的影响。站立脊柱全长正侧位片见**图 22.2**，显示脊柱向右侧弯并旋转（曲线向右）；其上端椎体位于 L2。后前位 X 线片的标准观察方向是将患者的左侧置于观察者的左侧（即真左，真右）。脊柱全长侧位 X 线片的标准观察方向是让患者面向右侧。几个脊柱骨盆参数应定期评估。基于后前位 X 线片（**图 22.2A**），冠状位脊柱偏移 –3.0 cm（C7 垂直线相对于骶骨中点垂直线的距离，左侧偏移为正值，右侧偏移为负值），冠状位 Cobb 角为 47°（头侧和尾侧水平角最大终板之间的夹角）。根据侧位片（**图 22.2B**），垂直矢状轴（SVA）为 + 8.4 cm（C7PL 与经 S1 后上角的垂直距离，左侧为正值，右侧为负值），胸椎后凸角（TK）是 22°（通常从 T2~T12 或 T4~T12 测量），腰椎前凸角（LL）是 37°（从 L1 的上终板到 S1 上终板进行测量）。此外，还需要测量骨盆参数（**图 22.2C**），包括骨盆投射角（PI）为

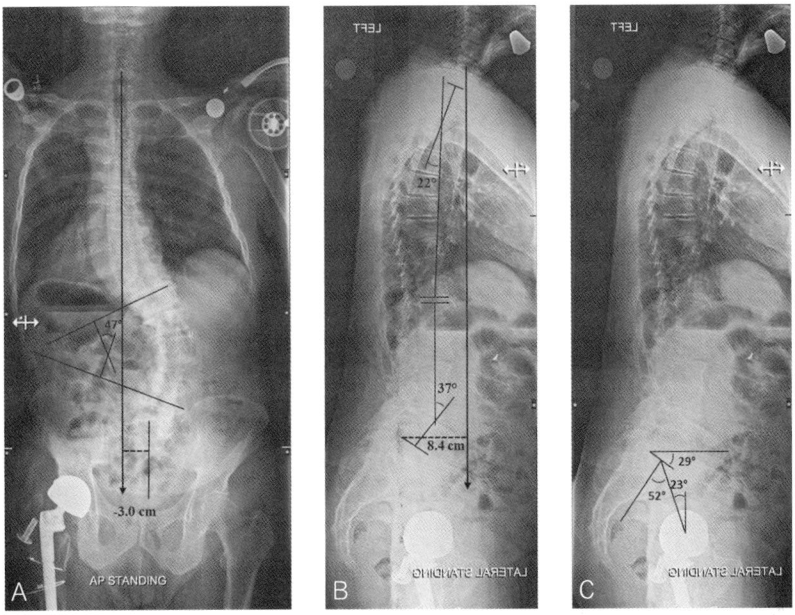

图 22.2　发病时的后前位（A）和侧位（B，C）全身站立位 X 线片。后前位成像（A）显示了冠状位偏移（–3.0 cm）和冠状面 Cobb 角（47°）的测量。侧位成像（B，C）显示 SVA（+8.4 cm）、T2~T12 胸椎后凸（22°）、腰椎前凸（37°）、骨盆投射角（52°）、骨盆倾斜角（23°）和骶骨倾斜角（29°）

52°（垂直穿过骶骨终板中点的直线与骶骨终板中点和双侧股骨头中点的连线之间的夹角）；骨盆倾斜角（PT）为 23°（骶骨终板中点和双侧股骨头中点的连线与重力线之间的夹角）；骶骨倾斜角（SS）是 29°（骶骨终板平面与水平线之间的夹角）。PI 是一个形态学参数，有助于确定一个人应该有多少 LL，而 PT 是骨盆后倾的一种测量方法，是治疗矢状位失调的一种补偿措施，当异常升高时可能导致疼痛和残疾。PI 是 PT 和 SS 的和。

Oswestry 残疾指数（ODI）评分超过 40 分（重度残疾）的放射学脊椎骨盆参数已被报道：PT 大于 22°，SVA 大于 4.7 cm，PI–LL 失配大于 11°。重要的是要记住，这些测量数值本身并不构成手术适应证，而是旨在帮助理解脊柱畸形在患者症状方面的复杂性。值得注意的是，Lafage 和他的同事最近根据患者的年龄定义了腰骶椎的阈值，并得出结论，手术矫正目标应该考虑患者的年龄，年轻患者需要更严格的矫正目标。

右髋关节和左手腕的 DEXA 扫描显示 T 值分别为 –1.7 和 –1.5，反映骨量减少。对于脊柱侧弯患者，DEXA 扫描并不能真实反映患者骨质疏松情况，而对髋关节和手腕的扫描则保持了可靠性，是该患者群体的良好替代选择。

该患者有渐进性的腰椎病和狭窄症状，最明显的是脊柱侧弯（L4~S1）的部分。虽然患者表现出轻微的冠状位和矢状位整体失衡，有限的PI–LL不匹配，骨盆倾斜角（PT）轻微升高，但这些不太可能是该患者症状的主要来源，尤其是考虑到患者的高龄。在非手术治疗失败后，他正在寻求手术治疗。中度脊柱侧弯的存在，加上机械性下背部疼痛，使有限的减压成为一个不太吸引人的选择。采用长节段固定和L3~S1融合配合短节段减压术治疗狭窄，可显著改善跛行症状。然而，这将使上器械椎体靠近冠状弯曲的顶点。由于这种干预，症状曲线进展的风险将相对较高，作为一般规则，不做推荐。这就留下了同时处理狭窄和脊柱侧弯的选择。虽然这无疑是一个更大的手术，增加了手术和医疗风险，但它为改善患者的症状提供了最好的机会。

问题

1. 手术前应做哪些额外的检查?
2. 在手术干预前应有怎样的预期?

手术过程

在医学检查和内科会诊后，对潜在益处、风险和替代方案的广泛讨论之后[5~8]，患者接受了T10至骶骨后路节段器械融合术，其中包括L1~S1的Ponte截骨术和L4~L5，L5~S1的经孔椎间融合术。术中无并发症发生。术中神经监测，包括运动诱发和躯体感觉。使用诱发电位和自由运动肌电图（EMG），未发现任何异常。术后第1天进行物理治疗，术后第6天开始住院康复。出院时，他的腿痛已消失。在术后6周的随访中，患者能够走路，背部疼痛比术前缓解。背屈肌、拇长伸肌、足底屈肌运动强度均提高到4+。术后36个月的全身站立正侧位X线片显示了更好的排列和脊柱平衡，如**图22.3**所示。在最后的随访中，他的腿部疼痛和神经源性跛行得到了缓解，运动强度恢复至正常，只是偶尔感到轻微的下背部不适。

诊断要点

1. 在没有明显或进展性神经功能缺损的情况下，成人脊柱畸形手术治疗前应尝试非手术治疗。
2. 脊柱骨盆参数应在术前评估，并有助于指导治疗方案。
3. 脊柱全长站立位X线片对于评估畸形矫正的情况是必须的。

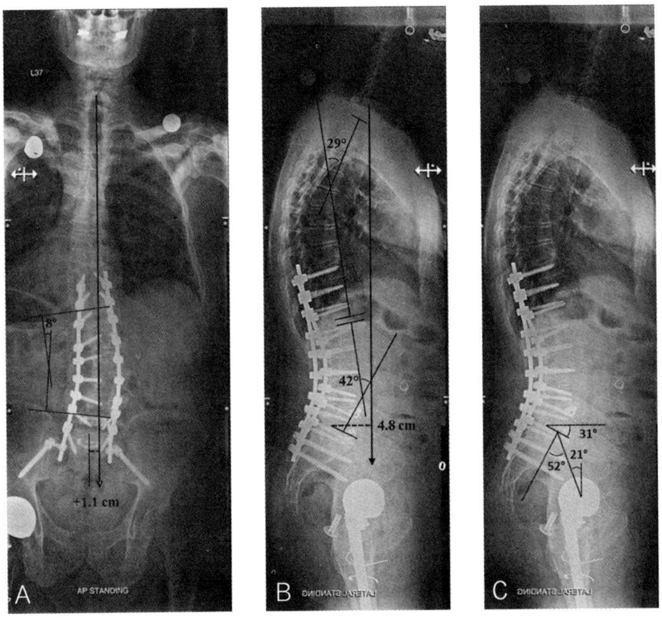

图 22.3　术后随访 36 个月，后前位（A）、侧位（B，C）全身站立 X 线片。后路节段内固定从 T10 放置到髂骨，椎体间融合器放置在 L4~L5 和 L5~S1 水平。后前位成像（A）显示了脊柱冠状面偏移（+1.1 cm）和冠状面 Cobb 角（8°）。侧位成像（B，C）矢状位垂直轴（+4.8 cm）、T2~T12 胸椎后凸（29°）、腰椎前凸（42°）、骨盆投射角（52°）、骨盆倾斜（21°）、骶骨倾斜角（31°）测量

核心要点

1. 对于神经功能缺损的患者，需要进行 MRI、CT 和 / 或脊髓造影检查。
2. 在确定矫形目标时，应该考虑年龄。
3. 脊柱畸形的外科治疗中应考虑术中神经监测。

术后护理

术后立即进行神经功能评估，并获得平片。如果神经功能下降，应考虑有 CT 检查或脊髓造影检查。术后持续物理装置预防深静脉血栓形成（DVT），并实施早期积极的呼吸管理。药物性 DVT 的预防（如肝素）也应考虑，并通常由作者在术后第 1 天使用。术后镇痛面临挑战，应用麻醉镇痛药及与疼痛小组咨询都是有益的。术后进行早期康复—物理治疗。如有可能，可获得站立全身后前位和侧位片，以评估矢状位和冠状位情况。术后静脉使用抗菌药物，直到所有伤口的引流管被拔除。术后早期开始肠内营养。如果患者不能接受肠内营养，应考虑高营养饮食。常规临床及影像学随访，包括全身站立后前位及侧位片，随访间隔为 6 周、3 个月、6 个月、1 年、2 年。

并发症和治疗

并发症可分为早期和延迟性并发症[6, 8, 9]。早期并发症包括神经功能恶化和术后伤口感染的发生。深部伤口感染率为1%~8%，通常需要手术冲洗和适当的抗生素治疗[6]。幸运的是，围手术期死亡率很低，据报道约为0.6%[6]。其他并发症包括脑脊液漏、DVT、肺栓塞、肺炎、尿路感染和心血管后遗症[6]。延迟性并发症，包括假关节、内固定失败、近端交界性后凸/失败，可能需要翻修手术[6, 9]。

证据和结论

成人脊柱畸形矫正的具体目标包括畸形矫正、神经减压、镇痛和功能改善。为了评估这些结果，重要的是使用以患者为中心的仪器来评估与健康相关的生活质量（HRQOL），如SF-36、sr-22r和ODI[7, 8, 10, 11]。强有力的证据表明，功能和健康状况的恶化与SVA阳性增加、PT增加和腰椎前凸减少有关[2, 12]。序列的恢复也被证明与患者预后的改善和残疾评分的降低有关。多项研究表明，手术治疗有可能改善成人腰椎侧弯患者的生活质量，并在这些患者的治疗方面继续取得进展[7, 8, 10, 11]。

参考文献

1. MAGGIO D, AILON T T, SMITH J S, et al. Assessment of impact of standing long-cassette radiographs on surgical planning for lumbar pathology: An international survey of spine surgeons. J Neurosurg Spine. 2015:1–8.
2. SCHWAB F J, BLONDEL B, BESS S, et al. Radiographical spinopelvic parameters and disability in the setting of adult spinal deformity: A prospective multicenter analysis. Spine. 2013, 38(13):E803–E812.
3. LAFAGE R, SCHWAB F, CHALLIER V, et al. Defining spino-pelvic alignment thresholds: Should operative goals in adult spinal deformity surgery account for age? Spine. 2016, 41(1):62–68.
4. PAPPOU I P, GIRARDI F P, SANDHU H S, et al. Discordantly high spinal bone mineral density values in patients with adult lumbar scoliosis. Spine. 2006, 31(14):1614–1620.
5. BESS S, LINE B, FU K M, et al. The health impact of symptomatic adult spinal deformity: Comparison of deformity types to United States population norms and chronic diseases. Spine. 2016, 41(3):224–233.
6. SMITH J S, KLINEBERG E, LAFAGE V, et al. Prospective multicenter assessment of perioperative and minimum 2-year postoperative complication rates associated with adult spinal deformity surgery. J Neurosurg Spine. 2016, 25(1):1–14.
7. SMITH J S, LAFAGE V, SHAFFREY C I, et al. Outcomes of operative and nonoperative treatment for

adult spinal deformity: A prospective, multicenter, propensity-matched cohort assessment with minimum 2-year follow-up. Neurosurgery. 2016, 78(6):851–861.

8. SMITH J S, SHAFFREY C I, GLASSMAN S D, et al. Risk-benefit assessment of surgery for adult scoliosis: An analysis based on patient age. Spine. 2011, 36(10):817–824.
9. LAPP M A, BRIDWELL K H, LENKE L G, et al. Long-term complications in adult spinal deformity patients having combined surgery a comparison of primary to revision patients. Spine. 2001, 26(8):973–983.
10. BRIDWELL K H, GLASSMAN S, HORTON W, et al. Does treatment (nonoperative and operative) improve the two-year quality of life in patients with adult symptomatic lumbar scoliosis: A prospective multicenter evidence-based medicine study. Spine. 2009, 34(20):2171–2178.
11. SMITH J S, SHAFFREY C I, BESS S, et al. Recent and emerging advances in spinal deformity. Neurosurgery. 2016 (invited submission).
12. GLASSMAN S D, BRIDWELL K, DIMAR J R, et al. The impact of positive sagittal balance in adult spinal deformity. Spine. 2005, 30(18):2024–2029.

第二十三章　平背畸形

编者：Yusef I. Mosley, James S. Harrop

病例介绍

一名 68 岁的女性，有类风湿关节炎、骨质疏松症，下背痛并下肢放射痛病史 7 年以上。她在发病前约 4 年接受了腰椎减压融合术。术后大约 2 周，患者出现严重的背部、臀部和腿部疼痛。背部和腿部疼痛同样严重，导致生活质量下降。患者诉长时间站立或行走会使症状加重。患者在腰椎手术后尝试了物理疗法，症状只有轻微好转；尝试硬膜外类固醇注射（EDSI），症状得到了一些缓解。不幸的是，后期 EDSI 不再有效地控制她的症状。目前患者诉双下肢无力，右腿比左腿无力程度更重。她步态不稳，但不需要搀扶。患者自诉疼痛影响了她进行日常生活、睡眠、旅行、锻炼等的能力。此外，她还抱怨在 C6 神经分布区右臂处麻木。然而，她否认手部精细运动受限或肠道与膀胱出现异常。患者不使用任何烟草制品。

问题

1. 最有可能的诊断是什么？
2. 需要哪些影像学检查完成诊断？
3. 需要做哪些部位的检查？为什么？
4. 如果需要，还有哪些非手术治疗可以改善手术后疗效？

对患者进行详细的神经学评估，异常步态、站立时前倾姿势、颈椎和腰椎活动范围减小等结果呈阳性。她没有任何病理反射、Hoffmann 征、Babinski 征或下肢肌肉萎缩。

评估和方案

神经外科医生怀疑患者在体检和临床病史中出现矢状面平衡问题。患者自诉可能是由于颈椎病压迫脊髓引起。颈椎病不太可能继发于病史和体格检查中没有任何上肢体征或症状的情况。

患者应进行胸椎和腰椎 MRI，以排除可能导致其症状的狭窄。胸段严重狭窄可能是她步态不稳的潜在原因，腰椎严重狭窄可能是她姿势不稳的原因。患者常常通过前倾增加椎间孔的大小来减轻腰椎神经压迫。此外，该患者应做 CT 扫描腰椎和胸椎来更好地了解骨性解剖结构，从先前的手术干预中排除潜在的骨性问题，以排除可能发生的任何隐匿性骨折。此外，CT 扫描通过统计 Hounsfield 单位已经被用来评估骨质疏松症患者的骨健康情况。最后，患者应同时进行腰椎 X 线检查（正侧位及过伸过屈位）和完整的站立脊柱全场正侧位 X 线检查。腰椎 X 线检查将允许评估上次手术内置物状态，动态影像（屈曲 / 伸展）将排除任何潜在的假关节或不稳定。完整的站立脊柱侧位 X 线片用于评估患者的整体序列情况，并测量骨盆投射角（PI）与腰椎前凸（LL）不匹配的情况，并评估其矢状位垂直轴（SVA）。

另一个需要评估的问题是患者的类风湿关节炎病史和正在服用的可能抑制骨融合的抗炎药物。此外，必须对患者的骨质疏松病史进行评估，看患者是否服用药物以帮助改善她的整体骨骼质量。最近的双能 X 线骨密度仪（DEXA）扫描将有助于量化她骨质疏松的严重程度。

诊断要点

1. 体格检查
   a. 完整的神经系统检查，特别是脊髓病理征象（Hoffmann 征、阵挛、反射亢进等）。这些是很重要的评估，因为如果一个患者有颈椎和胸腰椎的病理改变，可能需要首先处理颈椎。
   b. 需要仔细评估患者的姿势。矢状位平衡问题的患者通常膝关节和髋关节轻度屈曲站立，以代偿患者长时间形成的前倾姿势。
2. 成像研究
   a. MRI 可以评估任何可能导致患者症状和体征的中央管或椎间孔狭窄。
   b. CT 扫描评估任何内置物失败、假关节或隐匿性骨折。此外，Hounsfield 单位可以评估特定椎体的骨量情况。

c. 站立性脊柱全长 X 线检查允许 PI、LL、骨盆倾斜（PT）和 SVA 检查。必须评估 PI–LL 的任何不匹配，这应该在 ±10° 。正常 PT 应小于 15° ；如果较高，患者可能会骨盆倾斜，以弥补矢状面正平衡。SVA 应小于 S1 椎体后上角前方 5 cm。

d. 在评估 DEXA 扫描时，重要的是评估部位的数量和哪一部分用于评估骨的质量。当研究集中在脊柱上时，它可能低估骨质疏松的严重程度，因为骨赘的存在增加了 t 值评分。数值应从髋部获得（有关骨质疏松症的评估，请参阅 CT 扫描下的说明）。

患者胸椎和腰椎无椎管狭窄（图 23.1）。她的 CT 扫描没有显示任何骨性病变、假关节或隐匿性骨折（图 23.2）。她的腰椎 X 线片显示以前的 L3~L5 椎体没有任何假关节、骨性异常或不稳定的证据（图 23.3）。脊柱侧位 X 线显示 SVA 为 +15.5 cm，PI 为 60° ，LL 为 20° ，PT 为 28° （图 23.4）。

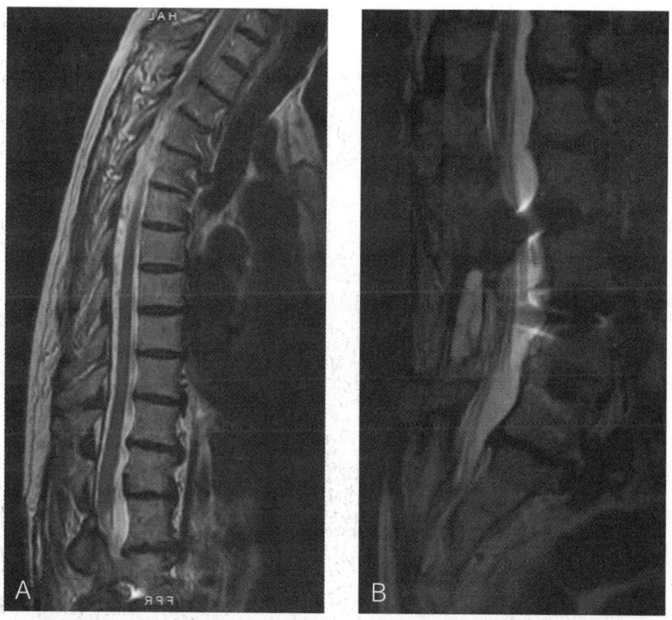

图 23.1 A. 胸椎矢状位 T2 MRI，未见中央狭窄。B. 腰椎矢状位 T2 MRI，未见中央狭窄

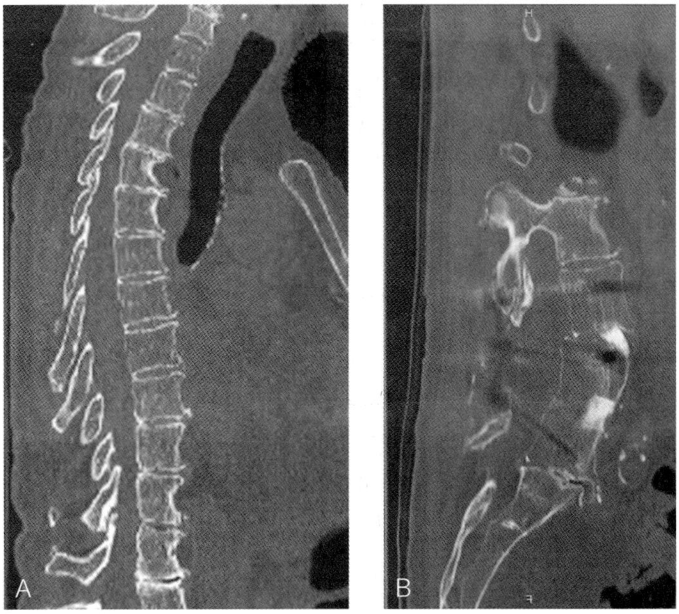

图 23.2　A. 胸椎矢状位 CT，未见隐匿性骨折或骨异常。B. 腰椎矢状位 CT 扫描，显示以前的椎体，没有任何内置物失效或假关节形成

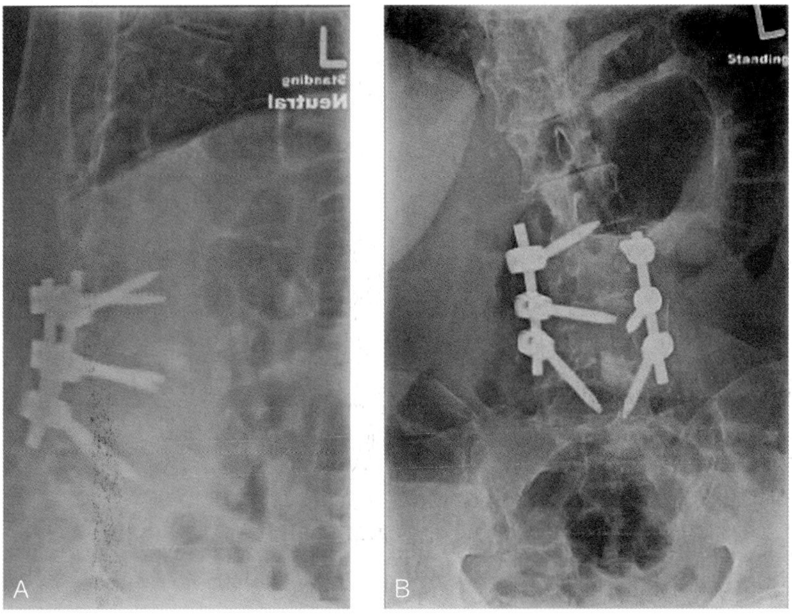

图 23.3　A. 侧位腰椎站立位 X 线显示既往内置物。B. 前后位腰椎站立位 X 线显示既往内置物

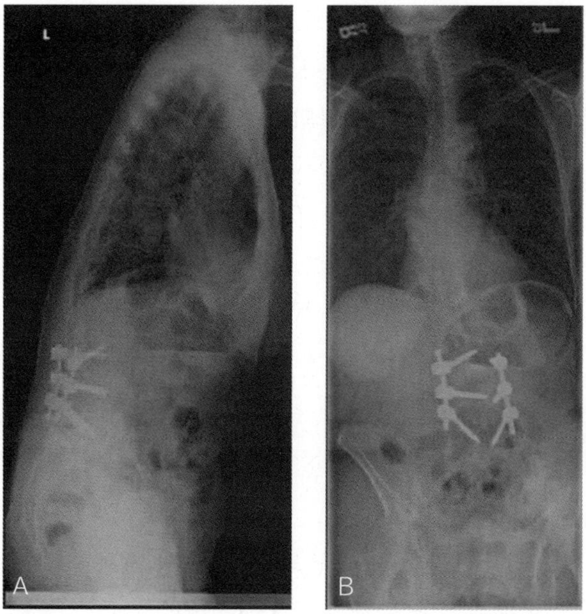

图 23.4　A. 站立位脊柱全长正位片。B. 站立位脊柱全长侧位片

问题

1. 如何根据临床和影像学结果制订手术计划?
2. 手术的适当时机是什么?
3. 手术的目的是什么，如何实现?

决策制定

该患者的影像学表现和临床检查表明，她将从纠正其整体序列和 PI–LL 不匹配的手术中获益。然而，在讨论合适的手术方法之前，最大限度地提高患者的整体骨骼健康是关键。有研究表明，与同龄人相比，接受脊柱外科手术的老年患者患骨质疏松症 / 骨质减少的概率更高。治疗的第一步应该是转诊给内分泌医师，以便对患者的骨质疏松症进行医疗管理。一些预防治疗的例子包括维生素 D 和钙剂的补充，补充甲状旁腺激素、降钙素和雌激素替代治疗等。在手术干预前，患者接受骨质疏松症治疗的时间长短尚未达成共识。事实上，已有文献表明，延迟骨质疏松症患者腰椎间盘突出症手术可能导致术后 6 个月出现不利结果[1]。本例患者在术前接受内分泌科医生的评估，并使用特立帕肽治疗。

如前所述，她有显著的 PI–LL 不匹配，SVA 阳性，PT 增加。手术的目的是通过并发症最小化的方法纠正她的畸形。她的 PI 和 LL 之间有 40° 的不匹配；此外，还必须考虑她的 PT 升高。PT 的增加是她的身体试图通过调整骨盆来纠正整体序列。Schwab 等人发表了一个脊柱截骨分类系统，回顾了截骨的类型和预期的纠正量[2]。本例患者既往 L3~L5 融合，PI–LL 不匹配大于 40° ，因此，她至少需要一次 Schwab 三级截骨术［椎弓根截骨术（PSO）］以实现其大部分必要的矫正。这个三级截骨术至少有 30° 的矫正。Schwab 四级截骨术是一种带椎间盘切除的 PSO，矫正可达 45° 。虽然 PSO 是一种强大的矫正技术，但它确实增加了内置物故障和假关节的风险。建议使用骨形态发生蛋白（BMP）来帮助获得坚固的融合。

畸形矫正可以通过多种方法实现，包括前 / 后，侧 / 后，或单纯后路。前路腰椎椎间融合术（ALIF）与后路融合术相结合，可以在 L5~S1 椎间植骨，与标准的经椎间孔椎间融合术（TLIF）相比，L5~S1 椎间融合术具有更大的前凸度。然而，Dorward 等人的研究表明，TLIF 在较长的结构中具有较短的整体手术时间，并且具有较好的纠正脊柱侧弯的能力。

一旦确定了如何矫正腰椎畸形，就必须考虑上端固定椎（UIV）和远端固定椎。这个患者可能需要固定到髂骨。这项技术在较长的结构中是有用的，因为它能够保护骶骨螺钉不受破坏，并增加了在腰骶交界融合的机会。关于 UIV，应该考虑到患者患有骨质疏松症，这将增加螺钉拔出以及近端交界性脊柱后凸（PJK）或交界性失败（PJF）的风险。有几种方法可以降低 PJK 和 PJF 的风险：

- 长节段融合，避免从颈胸或胸腰椎交界处开始或结束。
- 在畸形顶点上下至少有三个固定节段。
- 混合结构（椎弓根螺钉、横联、经皮椎弓根螺钉）可能提高固定强度。
- 椎弓根螺钉插入方向影响拔出强度，建议软骨下骨置钉固定。
- 增加椎弓根螺钉的插入扭矩和拔出强度。
- 椎弓根螺钉的置钉方向对拔出强度有不利影响，应避免。
- 在 UIV 处使用水泥增强。

问题

1. 与成人畸形手术相关的围手术期并发症有哪些?
2. 有哪些预防措施可以降低并发症的风险?

手术过程

脊柱畸形手术是在全麻下进行的，包括放置 Foley 导尿管、建立动静脉通路。神经监测［躯体感觉诱发电位（SSEP）、运动诱发电位（MEPs）和肌电图（EMG）］被用来确保椎弓根螺钉放置、截骨和矫形手术期间所有神经元素都是安全的。

患者取俯卧位，骨骼处软垫保护，如胸部 / 胸骨区、髋关节 / 髂前上棘（ASIS）、大腿和膝盖。通常使用 Jackson OSI 床。患者的姿势应加强腰椎前凸。

做好手术中潜在并发症的准备是取得好结果的关键。脊柱从后入路暴露可导致大量失血。使用氨甲环酸（TXA）是减少失血和输血的需要。Hui 等人在 meta 分析中发现，TXA 显著降低了术中和术后的出血量，减少了细胞回收输血量。TXA 可诱发血栓，导致深静脉血栓形成或肺栓塞（DVT/PE）。然而，这种情况似乎很少发生。其他减少失血的方法为使用细胞保护装置和高功率凝血装置。

在脊柱暴露完之后（要非常小心，不要破坏那些小关节突关节），应该先取出先前器械。接下来，可以插入新的仪器。在 UIV 时，将水泥注入椎体以降低 PJK/PJF[5]的风险。根据外科医生的经验，椎弓根螺钉的放置可以通过徒手技术进行，该技术不使用任何成像手段。重要的是防止任何神经损伤的椎弓根螺钉放置；这可以通过在椎弓根探壁和 / 或放置椎弓根螺钉后检查 MEPs 来实现。此外，椎弓根螺钉在置入后可以直接刺激 EMG。另一种方法是使用术中 CT 扫描或透视来评估是否有螺钉放置不当。

经椎弓根截骨术是一个不小的壮举。这就需要细致地暴露准备切除椎弓根的上下缘。例如，如果目标是 L3 PSO，那么 L2 和 L4 椎弓根应该是可接近的。在骨暴露后，应去除椎板，适当的定位应包括 L2、L3 和 L4 神经根。截骨成功后，观察神经根，应在 L2 和 L4 椎弓根螺钉之间放置一根临时棒。楔状切除应双侧进行，松开帽螺钉，使截骨复位，并适当闭合截骨。应该有骨与骨的接触，以确保适当的融合。放置一根连接 UIV 和骨盆内固定的棒。进行适当去皮，并将自体骨移植、同种异体骨移植和其他产品（如 BMP）联合放置于骨上，以促进融合。重要的是在 PSO 的水平放置一个额外的杆，以减少杆断裂的机会。

诊断要点

1. 螺钉置入和植骨融合产品置入的关键是预防并发症发生。
   a. 在暴露期间，注意保持椎管上和椎管内韧带完整，以防止 PJK/PJF。
   b. 利用刚才讨论的一些技术来防止 PJK/PJF。

2. 在脊柱手术中，患者处于俯卧位的时间和手术中输入的液体量是造成脊柱手术中一个非常罕见的并发症的原因——术后失明。因此，较大手术过程中需定时检查、矫正以保证患者的安全。

许多术者采取额外的措施来预防 PJK/PJF。

术后护理

应在重症监护病房或普通病房对患者进行生命体征监测。如果患者在手术后需要增加平均动脉压（MAP）以获得适当的脊髓灌注，则应进行有创血压监测。此外，患者通常有麻醉使用史，可能需要咨询住院患者疼痛管理服务以获得足够的疼痛控制。

没有证据表明患者在手术干预后使用胸腰骶（TLSO）支架能改善预后；然而，术后使用 TLSO 支架可以使患者在愈合过程中保持适当的姿势。

患者需要物理治疗。特别要注意的是髋关节挛缩会随着时间的推移而发展，以帮助适当的恢复过程。

应建立适当的影像学随访（图 23.5），以确保患者没有出现任何未诊断的并发症，如 PJK/PJF，内置物失效或感染。

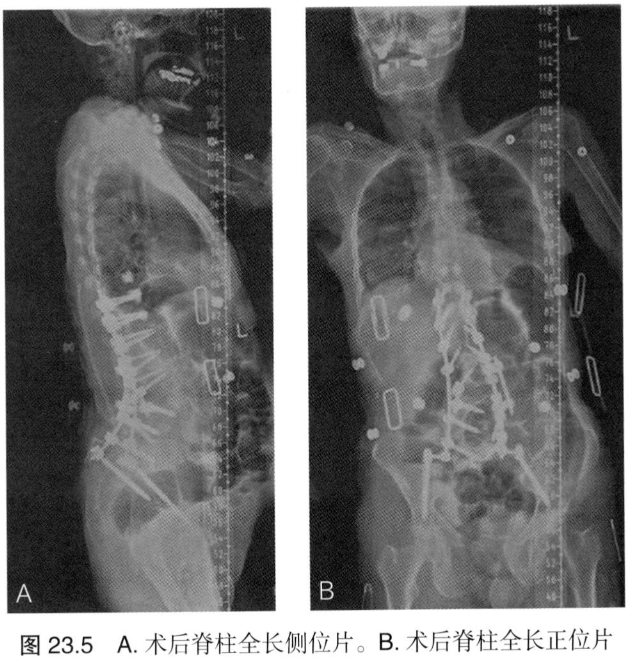

图 23.5　A. 术后脊柱全长侧位片。B. 术后脊柱全长正位片

参考文献

1. LEHMAN R A Jr, KANG D G, WAGNER S C. Management of Osteoporosis in spine surgery. J Am Acad Orthop Surg. 2015, 23(4): 253–263. doi: 10.5435/JAAOS-D-14-00042.
2. SCHWAB F, BLONDEL B, CHAY E, et al. The comprehensive anatomical spinal osteotomy classification. Neurosurgery. 2014, 74(1): 112–120.
3. DORWARD I G, LENKE L G, BIRDWELL K H, et al. Transforaminal versus anterior lumbar interbody fusion in long deformity constructs: A matched cohort analysis. Spine (Phila PA 1976). 2013, 38(12): E755–E762. doi: 10.1097/BRS.0b013e31828d6ca3.
4. HUI S, XU D, REN Z, et al. Can tranexamic acid conserve blood and save operative time in spinal surgery? A meta-analysis. Spine J. 2017 Dec 122. Pii: S1529-9430(17)31192-0. doi: 10.1016/j.spinee.2017.11.017.
5. GHOBRIAL G M, EICHBERG D G, KOLCUN J P G, et al. Prophylactic vertebral cement augmentation at the uppermost instrumented vertebra and rostral adjacent vertebra for the prevention of proximal junctional kyphosis and failure following long-segment fusion for adult spinal deformity. Spine J. 2017, 17(10): 1499–1505. doi: 10.1016/j.spinee.2017.05.015.

第二十四章　椎间盘炎

编者：Jacob R. Joseph, Brandon W. Smith, Mark E. Oppenlander

病例介绍

一名有海洛因静脉注射滥用史的 37 岁妇女，因慢性背痛急性发作就诊于急诊科。患者诉疼痛于 3 个月前开始，并伴有恶心和寒战。患者诉这种疼痛持续不断，感觉如同肌肉痉挛，背部两侧都有辐射。患者否认腿部疼痛，否认麻木或刺痛。自发病以来疼痛逐渐加重，只有注射海洛因能减轻疼痛。患者否认发热，但仍有间歇性寒战。关于吸毒问题，患者自诉通常每天都吸食海洛因，但在过去 3 天内未吸食。患者承认出汗、腹泻、恶心和发抖的症状，否认有外伤、膀胱失禁、尿潴留或鞍区麻木史。体检时患者无中毒表现，无发热，详细的神经学检查均正常，四肢肌力正常，感觉正常。患者反射完全对称，无病理反射。脊柱触诊并不会引起明显的疼痛，也没有发现明显的异常步态。

> **问题**
> 1. 可能的诊断是什么？
> 2. 应进行哪些实验室检查？
> 3. 应进行哪些影像学检查？

评估和方案

患者的病史令神经外科医生怀疑其有骨髓炎和椎间盘炎。鉴别包括退变性椎间盘疾病、创伤性脊柱骨折、病理性脊柱骨折、骨肿瘤、钩端病、骶髂炎、肾盂肾炎和腰肌脓肿。然而，已知有静脉药物滥用史的患者一旦出现背痛，应立即引起对骨髓炎和椎间盘炎的关注。

导致骨髓炎 / 椎间盘炎的危险因素不仅包括静脉内药物滥用，还包括获得性免疫缺陷综合征（AIDS）和其他免疫缺陷状态（如移植受者或化疗患者）。其他危险因素包括糖尿病、肾功能衰竭、肝硬化和远处感染。

革兰阳性菌最常见，金黄色葡萄球菌最有可能。其他常见的微生物包括表皮葡萄球菌、草绿链球菌、肺炎链球菌和肠球菌。革兰阴性菌较少见，通常与胃肠道和泌尿生殖系统来源有关。假单胞菌的种类也是静脉吸毒者考虑的因素之一。

最初的实验室评估应包括一个完整的血常规，以评估白细胞计数的增加或左移。中性粒细胞的增加提示典型的细菌感染，而淋巴细胞的增加提示分枝杆菌或真菌感染。除血常规外，还应测定红细胞沉降率（ESR）和C反应蛋白（CRP）水平。ESR和CRP是急性炎症的非特异性标志物，但对骨髓炎/椎间盘炎有合理的敏感性。即使在诊断很明显的情况下，ESR和CRP的检测也是有用的，连续检测可以评估治疗效果。

MRI是诊断骨髓炎/椎间盘炎最有效的临床手段。成像应同时行普通MRI及强化MRI。全脊柱成像，因为感染通常是多病灶的。一般情况下，T1加权前对比图像显示受影响椎体的低信号，而T2加权图像显示受影响椎体、椎间盘间隙和椎旁软组织的高信号。T2高信号提示这些结构水肿。对比后T1加权图像显示了受影响的结构增强化。如果影像学显示骨受累，而不是椎间盘受累，则应考虑其他诊断，如骨坏死。

对于某些患者，如植入起搏器或除颤器的患者，安全、及时地获得MRI是困难的。在这些患者中，必要时行局部影像学检查。CT可以帮助评估椎体破坏的数量，以帮助确定是否需要内固定和融合。此外，静脉造影与CT的使用有助于鉴别增强脓肿，包括硬膜外间隙和腰肌的脓肿。如果担心神经受压，可以通过行CT骨髓造影对比。其他影像学研究，如放射性核素扫描和正电子发射断层扫描（PET）也可以评估骨髓炎/椎间盘炎，虽然它们很少用到。

疑似骨髓炎/椎间盘炎的影像学检查还应包括脊柱畸形的评估。虽然MRI或CT可以显示受影响水平周围的局灶性后凸，但它们是在卧位拍摄的，可能会错过畸形。站立位脊柱全长X线片在这种情况下是有帮助的。

本病例行MRI和CT检查，显示T10~T11有骨髓炎/椎间盘炎的征象（**图24.1**），没有硬膜外脓肿的证据（**图24.2**）。她的ESR是34 mm/L，CRP是2.7 mg/L。

问题

1. 此时应推荐给患者何种治疗？
2. 如何治疗患者的疼痛？
3. 这位患者治疗失败的原因是什么？

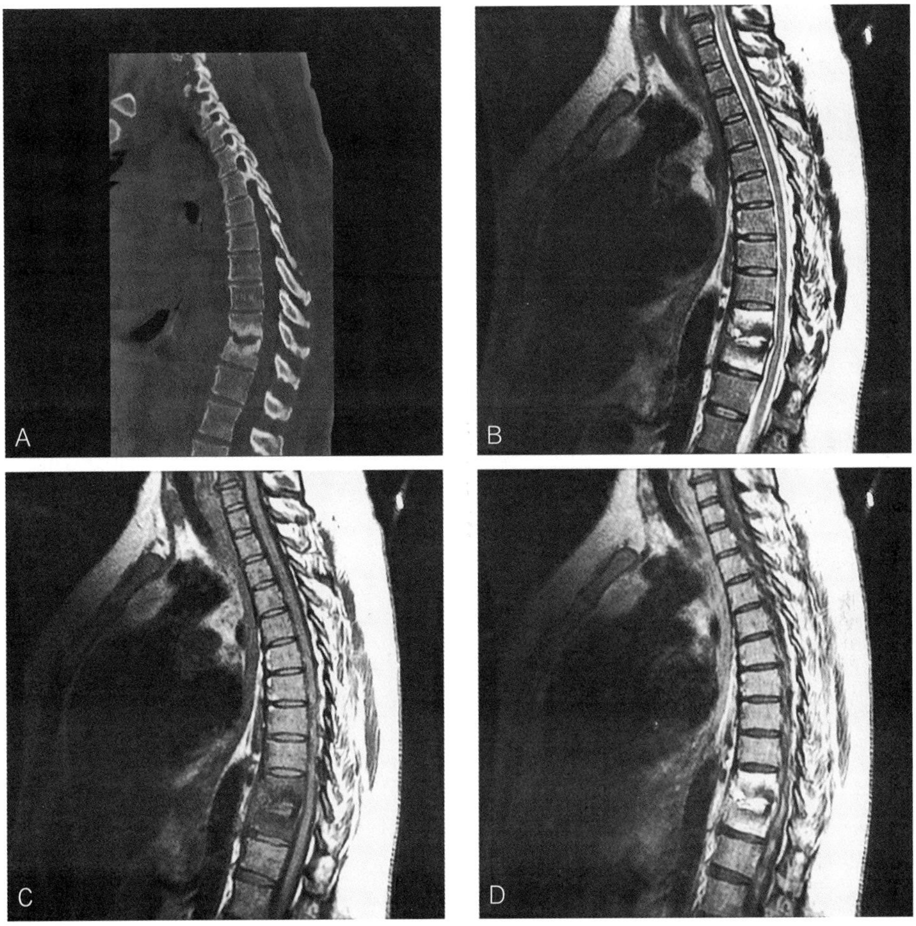

图 24.1　术前正中矢状面成像。A. 矢状位 CT 无对比显示椎体破坏和 T10~T11 椎体后凸。B. 矢状位 T2 加权 MRI 显示 T10~T11 椎体及椎间盘 T2 高信号。C. 矢状位非强化 MRI T1 加权像显示椎体 T1 低密度。D. 矢状位 T1 加权增强 MRI 显示 T10~T11 椎间盘和椎体弥漫性增强

诊断要点

1. 发生自发性骨髓炎 / 椎间盘炎的危险因素包括静脉药物滥用、艾滋病、免疫抑制、糖尿病和肾功能衰竭。
2. 有发热和背痛危险因素的患者应评估椎间盘炎。初步评估包括 CBC、ESR 和 CRP，以及详细的神经学检查。
3. MRI 及强化 MRI 对比是评价骨髓炎 / 椎间盘炎的首选检查方法。

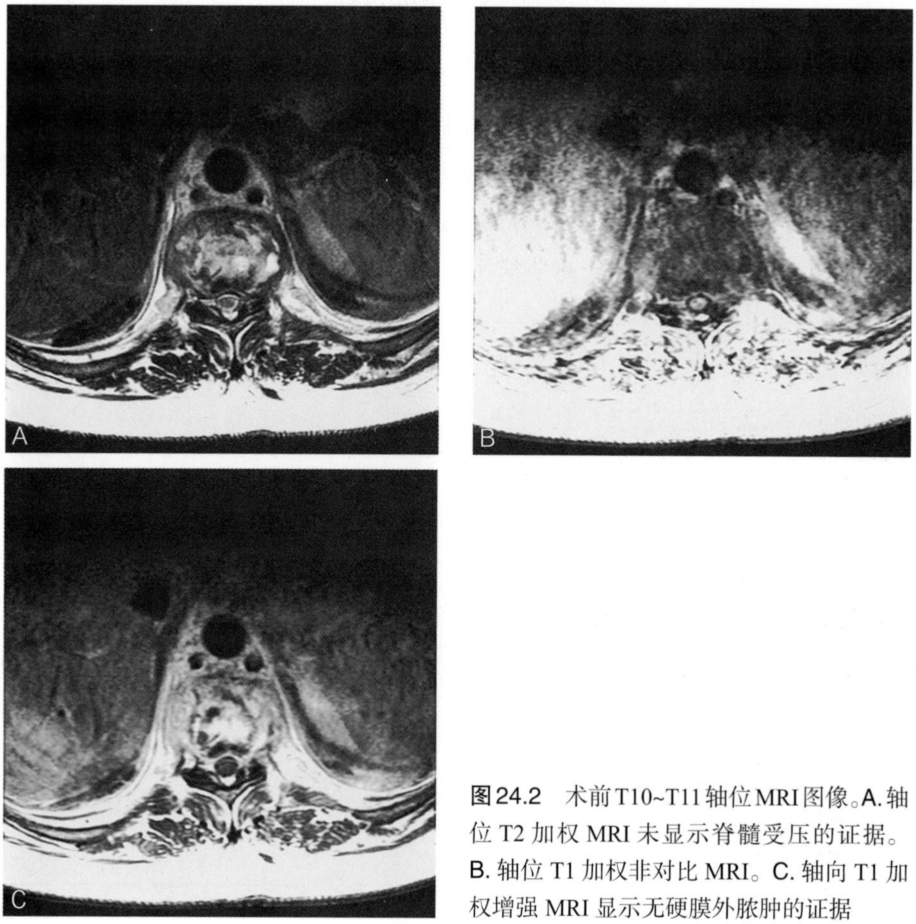

图24.2 术前T10~T11轴位MRI图像。A. 轴位 T2 加权 MRI 未显示脊髓受压的证据。B. 轴位 T1 加权非对比 MRI。C. 轴向 T1 加权增强 MRI 显示无硬膜外脓肿的证据

决策制定

当高度怀疑脊柱骨髓炎 / 椎间盘炎时，需要紧急评估和影像学检查。最初的检查应集中于任何神经缺陷的鉴定。如果有神经系统缺陷的证据，应进行紧急脊柱成像。

在没有神经功能缺损的情况下，通常不需要紧急手术治疗。然而，患者确实需要紧急治疗。治疗的第一步应该是采集血液和尿液的革兰染色和培养，以及前面提到的实验室检测。如果其他培养物呈阴性，也可能需要直接培养受影响的椎体或椎间盘间隙组织，这是通过 CT 或透视引导下经皮穿刺活检完成的。培养完成后，应立即使用广谱抗生素进行治疗。应确保初步治疗覆盖耐甲氧西林金黄色葡萄球菌（MRSA）。除非患者感染了败血症，或者很可能马上就会感染，那么抗生素可以推迟到培养完成后使用。

疼痛是一种常见的症状，需要治疗。对于急性疼痛，麻醉剂和肌肉松弛剂联合使用是有帮助的。由于有恶化感染的危险，类固醇是不可取的。神经性止痛药，如加巴

喷丁或普瑞加巴林可以帮助治疗神经根痛。如果患者抱怨机械疼痛或轴向负荷引起的疼痛，可以考虑使用外部支撑。

如果有神经功能缺陷的证据，那么紧急的脊柱磁共振成像是必要的，以确定神经压迫的位置。如果发现硬膜外脓肿，必须紧急减压以保持神经功能。即使在没有神经功能缺损的情况下，如果有硬膜外脓肿的证据，也应与患者讨论早期手术减压的风险和益处。感染的位置也可能有助于这些病例的决策。脊髓附近的感染（颈椎和胸椎水平）更有可能导致神经功能迅速下降，因此需要早期干预。

手术干预还有其他几个考虑因素。如果静脉注射抗生素治疗不能改善症状或改善实验室标记物，那么可能需要椎间隙清创。此外，进行性脊柱畸形的存在也需要矫正。对口服药物或支架没有疗效的顽固性疼痛也可能需要融合治疗。最后，如果不能通过其他方法获得细菌学诊断，可能需要进行活检。

对本例患者，CT 引导活检显示 MRSA，并给予静脉注射萘夫西林治疗。然而，尽管使用了大剂量止痛药和支具支撑，她仍然有严重的机械疼痛和神经根痛。因此，她接受了外科治疗。

问题

1. 这位患者的手术目标是什么？
2. 应该使用什么方法？

手术过程

骨髓炎 / 椎间盘炎手术的具体情况取决于水平受累程度、感染部位和骨受累程度。但是，所有的手术都应该在全麻下进行，并进行神经监测。在颈椎或胸椎的病例中，运动诱发电位（MEPs）是有用的，而肌电图（EMG）和感觉诱发电位（SSEPs）在所有病例中都是有用的。如果需要活检进行细菌学诊断，术前应避免使用抗生素。

虽然治疗方法因水平而异，但骨髓炎 / 椎间盘炎的手术原则是相似的。第一个目标应该是神经减压。此外，必须进行椎间盘间隙的彻底清创，完成需氧和厌氧培养。如有必要，在严重骨受累的情况下，也应完成椎体的清创术。所有侵袭性病例的椎间盘或骨清创可能需要融合。通常，前路椎间融合术与后路植骨结合。椎间金属植入物或自体骨或同种异体骨融合是安全的。钛具有抑菌特性，用于后路器械是安全的。如果有局灶性畸形的证据，应矫正。术前站立位脊柱侧凸片可用于计算脊柱—骨盆参数。在所有感染的手术中，都应小心避免在这些病例中行神经切除或保护好硬膜，因为有诱发脑膜炎的危险。最后，有必要通过仔细强健的多层伤口关闭来预防伤口崩裂。

在颈椎，大多数病例最好采用前路入路治疗。这种方法允许积极清除椎间盘间隙和清除腹侧脓肿。必要时可考虑行椎体切除，也可以使用后路固定来补充前路融合。对于孤立的背侧硬膜外脓肿患者，可以考虑单纯后路椎板切除合并融合或不合并融合。

在胸椎和腰椎，如果没有明显的畸形或骨质破坏，后路入路是足够的。如果有局灶性畸形或广泛的前路压迫，需要特殊的腹侧入路。在胸椎，这些可能包括经椎弓根入路、肋间截骨术、外侧腔外入路、外侧胸膜后入路或开胸。在腰椎，这可能涉及前经腹腔或腹膜后入路，外侧经椎弓根入路，或椎间盘经椎间孔 / 后入路。再次强调，应进行广泛的椎间盘清创。后路稳定应在侵袭性椎间盘切除术后进行。

本例患者行 T10~T11 椎板切除术，左侧经椎弓根入路清除 T10~T11 椎间盘间隙。T9~T12 后外侧融合（**图 24.3**）。采用同种异体骨移植进行椎体间融合。

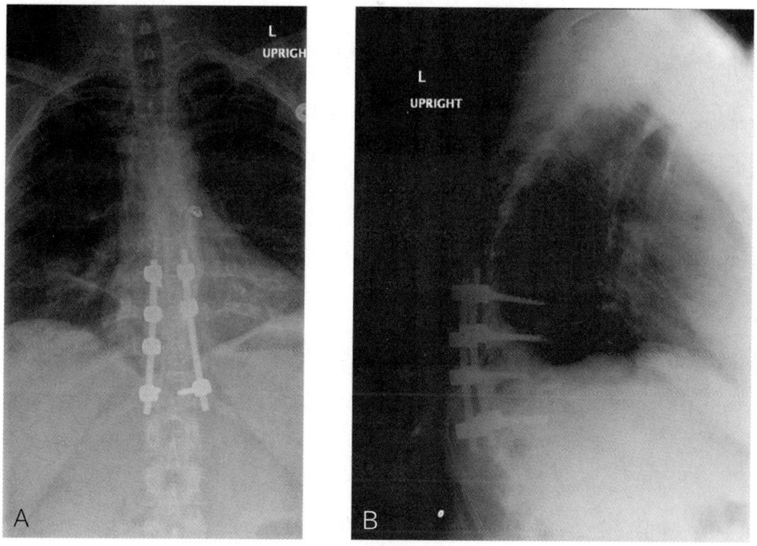

图 24.3 术后 X 线片。正位（**A**）及侧位（**B**）X 线片显示 T9~T12 融合

诊断要点

1. 在没有神经功能障碍的情况下，选择合适的医疗措施。
2. 医疗措施的失败被定义为神经功能缺陷的发展，进行性畸形，疼痛控制不良，恶化的实验室标记物和持续的菌血症。
3. 手术的目的包括细菌学诊断、神经减压、椎间盘间隙的积极清创和畸形矫正。

核心要点

1. 如果患者出现败血症的迹象，应在确认微生物学诊断前积极进行液体复苏和抗生素治疗。
2. 如果术前诊断为大的硬膜外脓肿，则应尽快进行手术。

术后护理

手术后，患者应住进普通护理病房。有些患者可能需要进入重症监护病房，这取决于手术期间的失血量或感染过程导致的败血症。定期进行神经功能检查，确保神经功能稳定。术后引流管应长期保持原位，以减少积液。术后应尽快动员患者，配合物理和专业治疗。可由外科医生自行决定是否提供支架。应尽快停止静脉注射止痛药。

围手术期应继续使用广谱静脉抗生素。当获得特定细菌及药敏结果时，应与传染病方面的同事进行讨论，以帮助缩小覆盖范围。彻底评估以确定骨髓炎 / 椎间盘炎的来源也是至关重要的。具体来说，应该做一个超声心动图来排除心内膜炎。如果怀疑有口腔内感染源，应考虑进行牙科评估。

简单的骨髓炎 / 椎间盘炎通常需要至少 6 周的静脉抗生素治疗。较复杂的病例可能需要更长时间。因此需经外周静脉置入中心导管（PICC）。对有静脉用药史的患者应给予特别考虑。在这些患者中，带静脉通路出院回家可能是不明智的，他们可能需要住院接受整个抗生素疗程。

如果进行融合手术，应在术后获得站立脊柱全长正侧位 X 线片（如适用，可使用支架）。此外，在抗生素疗程接近尾声时（开始治疗后 6~8 周）复查 MRI 检查有助于跟踪病情进展。需要注意的是，影像学变化滞后于临床变化。如果患者的临床和实验室参数正在改善，那么 MRI 的轻微恶化应该结合患者具体情况。本组患者随访 MRI 显示感染改善（图 24.4）。

并发症和治疗

骨髓炎 / 椎间盘炎的手术并发症与其他适应证的手术并发症相似，并取决于所涉及的脊柱水平、入路和融合程度。这些并发症将在其他地方详细讨论。

在脊柱原发性感染的外科手术中，一个特别关注的问题是伤口感染和裂开。为了解决这个问题，应该小心地进行伤口闭合，确保在相关区域有足够的筋膜闭合。术后

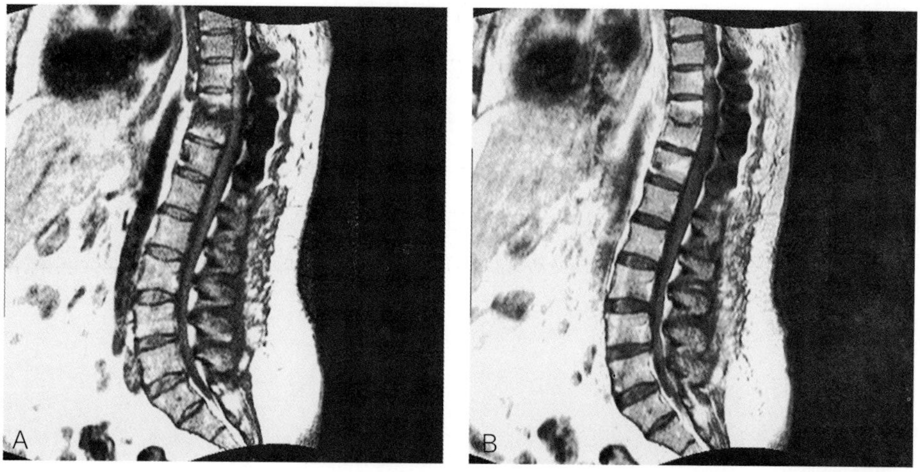

图 24.4　8 周随访 MRI。造影对比增强后（B）矢状位 T1 加权 MRI 较之前（A）改善

应密切观察伤口。如果有证据表明伤口破裂或感染，则应扩大抗生素覆盖范围，包括皮肤菌群。如果情况需要，应该考虑对伤口进行修复。

应密切监测患者术后脑膜炎的发展，特别是硬脑膜受到侵犯时。早期治疗与足够的剂量可以确保通过血脑屏障。

与所有脊柱手术一样，医源性神经损伤也可能发生，尽管它们很少见。应定期进行仔细的神经学检查。如果神经系统恶化，应重复 MRI 检查以确保神经没有持续受压。如果影像学表现不明显，则应尽快开始康复治疗。

并发症要点

1. 术后仔细的神经学评估对于确定压迫的复发至关重要。
2. 术后可能出现脑膜炎和败血症，如有怀疑应尽早治疗。

证据和结论

虽然目前还没有骨髓炎 / 椎间盘炎手术的随机对照试验，但如果没有其他来源的抗菌药物治疗，仍存在相关的神经功能损害、进行性畸形或复发性菌血症，则文献强烈支持手术治疗。在硬膜外脓肿的病例中，文献并不清楚。许多人主张早期手术和应用抗生素，另一些人则主张单独使用抗生素。在脊髓受累的情况下（颈椎或胸椎），早期手术保留运动功能可能有好处，如果单独尝试药物治疗，失败率很高。

在活动性感染的情况下，器械的安全性一直受到关注。然而，几项研究表明，与单纯减压相比，减压加器械并不会增加感染持续的显著风险。术后感染再手术的总报道率低于 10%。

虽然关于骨髓炎 / 椎间盘炎的各种治疗方法已有大量的病例报道和病例系列讨论，但尚无经过证实的优于其他方法的技术。在颈椎方面，大多数作者提倡在椎间盘炎病例中采用前路手术，以实现彻底的椎间盘切除术。在其他情况下，有各种各样的技术已经取得成功，包括开放手术和微创手术。

参考文献

1. ALTON T B, PATEL A R, BRANSFORD R J, et al. Is there a difference in neurologic outcome in medical versus early operative management of cervical epidural abscesses? Spine J. 2015, 15(1):10–17.
2. BERBARI E F, KANJ S S, KOWALSKI T J, et al. 2015 Infectious Diseases Society of America (IDSA) clinical practice guidelines for the diagnosis and treatment of native vertebral osteomyelitis in adults. Clin Infect Dis. 2015, 61(6):e26–e46.
3. BYDON M, DE LA GARZA-RAMOS R, MACKI M, et al. Spinal instrumentation in patients with primary spinal infections does not lead to greater recurrent infection rates: An analysis of 118 cases. World Neurosurg. 2014, 82(6):e807–e814.
4. DUARTE R M, VACCARO A R. Spinal infection: State of the art and management algorithm. Eur Spine J. 2013, 22(12):2787–2799.
5. HADJIPAVLOU A G, MADER J T, NECESSARY J T, et al. Hematogenous pyogenic spinal infections and their surgical management. Spine (Phila Pa 1976). 2000, 25(13):1668–1679.
6. PATEL A R, ALTON T B, BRANSFORD R J, et al. Spinal epidural abscesses: Risk factors, medical versus surgical management, a retrospective review of 128 cases. Spine J. 2014, 14(2):326–330.
7. URRUTIA J, ZAMORA T, CAMPOS M. Cervical pyogenic spinal infections: Are they more severe diseases than infections in other vertebral locations? Eur Spine J. 2013, 22(12):2815–2820.

第二十五章　硬膜外脓肿

编者：Hector G. Mejia Morales, Manish K. Singh

病例介绍

一名 61 岁男性因高热 39.4℃入院，并持续恶化。在发病前 8 天，患者开始诉右小腿疼痛，并放射到足部。接着是颈部疼痛，然后是肩部疼痛，最后发展为背部肌肉痉挛。他来到急诊科时也伴有双侧腰腹痛，并诊断为尿路感染。体格检查时，患者被评估为四肢有 4–/5 肌力，全身肌力减退。患者虽然醒着，但表现出明显的神志不清，没有局灶性神经功能缺损。

> **问题**
>
> 1. 可能的诊断是什么？
> 2. 最合适的影像学检查方式？
> 3. 应对哪些部位进行影像学检查？

评估和方案

尽管发病率低，脊柱化脓性感染是鉴别诊断的一个重要组成部分，患者的症状包括腰痛、四肢无力、神经痛，并伴有发热。由于几种症状、体征与脊柱感染相似，因此在诊断中有效地使用影像学检查、实验室检查和患者病史非常重要。脊髓硬膜外脓肿（SEAs）中常见的一些非特异性症状还包括肾盂肾炎、椎间盘炎、脊髓损伤、脊椎骨髓炎和蛛网膜下腔出血。如 Heusner 等人所述，在真实的 SEA 中存在四个阶段，这些阶段的特征是最初的脊椎疼痛，然后进入神经根疼痛的第二阶段，然后是第三阶段的肌无力，最终达到第四阶段的瘫痪，这一过程相当快（约 6 天）。尽管这四个阶段在文献中有明显的特征，但它们通常存在于一个连续统一体中，在可能的症状之间缺乏明确的边界。很少有患者会出现典型的三联征：发热、脊椎疼痛、运动或感觉障碍。事实上，患者会呈现不同的和独特的症状，包括全身和局部表现。正确诊断可以因非特异性或颈部疼痛进一步复杂化，有时还伴有系统性的症状，尤其是考虑到极大量的患者在生活的某个阶段都会发生背痛。诊断为 SEA 时，一些要点要考虑，大多数患者会有局部性压痛（通常在腰椎由于存在较大的硬膜外腔）和血沉升高，但只有不到一半的患者会发热或白细胞增多，只有 10% 的患者会有严重的截瘫或失禁等。

由于这种情况的敏感性以及迅速发展到不可逆阶段的危险，大多数 SEA 被认为是神经外科急症。这种性质的感染可迅速导致神经功能日益恶化，这是由脓肿直接压迫脊柱或通过静脉血栓形成而损害血管造成的。据报道，颈椎或胸椎受累患者的神经系统预后较常见的腰椎受累患者差。这些类型的结果及其不确定的变异性使得避免延误诊断及治疗至关重要。正确利用病史、体格检查和影像学研究，以及对患者个体识别易感危险因素的能力，可以提高诊断该病的效率。脓肿通常是由一些脊柱创伤或外科手术后继发的直接播散导致，通过血行播散（约占 SEA 的一半，通常继发于细菌性心内膜炎）或邻近感染扩展。发生这种性质的脓肿风险最高的是那些免疫功能低下的患者，但其他易感因素可能包括恶性肿瘤、菌血症、静脉用药和异物存在。影像学研究是最有效和最有用的工具之一，用于确认疑似诊断、评估病情以及对外科干预提供支持。X 线是一个不太具体和敏感的检查，可以提供整体脊柱稳定及序列情况。CT 比普通 X 线摄影更早地显示脊柱感染的存在。CT 不像 MRI 那样容易反映软组织受累，但可以帮助分析任何骨破坏的情况。

然而，MRI 对脊髓感染具有较高的敏感性和特异性，可以更准确地反映脊髓脓肿的程度和累及范围，并有助于发现可能发生的脊髓压迫程度。因此，MRI 仍然是通过影像学诊断 SEA 的最佳工具。应该获得可疑 SEA 的 T1 和 T2 加权图像，MRI 弥散成像也可以提示硬膜外脓肿。T2 加权成像对判断脓肿的构成也有重要作用。在 T2 加权成像上，低密度病灶表现为均匀强化，提示为实性脓肿，而病灶表现为高强度集合，边缘强化，但缺乏中心强化，是液体脓肿的特征。（在 T1 上，这将被视为一个具有高强度边缘的典型的低点中心。）这些差别可能影响脓肿的外科治疗。影像学评估整个脊柱也很重要，影像学检查以确定感染的全部程度，并排除继发性脓肿，特别是因为胸部或颈部脓肿往往会迅速出现神经功能缺损。实验室化验 ESR 和 CRP 也可以用来评估那些高危患者。

在该病例中，患者 T1 加权，T2 加权，短 T1 倒置恢复（STIR 像）矢状位和轴位 MRI 图像显示胸部和腰骶部。此外，对比增强脂肪抑制 T1 加权矢状位和轴位图像。评估时，图像显示胸椎脊髓背侧的周围增强的均匀液体信号，与硬膜外脓肿相一致。颈椎成像显示，液体的聚集超过 C2 水平。腰骶部图像也有类似的结果，显示 L1 和 L3 处积液，以及多节段关节突关节病变导致中央椎管狭窄。**图 25.1** 分别显示了增强后颈椎、胸椎和腰椎的 T1 加权像。

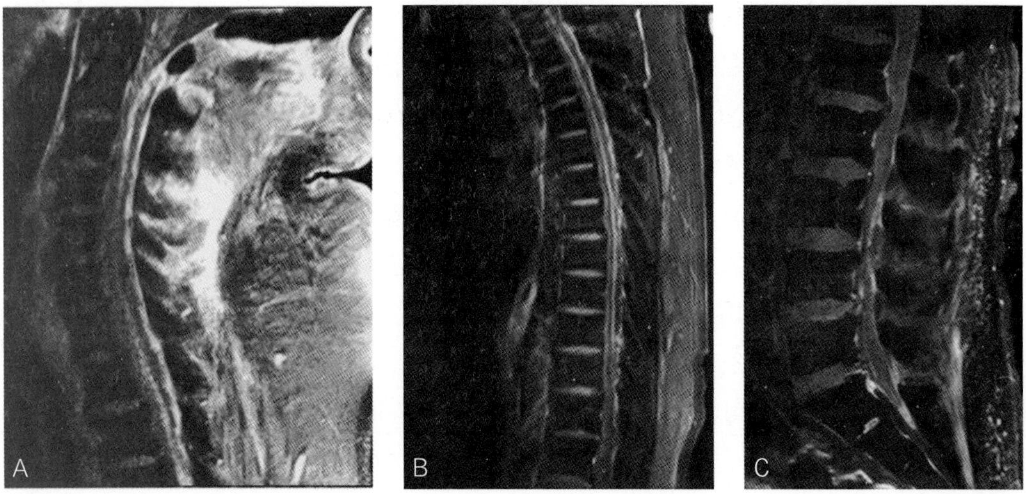

图 25.1　A. T1 加权增强矢状位颈椎 MRI，C2~C7 水平显示背侧硬膜外脓肿。B. T1 加权增强矢状位胸椎 MRI，显示 T1~T12 的背侧硬膜外脓肿。C. T1 加权增强矢状位腰椎 MRI 显示 L3~L4 背侧硬膜外脓肿，L1 有一个小的腹侧硬膜外脓肿

问题

1. 这些临床和放射学发现对手术计划有什么影响?
2. 最合适的干预时机是什么?
3. 对于有液体性 SEA 和纤维性 SEA 的患者，应该如何进行手术?

决策制定

正如前面提到的，一系列的阶段从脊椎疼痛、神经根性疼痛、自主肌肉无力到最后瘫痪是传统诊断的过程，但在医院并不常见，要求在神经损害发生之前采取措施。患者通常会向医生报告病情进展的第二阶段（神经根疼痛）或第三阶段（自主肌无力），这些被认为是必须立即处理的神经外科急症。虽然在正确的情况下对 SEA 的医疗措施已经取得了一些成功，但外科干预仍然是许多 SEA 管理的治疗选择，应该立即考虑对出现脊柱不稳定或神经功能缺陷的患者进行外科干预。医疗管理和外科干预常常导致更好的结果，特别是对手术时获得的特定生物体进行抗生素治疗时。最初的抗生素治疗应包括革兰阳性菌、革兰阴性菌和厌氧菌，直到分离出特定的微生物为止。

重要的是评估和考虑脓肿的范围和扩散，评估可能发生继发性感染的部位，以及已经发生的脊髓压迫，并针对这些区域调整手术方法。手术方法可以针对脊髓水平的脓肿，液体脓肿可以选择清创冲洗引流（仍然依赖于脊椎节段和脊髓压迫），而肉芽

肿性脓肿引起的压迫可能给术者提出了更具针对性的基于脓肿大小和位置的入路操作挑战。本例患者的 MRI 表现与整个胸椎硬膜外脓肿形成，并向上延伸至 C2，向下至 L3 水平相一致。由于患者的脓毒症状态以及出现四肢疼痛和肌肉无力的症状，术者立即进行了急诊手术。

问题

1. 如何选择减压级别?
2. 在脊髓受压最严重的部位进行椎板切除术会导致脊柱畸形吗（例如在颈胸或胸腰椎交界处）?

手术过程

虽然最常用的方法是在脓肿部位进行后路椎板切除术，但引起腹面压迫的脓肿可以经侧路或前路，可能需要稳定系统支持。稳定的必要性和融合在这种情况下提出了一个额外的挑战，因为使用器械有导致继发感染的危险。但是研究显示使用钛网对于降低术后感染和抗生物膜的形成有良好效果。由于患者广泛的脊髓硬膜外脓肿，我们决定采用背部入路。患者俯卧在常规手术台上，胸垫可以用来帮助支持，头部应该放置在梅菲尔德头架的中立位置。这个位置可以让术者实现全脊柱操作。在 C 臂机的帮助下，定位需要操作的水平。脓肿跨越了几乎整个脊髓长度，因此需要首位标记节段，仔细考虑硬膜外脓肿的最大聚集区域或最主要的脊髓压迫部位。铺巾应沿脊柱背侧入路向下进入脊柱的整个长度。

手术的主要目的应是冲洗硬膜外脓肿，减轻脊髓受压。由于硬膜外脓肿贯穿整个脊柱，因此不建议对整个脊柱进行椎板切除术。相反，最好选择在硬膜外脓肿对脊髓压迫最大的部位进行多个皮肤切口，并进行多个间隔的椎板切除术。这将提供进入椎管硬膜外间隙的通道，然后在导管和抗生素的帮助下冲洗干净。为避免多节段椎板切除术，需要考虑的其他选择包括在多节段单侧开窗，或使用从中间椎板切除术向上和向下穿过椎管的吸入和冲洗导管。

切开后，应进行骨膜下剥离，以暴露目标椎体的椎板和棘突。重要的是要注意保护棘突、棘间韧带和棘上韧带，以及各级小关节突关节，以便最好地保持脊柱的整体稳定性。椎板切除术完成后，可采用上置冲洗导管或下置冲洗导管。任何化脓性物质应充分冲洗干净，大量持续冲洗，直到可以看到清澈的冲洗液从开放端流出，硬膜外腔已清除化脓性物质。为了避免脓肿的复发和确保脊髓得到适当的减压，彻底清洗椎管是非常重要的。同样的程序也可以用于其他位置上选择多次跳过的椎板切除术。

一旦进行了椎板切除和脓肿冲洗，重要的是对伤口部位进行广谱抗生素冲洗，并注意所有切口处的椎旁肌肉。外科引流管应保留至最大限度地清除所有受感染的物质。

诊断要点

1. 如果怀疑脊柱不稳定是由疾病过程引起或医源性的，应使用器械或外部矫形器。
2. 对于复发性疾病或新发疾病，常规的影像学检查是必要的。
3. 让其他科室专业人员治疗附近组织感染（肺，骨盆等）。

核心要点

1. 时刻保持警惕并定期复查，因为脓肿的复发是很常见的。
2. 没有令人信服的证据表明，由于器械是异物，因而会妨碍感染的消退。如果担心脊柱稳定性，应进行融合，以防止可能的翻修手术。

术后护理

应使用广谱抗生素，并寻求传染病专家的专业支持。应监测血液和尿液等其他体液的感染情况。一旦血液培养呈阴性，需要静脉注射抗生素的患者应长期放置静脉导管。

应尽快让患者活动，并给予充分的疼痛控制。连续化验 ESR 和 CRP 值，以确保其呈下降趋势，表明感染已得到解决。影像随访可在 2~3 周内获得，以评估疾病可能复发的情况以及脊柱畸形的发展情况。

并发症和治疗

硬膜外脓肿的手术并发症与其他适应证的手术相似，取决于所涉及的脊柱水平、手术入路和治疗的水平位置。

在脊柱原发性感染的外科手术中，一个特别需要关注的问题是伤口感染和裂开。为了解决这个问题，应该小心地进行最初的伤口闭合，确保在相关区域有足够的筋膜闭合。术后应密切观察伤口。如果有证据表明伤口破裂或感染，则应扩大抗生素应用范围，包括皮肤菌群。如果情况需要，应该考虑对伤口进行修复。

应密切监测患者术后脑膜炎的发展，特别是实行神经切除术或硬膜破裂。这些信息应该传达给传染病护理团队，因为这可能会改变治疗方案。

神经学检查的任何变化都应及时复查影像检查。复发的脓肿，新出现的脓肿，或硬膜外血肿都需要手术治疗。

参考文献

1. BOND A, MANIAN F A. Spinal epidural abscess: A review with special emphasis on earlier diagnosis. Biomed Res Int. 2016;2016:1614328.ypo.
2. CARRAGEE E J. The clinical use of magnetic resonance imaging in pyogenic vertebral osteomyelitis. Spine. 1997, 22(7):780–785.
3. COLMENERO J D, JIMÉNEZ-MEJÍAS M E, SÁNCHEZ-LORA F J, et al. Pyogenic, tuberculous, and brucellar vertebral osteomyelitis: A descriptive and comparative study of 219 cases. Ann Rheum Dis. 1997, 56(12):709–715.
4. CORNETT C A, VINCENT S A, CROW J, et al. Bacterial spine infections in adults: Evaluation and management. J Am Acad Orthop Surg. 2016, 24(1):11–18.
5. DAGIRMANJIAN A, SCHILS J, MCHENRY M, et al. MR imaging of vertebral osteomyelitis revisited. AJR Am J Roentgenol. 1996, 167(6):1539–1543.
6. DEL CURLING O, GOWER D J, MCWHORTER J M. Changing concepts in spinal epidural abscess: a report of 29 cases. Neurosurgery. 1990, 27(2):185–192.
7. DIETZE D D, FESSLER R G, JACOB R P. Primary reconstruction for spinal infections. J Neurosurg. 1997, 86(6):981–989.
8. EASTWOOD J D, VOLLMER R T, PROVENZALE J M. Diffusion-weighted imaging in a patient with vertebral and epidural abscesses. AJNR. 2002, 23:496–498.
9. GALA F B, ASWANI Y. Imaging in spinal posterior epidural space lesions: A pictorial essay. Indian J Radiol Imaging. 2016, 26(3):299–315.
10. GRIEVE J P, ASHWOOD N, O'NEILL K S, et al. A retrospective study of surgical and conservative treatment for spinal extradural abscess. Eur Spine J. 2000, 9(1):67–71.
11. HADJIPAVLOU A G, MADER J T, NECESSARY J T, et al. Hematogenous pyogenic spinal infections and their surgical management. Spine. 2000, 25(13):1668–1679.
12. HEUSNER A P. Nontuberculous spinal epidural infections. N Engl J Med. 1948, 239(23):845–854.
13. KHANNA R K, MALIK G M, ROCK J P, et al. Spinal epidural abscess: evaluation of factors influencing outcome. Neurosurgery. 1996, 39(5):958–964.
14. KUKLO T R, POTTER B K, BELL R S, et al. Single-stage treatment of pyogenic spinal infection with titanium mesh cages. J Spinal Disord Tech. 2006, 19(5):376–382.
15. MITTAL S, KHALID M, SABIR A B, et al. Comparison of magnetic resonance imaging findings between

pathologically proven cases of atypical tubercular spine and tumour metastasis: A retrospective study in 40 patients. Asian Spine J. 2016, 10(4):734–743.

16. PFISTER H W, VON ROSEN F, YOUSRY T. MRI detection of epidural spinal abscesses at noncontiguous sites. J Neurol. 1996, 243(4):315–317.
17. SUPPIAH S, MENG Y, FEHLINGS M G, et al. How best to manage the spinal epidural abscess? A current systematic review. World Neurosurg. 2016, 93:20–28.
18. TUCHMAN A, PHAM M, HSIEH P C. The indications and timing for operative management of spinal epidural abscess: Literature review and treatment algorithm. Neurosurg Focus. 2014, 37(2):E8.
19. YOUMANS J R, WINN H R. Youmans Neurological Surgery. New York: Saunders; 2011.
20. ZIMMERER S M, CONEN A, MÜLLER A A, et al. Spinal epidural abscess: Aetiology, predisponent factors and clinical outcomes in a 4-year prospective study. Eur Spine J. 2011, 20(12):2228–2234.

第二十六章　非手术脊柱疾病

编者：Lahiru Ranasinghe, Aimee M. Aysenne

识别需要手术干预的脊髓疾病与识别脊髓疾病的病因和了解首选治疗方法一样重要。神经外科医生对这些疾病有深刻的理解，他们需要能够识别脊髓疾病的医学原因，并知道何时不需要手术干预。这些情况从创伤和感染到自身免疫和退行性疾病不等。本章将简要描述这些病因的临床和影像学特征，并讨论治疗方案。

创　伤

脊髓损伤可由机械力直接或间接引起，并可随着之后的炎症反应而恶化，导致肿胀和血管闭塞，最终导致继发性脊髓损伤。从运动到跌倒，再到暴力和车祸，机制各异，创伤是脊髓病最常见的原因，几乎每个人都有可能受伤。通常，创伤的诊断是根据病史或其他外伤来确定的。美国脊髓损伤协会（亚洲）和国际脊髓协会（ISCoS）评分系统是推荐的有效工具，以定位和确定损伤的严重程度。它们也被证实具有预测作用[2~4]。脊髓损伤患者的初始干预包括稳定可能与脊髓损伤相关的脊柱节段。在颈椎，这包括颈托固定，如果需要插管，则采用手动线内机械固定[2, 5, 6]。在胸椎和腰椎，可采用轴性翻身搬运的预防措施。这些技术增加了制动导致的医院获得性事件的发生，包括深静脉血栓形成、肺栓塞和吸入性肺炎。因此，一旦脊柱排除损伤，就应立即停止制动。如果一个无症状的怀疑为颈椎损伤的患者是清醒的，神经系统完好，没有醉酒，没有其他的损伤，颈脊髓情况可以通过活动度和压痛点的临床检查来准确评估。如果有任何疑问，建议使用 CT 来评估骨结构。根据损伤的严重程度和机制，配合颈椎血管成像可以降低卒中的发生率。MRI 增加了对韧带损伤的评估。

非手术治疗的选择有争议。虽然许多疗法已被证明在动物模型中有效，但很少在人类身上取得成功。目前，唯一的治疗建议是受伤后 7 天保持平均动脉血压大于 85 mmHg[11, 12]。糖皮质激素虽然被认为能有效治疗其他病因的脊髓病，但有增加脊髓创伤并发症包括死亡的可能，因此已被移出 2013 年急性颈椎和脊髓损伤管理推荐指南。低温治疗作为脊髓损伤的一种有效治疗方法，其效果好坏参半，需要更多的研究来确定其在脊髓损伤中的作用[2, 14]。GM–1 神经节苷脂尚未被证明是有效的治疗方案。

除了在其他章节中讨论的手术治疗，康复治疗对于脊髓恢复和患者在新发神经损伤后学会自立生活是必要的。

脱髓鞘疾病：横贯性脊髓炎、多发性硬化症和视神经脊髓炎

横贯性脊髓炎（TM）

横贯性脊髓炎是脊髓炎症的一个笼统的术语。横贯性脊髓炎的病因包括自身免疫性、脱髓鞘、感染性或感染后症状。与之相关的传染病包括沙门菌和空肠弯曲杆菌等细菌，以及寨卡病毒和肠道病毒等病毒。自身免疫关联性包括狼疮、结节病、系统性硬化症和干燥病[16]。当发现一个已知的病因时，诊断就会用一个更具体的术语进行更恰当的标记。如果发生横贯性脊髓炎没有其他的临床特征和影像学表现，它可能被视为临床孤立综合征，以前被认为是多发性硬化（MS）的前体，多达 88% 的患者的病情进展至满足多发性硬化的标准[17]，随着出现更高级的免疫评估和治疗方案，这个数字大大减少。

虽然已经确定了许多横贯性脊髓炎的病因，但仍有许多病例被认为是特发性的。美国疾病控制中心目前正在对 2014 年以来的病例进行跟踪观察，以便更好地了解情况[18]。由于横贯性脊髓炎发病迅速，患者通常在数小时至数天内出现症状；MRI 表现为脊髓肿胀和 T2 高信号病变；急性病变在 T1 加权成像上可呈对比度增强，表现为活动性炎症；病变可为局灶性、界限清楚或弥漫性[19]。脑脊液（CSF）分析常显示炎症过程伴有白细胞增多，但可能在 43% 的炎症性横贯性脊髓炎中不增多，其他情况也可引起 CSF 白细胞增多[20]。横贯性脊髓炎的治疗通常包括高剂量皮质类固醇，而一些医生选择增加静脉注射免疫球蛋白（IVIg）或血浆交换。TM 的病因不同，所以数据结果也不同[16, 21]。

多发性硬化症（MS）

多发性硬化是一种 T 细胞介导的自身免疫性疾病，可导致中枢神经系统脱髓鞘。多发性硬化症的典型发病年龄在 20~50 岁，多发性硬化症在女性中更为常见。McDonald 标准于 2017 年更新，是公认的将 MS 与临床孤立综合征区分开来的标准。诊断取决于两个或多个病灶在时间或空间上的分离。MRI 是最有用的诊断工具，脑脊液分析有助于在中枢神经系统显示活动的炎症。MS 中脑脊液存在寡克隆条带，CSF 有助

于排除其他具有特异性抗体标记的情况[22]。

多发性硬化症有四种公认的进展模式：复发缓解型、原发进展型、继发性进展型和复发进展型。这些模式显示了该疾病的一般进展，但复发缓解、继发性进展和复发进展以急性炎症发作为特征。这种脱髓鞘和随后斑块形成的过程最终导致疲劳、行走困难、视力丧失、尿路症状和痴呆等症状的发展。值得注意的是，对于患有多发性硬化症的患者来说，“发作”可能是旧症状的恶化，也可能是新症状的出现。症状的严重程度和数量因人而异[22]。

急性多发性硬化症多年来通常用高剂量类固醇治疗。近年来，这些患者的治疗发生了重大变化，自 2010 年以来，已有 8 种新的药物被批准用于多发性硬化症，另有两种药物目前正在等待批准。这些药物包括干扰素、单克隆抗体、嘌呤类似物和鞘氨酰基磷酸受体调节剂[23, 24]。由于多发性硬化症的复杂性和治疗方法的不断发展，大多数患者应该在专门的中心接受治疗。

视神经脊髓炎和视神经脊髓炎谱系疾病

视神经脊髓炎（NMO）和视神经脊髓炎谱系疾病（NMOSD）是另一种以脊柱脊髓炎和视神经炎为表现的自身免疫性脱髓鞘疾病。NMO 被诊断为脊髓纵段延伸 3 个或 3 个以上连续节段，并具有抗 AQP4 IgG 的血清阳性。这两个诊断标准对于区分 NMO 和 MS 是有效的，50%~90% 的患者血清中存在针对水通道蛋白 4（AQP4）的反式脊髓炎抗体。在 NMO 抗体呈阴性的患者中，半数以上的疑似 NMO 患者体内发现了髓磷脂少突胶质细胞糖蛋白（MOG–IgG）抗体。随着时间的推移，脊髓会萎缩。NMO 在非白种人女性中最常见，通常伴有视觉障碍、痉挛性麻痹和感觉丧失。肠和膀胱功能以及自主神经不稳定也是常见的情况。NMOSD 与预后不良有关，治疗方案侧重于降低炎症。在急性期，类固醇再次成为主要药物，一些临床医生使用免疫球蛋白 IVIg 或血浆交换。最近，临床医生开始使用利妥昔单抗进行慢性治疗。

脊髓血管病

脊髓梗死很少见。它是由位置（颈椎或胸腰椎）和脊髓分布（前或后）来描述的。最初，患者会经历严重的疼痛，但神经功能缺损的进展很快。脊髓前动脉供应脊髓的前三分之二，包括脊髓丘脑束和皮质脊髓束，缺陷包括与温度、痛觉和虚弱有关的感觉障碍。脊髓后动脉供应脊髓的后三分之一，这个区域包括薄束和楔束。脊髓这部分的梗死影响到背柱—内侧丘系通路，导致本体感觉和震动觉丧失。自发性梗死需要对病因学和卒中的二级预防进行评估。此外，脊髓梗死可发生在降主动脉疾病，包括主动脉夹层，因为前根动脉的动脉通过主动脉的直接分支供应胸脊髓。在体外循环交叉时，这条动脉也有危险。有些人建议在手术中或手术后使用腰椎引流管，以增加脊髓灌注压力，但这一观点存在争议[31~34]。

冲浪者脊髓病是一种非常罕见的血管疾病，其理论发病机制是由于新手冲浪时脊柱的快速过度伸展，导致脊柱前动脉受压或胸段纤维软骨椎间盘材料栓塞[35]。脊髓弥散加权成像具有诊断价值[36]，广泛应用于脊髓梗死。脊柱动静脉畸形也是压迫性脊髓病的罕见原因，这在其他章节中讨论。

感染性脊髓炎

神经梅毒

梅毒是由梅毒螺旋体引起的一种性传播疾病。晚期梅毒以牙龈瘤、主动脉炎和神经系统疾病为特征。脊髓后索变薄是一种脊髓下斜区以下的背柱和背根变性，导致隆伯格征阳性、共济失调、下肢感觉异常，并伴有被称为闪电痛的突然、剧烈的放射痛。梅毒的诊断可以用显微镜来评估螺旋体、性病研究实验室（VDRL）测试或荧光密螺旋体抗体吸收（FTA-ABS），后者对梅毒更有特异性。梅毒所有阶段的主要治疗方法是青霉素 G，头孢曲松可作为替换选择。

HTLV-1 相关性脊髓病 / 热带痉挛性麻痹

人 T 淋巴细胞病毒 1（HTLV-1）是一种逆转录病毒，可优先感染 $CD4^+$ T 细胞，在感染人类免疫缺陷病毒（HIV）的人群中更为常见。病毒可以通过母乳、性交或血液传播。HTLV-1 可导致成人 T 细胞白血病和淋巴瘤，也可导致热带痉挛性麻痹（TSP）。HTLV-1 最常见于日本、加勒比海地区、拉丁美洲和非洲。TSP 患者年龄多为 40~50 岁，典型表现为下肢控制有缺陷，以痉挛和无力、背痛、感觉障碍和膀胱功能障碍为特征。CSF 分析显示 HTLV-1 抗体，MRI 显示脊髓 T2 高强度病变。不幸的是，治疗主要是对症治疗，包括类固醇。

西尼罗病毒和脊髓灰质炎病毒

西尼罗病毒和脊髓灰质炎都能影响脊髓前角细胞，导致急性弛缓性麻痹。由于前角是上端神经元和运动神经元的突触，在这些情况下均可发现与之相关的临床表现。脊髓灰质炎是由小核糖核酸科的一种人类肠道病毒引起的，通过与感染者的唾液或粪便接触传播。大多数感染者没有症状，通过疫苗可以预防。1988 年，根除脊髓灰质炎成为世界卫生组织的一项全球重点工作，到 2016 年，根据监测筛查，世界上只有尼日利亚、巴基斯坦和阿富汗三个国家仍有野生型病毒。因为它是由蚊子传播的疾病，所以高发于夏季，预防的重点是控制蚊子。大多数人感染是无症状的，但可以影响几乎神经系统的每个部分，特别是在免疫功能受损的宿主上。西尼罗病毒是一种来自黄病毒科的 RNA 病毒，抗西尼罗病毒的免疫球蛋白 M 可在受感染的宿主和具有中枢神经系统表现的脊髓液中发现。感染后的长期后遗症，包括受影响的肌肉群持续失神经支配，导致无力萎缩。

代谢紊乱：联合亚急性变性（维生素 B_{12} 缺乏）和铜缺乏脊髓病

联合亚急性变性

维生素 B_{12} 缺乏可表现为神经症状，包括感觉异常、痉挛性麻痹、步态和本体感觉障碍。患者也可能表现出痴呆的症状。这些症状表现为脊髓背侧柱脱髓鞘，导致海绵状外观、胶质增生和白质水肿。在 T2 加权 MRI 上，这些形态学改变表现为脊髓受累区域内的高强度 T2 表现。值得注意的是，叶酸、维生素 E 和铜缺乏可出现相似症状，实验室研究和化验对诊断至关重要。此外，患者可能在外周血涂片上显示高同型半胱氨酸水平和巨幼细胞性贫血。亚急性合并变性的长期治疗取决于维生素 B_{12} 缺乏的原因，但补充注射维生素 B_{12} 是一种常见的早期干预。一氧化二氮暴露使维生素 B_{12} 失活，导致功能缺陷，并可导致类似的表现。

铜缺乏脊髓病

铜缺乏脊髓病（CDM）在临床上与联合亚急性变性难以区分。CDM 最常见的患病年龄是 50~60 岁，他们之前有上消化道手术史，锌负荷过重，或吸收障碍，所有这些都导致饮食中铜的吸收减少。缺铜性脊髓病可通过口服或肠外补充铜治疗。

肌萎缩侧索硬化症（卢伽雷病）

肌萎缩侧索硬化（ALS）是一种进展迅速的神经退行性疾病，影响脊髓前角细胞。患者表现为上下神经元均受累，包括肌束震颤、无力和痉挛。延髓症状，包括吞咽困难和说话困难通常首先出现。最终，大多数患者死于呼吸功能障碍。神经传导研究和肌电图（EMG）是诊断的金标准。ALS 的治疗主要是对症处理。利鲁唑已被美国食品和药物管理局（FDA）批准用于治疗 ALS，但收效甚微[50，51]。

弗里德里希共济失调

弗里德里希共济失调（FA）是一种常染色体隐性疾病，是由 9q13 号染色体上的共济失调蛋白基因 GAA 三核苷酸扩增导致的线粒体氧化磷酸化的破坏。这种疾病通常在 10 岁时表现为步态共济失调，但随着时间的推移，它会发展为深层肌腱反射丧失、构音障碍、本体感觉丧失、脊柱后凸和心肌病[52，53]。MRI 扫描显示颈脊髓和小脑的退变，主要表现为背根神经节、齿状核、背柱和感觉神经元的髓性神经元丢失。此外，T2 加权扫描将显示齿状核的低密度。心脏异常可包括向心性心肥大、扩张或壁血栓，所有这些都可以在超声心动图上显示。治疗是对症处理，包括共济失调、脊柱侧凸和心肌病。

参考文献

1. Spinal Cord Injury (SCI) 2016 facts and figures at a glance. J Spinal Cord Med. 2016, 39(4):493–494. doi: 10.1080/10790268.2016.1210925. PubMed PMID: 27471859; PubMed Central PMCID: PMC5102286.
2. WALTERS B C, HADLEY M N, HURLBERT R J, et al. American Association of Neurological Surgeons; Congress of Neurological Surgeons. Guidelines for the management of acute cervical spine and spinal cord injuries: 2013 update. Neurosurgery. 2013, 60 Suppl 1:82–91. doi: 10.1227/01.neu.0000430319.32247.7f. PubMed PMID: 23839357.
3. WATERS R L, ADKINS R, YAKURA J, et al. Prediction of ambulatory performance based on motor scores derived from standards of the American Spinal Injury Association. Arch Phys Med Rehabil. 1994, 75(7):756–760. PubMed PMID: 8024420.
4. EL MASRY W S, TSUBO M, KATOH S, et al. Validation of the American Spinal Injury Association (ASIA) motor score and the National Acute Spinal Cord Injury Study (NASCIS) motor score. Spine (Phila Pa 1976). 1996, 21(5):614–619. PubMed PMID: 8852318.
5. GERLING M C, DAVIS D P, HAMILTON R S, et al. Effects of cervical spine immobilization technique and laryngoscope blade selection on an unstable cervical spine in a cadaver model of intubation. Ann

Emerg Med. 2000, 36(4):293–300. PubMed PMID: 11020675.

6. LENNARSON P J, SMITH D W, SAWIN P D, et al. Cervical spinal motion during intubation: Efficacy of stabilization maneuvers in the setting of complete segmental instability. J Neurosurg. 2001, 94(2 Suppl):265–270. PubMed PMID: 11302629.
7. HOFFMAN J R, MOWER W R, WOLFSON A B, et al. Validity of a set of clinical criteria to rule out injury to the cervical spine in patients with blunt trauma. National Emergency X-Radiography Utilization Study Group. N Engl J Med. 2000, 343(2):94–99. Erratum in: N Engl J Med 2001 Feb 8;344(6):464. PubMed PMID: 10891516.
8. BUSH L, BROOKSHIRE R, ROCHE B, et al. Evaluation of cervical spine clearance by computed tomographic scan alone in intoxicated patients with blunt trauma. JAMA Surg. 2016 Sep 1;151(9):807–813. doi: 10.1001/jamasurg.2016.1248. PubMed PMID: 27305663.
9. TSO M K, LEE M M, BALL C G, et al. Clinical utility of a screening protocol for blunt cerebrovascular injury using computed tomography angiography. J Neurosurg. 2017, 126(4):1033–1041. doi: 10.3171/2016.1.JNS151545. Epub Apr 22, 2016. PubMed PMID: 27104846.
10. MARTÍNEZ-PÉREZ R, CEPEDA S, PAREDES I, et al. MRI prognostication factors in the setting of cervical spinal cord injury secondary to trauma. World Neurosurg. 2017, 101:623–632. doi: 10.1016/j.wneu.2017.02.034. Epub Feb 16, 2017. PubMed PMID: 28216400.
11. CATAPANO J S, JOHN HAWRYLUK G W, WHETSTONE W, et al. Higher mean arterial pressure values correlate with neurologic improvement in patients with initially complete spinal cord injuries. World Neurosurg. 2016, 96:72–79. doi: 10.1016/j.wneu.2016.08.053. Epub Aug 23, 2016. PubMed PMID: 27565460; PubMed Central PMCID: PMC5127746.
12. YUE J K, WINKLER E A, RICK J W, et al. Update on critical care for acute spinal cord injury in the setting of polytrauma. Neurosurg Focus. 2017, 43(5):E19. doi: 10.3171/2017.7.FOCUS17396. PubMed PMID: 29088951.
13. KRONVALL E, SAYER F T, NILSSON O G. [Methylprednisolone in the treatment of acute spinal cord injury has become more and more questioned]. Lakartidningen. 2005, 102(24-25):1887–1888, 1890. Swedish. PubMed PMID: 16044768.
14. ALKABIE S, BOILEAU A J. The role of therapeutic hypothermia after traumatic spinal cord injury—A systematic review. World Neurosurg. 2016, 86:432–449. doi: 10.1016/j.wneu.2015.09.079. Epub Dec 22, 2015. PubMed PMID: 26433095.
15. CHINNOCK P, ROBERTS I. Gangliosides for acute spinal cord injury. Cochrane Database Syst Rev. 2005, (2):CD004444. PubMed PMID: 15846715.
16. GASTALDI M, MARCHIONI E, BANFI P, et al. Predictors of outcome in a large retrospective cohort of patients with transverse myelitis. Mult Scler. 2017 Sep 1:1352458517731911. doi: 10.1177/1352458517731911. [Epub ahead of print] PubMed PMID: 28967297.
17. BREX P A, CICCARELLI O, O'RIORDAN J I, et al. A longitudinal study of abnormalities on MRI and disability from multiple sclerosis. N Engl J Med. 2002, 346(3):158–164. PubMed PMID: 11796849.

18. Centers for Disease Control. CDC website: https://www.cdc.gov/acute-flaccid-myelitis/index.html
19. BALASHOV K. Imaging of central nervous system demyelinating disorders. Continuum (Minneap Minn). 2016, 22(5, Neuroimaging):1613–1635. PubMed PMID: 27740991.
20. BARRERAS P, FITZGERALD K C, MEALY M A, et al. Clinical biomarkers differentiate myelitis from vascular and other causes of myelopathy. Neurology. 2018, 90(1):e12–e21. doi: 10.1212/WNL.0000000000004765. Epub Dec 1, 2017. PubMed PMID: 29196574; PubMed Central PMCID: PMC5754646.
21. DE SEZE J, STOJKOVIC T, BRETEAU G, et al. Acute myelopathies: Clinical, laboratory and outcome profiles in 79 cases. Brain. 2001, 124(Pt 8):1509–1521. PubMed PMID: 11459743.
22. Thompson AJ et al. 2018.
23. VIDAL-JORDANA A. New advances in disease-modifying therapies for relapsing and progressive forms of multiple sclerosis. Neurol Clin. 2018, 36(1):173–183. doi: 10.1016/j.ncl.2017.08.011. PubMed PMID: 29157398.
24. MITSIKOSTAS D D, GOODIN D S. Comparing the efficacy of disease-modifying therapies in multiple sclerosis. Mult Scler Relat Disord. 2017, 18:109–116. doi: 10.1016/j.msard.2017.08.003. Epub Aug 18, 2017. PubMed PMID: 29141791.
25. WINGERCHUK D M, LENNON V A, LUCCHINETTI C F, et al. The spectrum of neuromyelitis optica. Lancet Neurol. 2007, 6(9):805–815. PubMed PMID: 17706564.
26. PITTOCK S J, LUCCHINETTI C F. Neuromyelitis optica and the evolving spectrum of autoimmune aquaporin-4 channelopathies: A decade later. Ann N Y Acad Sci. 2016, 1366(1):20–39. doi: 10.1111/nyas.12794. Epub Jun 10, 2015. PubMed PMID: 26096370; PubMed Central PMCID: PMC4675706.
27. HINSON S R, LENNON V A, PITTOCK S J. Autoimmune AQP4 channelopathies and neuromyelitis optica spectrum disorders. Handb Clin Neurol. 2016, 133:377–403. doi: 10.1016/B978-0-444-63432-0.00021-9. PubMed PMID: 27112688.
28. WANG Y, WANG Y, TAN S, et al. Spinal cord atrophy in neuromyelitis optica spectrum disorders. Mult Scler Relat Disord. 2016, 8:9–10. doi: 10.1016/j.msard.2016.04.007. Epub Apr 9, 2016. PubMed PMID: 27456868.
29. BONNAN M, VALENTINO R, DEBEUGNY S, et al. Short delay to initiate plasma exchange is the strongest predictor of outcome in severe attacks of NMO spectrum disorders. J Neurol Neurosurg Psychiatry. 2017 Oct 13. pii: jnnp-2017-316286. doi: 10.1136/jnnp-2017-316286. [Epub ahead of print] PMID:29030418.
30. EVANGELOPOULOS M E, ANDREADOU E, KOUTSIS G, et al. Treatment of neuromyelitis optica and neuromyelitis optica spectrum disorders with rituximab using a maintenance treatment regimen and close CD19 B cell monitoring. A six-year follow-up. J Neurol Sci. 2017, 372:92–96. doi: 10.1016/j.jns.2016.11.016. Epub Nov 10, 2016. PMID: 28017256.
31. NASR D M, RABINSTEIN A. Spinal cord infarcts: Risk factors, management, and prognosis. Curr Treat Options Neurol. 2017, 19(8):28. doi: 10.1007/s11940-017-0464-3. PubMed PMID: 28688063.
32. ROMI F, NAESS H. Spinal cord infarction in clinical neurology: A review of characteristics and long-

term prognosis in comparison to cerebral infarction. Eur Neurol. 2016, 76(3-4):95–98. Epub Aug 4, 2016. PubMed PMID: 27487411.

33. RIGNEY L, CAPPELEN-SMITH C, SEBIRE D, et al. Nontraumatic spinal cord ischaemic syndrome. J Clin Neurosci. 2015, 22(10):1544–1549. doi: 10.1016/j.jocn.2015.03.037. Epub Jul 4, 2015. PubMed PMID: 26154150.

34. RABINSTEIN A A. Vascular myelopathies. Continuum (Minneap Minn). 2015, 21(1 Spinal Cord Disorders):67–83. doi: 10.1212/01.CON.0000461085.79241.e0. PubMed PMID: 25651218.

35. FREEDMAN B A, MALONE D G, RASMUSSEN P A, et al. Surfer's myelopathy: A rare form of spinal cord infarction in novice surfers: A systematic review. Neurosurgery. 2016, 78(5):602–611. doi: 10.1227/NEU.0000000000001089. PubMed PMID: 27082966.

36. TANENBAUM L N. Clinical applications of diffusion imaging in the spine. Magn Reson Imaging Clin N Am. 2013, 21(2):299–320. doi: 10.1016/j.mric.2012.12.002. Epub Mar 7, 2013. PubMed PMID: 23642555.

37. MARRA C M. Neurosyphilis. Continuum (Minneap Minn). 2015, 21(6 Neuroinfectious Disease):1714–1728. doi: 10.1212/CON.0000000000000250. PubMed PMID: 26633785.

38. GESSAIN A, MAHIEUX R. Tropical spastic paraparesis and HTLV-1 associated myelopathy: Clinical, epidemiological, virological and therapeutic aspects. Rev Neurol (Paris). 2012, 168(3):257–269. doi: 10.1016/j.neurol.2011.12.006. Epub Mar 7, 2012. PubMed PMID: 22405461.

39. MATSUURA E, NOZUMA S, TASHIRO Y, et al. HTLV-1 associated myelopathy/tropical spastic paraparesis (HAM/TSP): A comparative study to identify factors that influence disease progression. J Neurol Sci. 2016, 371:112–116. doi: 10.1016/j.jns.2016.10.030. Epub Oct 21, 2016. PubMed PMID: 27871430.

40. OH U, JACOBSON S. Treatment of HTLV-I-associated myelopathy/tropical spastic paraparesis: Toward rational targeted therapy. Neurol Clin. 2008, 26(3):781–797, ix-x. doi: 10.1016/j.ncl.2008.03.008. PubMed PMID: 18657726; PubMed Central PMCID: PMC2610848.

41. KABIR M, AFZAL M S. Epidemiology of polio virus infection in Pakistan and possible risk factors for its transmission. Asian Pac J Trop Med. 2016, 9(11):1044–1047. doi: 10.1016/j.apjtm.2016.09.006. Epub Oct 24, 2016. PubMed PMID: 27890362.

42. TANGERMANN R H, LAMOUREUX C, TALLIS G, et al. The critical role of acute flaccid paralysis surveillance in the Global Polio Eradication Initiative. Int Health. 2017, 9(3):156–163. doi: 10.1093/inthealth/ihx016. PubMed PMID: 28582560.

43. ATHAR P, HASBUN R, NOLAN M S, et al. Long-term neuromuscular outcomes of West Nile virus infection: A clinical and electromyographic evaluation of patients with a history of infection. Muscle Nerve. 2018, 57(1):77–82. doi: 10.1002/mus.25660. Epub Jun 17, 2017. PubMed PMID: 28380696.

44. LEIS A A, STOKIC D S. Neuromuscular manifestations of West Nile virus infection. Front Neurol. 2012, 3:37. doi: 10.3389/fneur.2012.00037. eCollection 2012. PubMed PMID: 22461779; PubMed Central PMCID: PMC3309965.

45. GOODMAN B P. Metabolic and toxic causes of myelopathy. Continuum (Minneap Minn). 2015, 21(1

Spinal Cord Disorders):84–99. doi: 10.1212/01.CON.0000461086.79241.3b. PubMed PMID: 25651219.

46. HEMMER B, GLOCKER F X, SCHUMACHER M, et al. Subacute combined degeneration: Clinical, electrophysiological, and magnetic resonance imaging findings. J Neurol Neurosurg Psychiatry. 1998, 65(6):822–827. PubMed PMID: 9854956; PubMed Central PMCID: PMC2170379.

47. SCALABRINO G. Cobalamin (vitamin B(12)) in subacute combined degeneration and beyond: Traditional interpretations and novel theories. Exp Neurol. 2005, 192(2):463–479. Erratum in: Exp Neurol. 2005, 194(2):561. PubMed PMID: 15755562.

48. HATHOUT L, EL-SADEN S. Nitrous oxide-induced B12 deficiency myelopathy: Perspectives on the clinical biochemistry of vitamin B12. J Neurol Sci. 2011 Feb 15;301(1–2):1–8. doi: 10.1016/j.jns.2010.10.033. Epub Nov 26, 2010. PubMed PMID: 21112598.

49. WINSTON G P, JAISER S R. Copper deficiency: An unusual case of myelopathy with neuropathy. Ann Clin Biochem. 2008, 45(Pt 6):616–617. doi: 10.1258/acb.2008.008122. Epub Sep 9, 2008. PubMed PMID: 18782809.

50. KIERNAN M C, VUCIC S, CHEAH B C, et al. Amyotrophic lateral sclerosis. Lancet. 2011, 377(9769): 942–955. doi: 10.1016/S0140-6736(10)61156-7. Epub Feb 4, 2011. PubMed PMID: 21296405.

51. ROWLAND L P. Ameliorating amyotrophic lateral sclerosis. N Engl J Med. 2010, 362(10):953–954. doi: 10.1056/NEJMcibr0912229. PubMed PMID: 20220193.

52. HARDING A E. Friedreich's ataxia: A clinical and genetic study of 90 families with an analysis of early diagnostic criteria and intrafamilial clustering of clinical features. Brain. 1981, 104(3):589–620. PubMed PMID: 7272714.

53. DÜRR A, COSSEE M, AGID Y, et al. Clinical and genetic abnormalities in patients with Friedreich's ataxia. N Engl J Med. 1996, 335(16):1169–1175. PubMed PMID: 8815938.

54. KOEPPEN A H, BECKER A B, QIAN J, et al. Friedreich ataxia: Hypoplasia of spinal cord and dorsal root ganglia. J Neuropathol Exp Neurol. 2017, 76(2):101–108. doi: 10.1093/jnen/nlw111. PubMed PMID: 28082326.

55. KOEPPEN A H. Friedreich's ataxia: Pathology, pathogenesis, and molecular genetics. J Neurol Sci. 2011, 303(1-2):1–12. doi: 10.1016/j.jns.2011.01.010. PubMed PMID: 21315377; PubMed Central PMCID: PMC3062632.

56. DÜRR A. Friedreich's ataxia: Treatment within reach. Lancet Neurol. 2002, 1(6):370–374. PubMed PMID: 12849398.

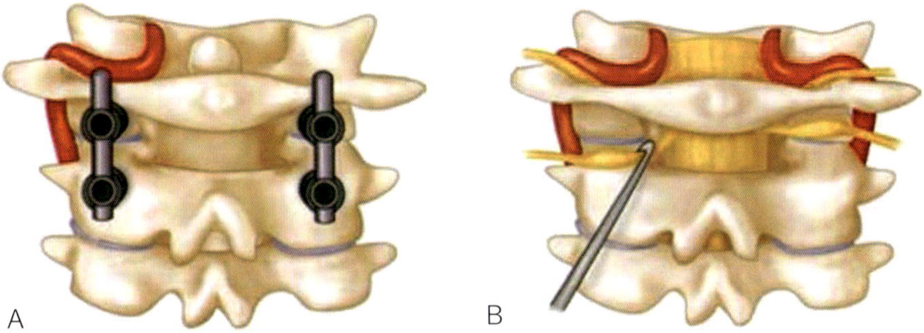

图 1.4　A. C1 侧块技术。B. 牵开 C2 神经根暴露侧块

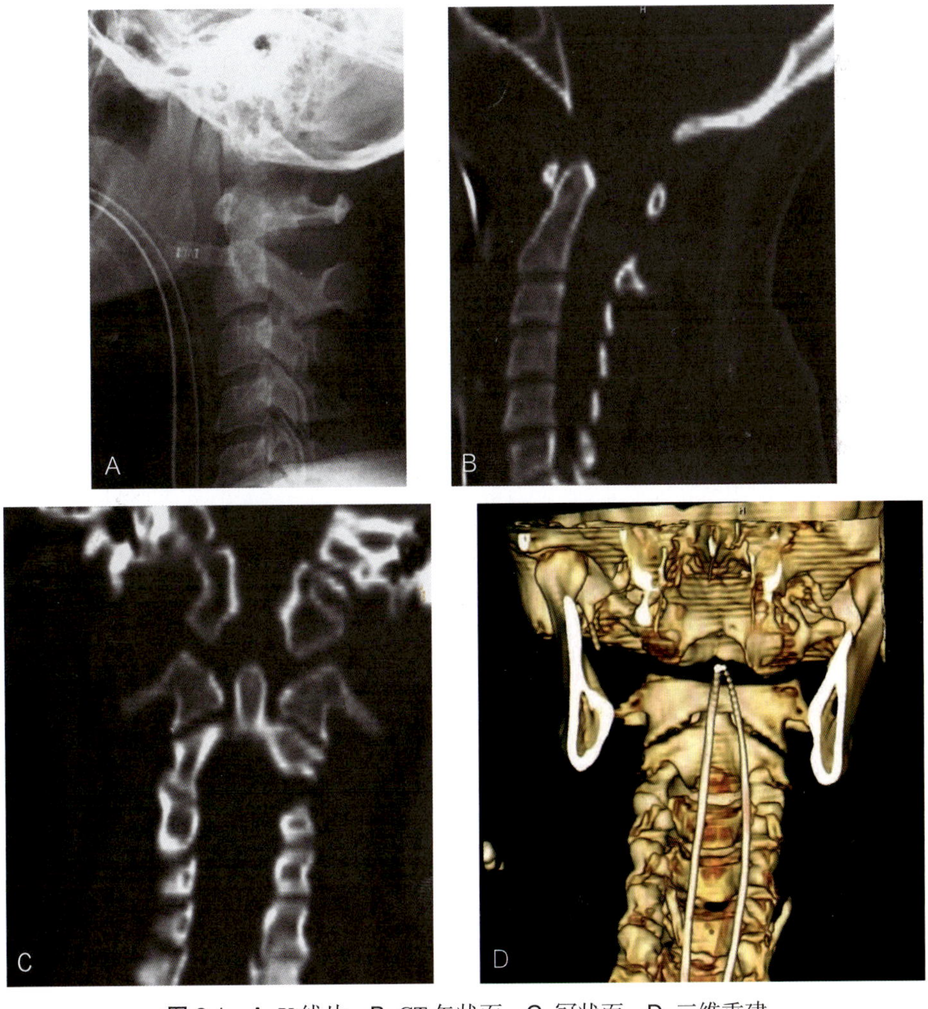

图 3.1　A. X 线片。B. CT 矢状面。C. 冠状面。D. 三维重建

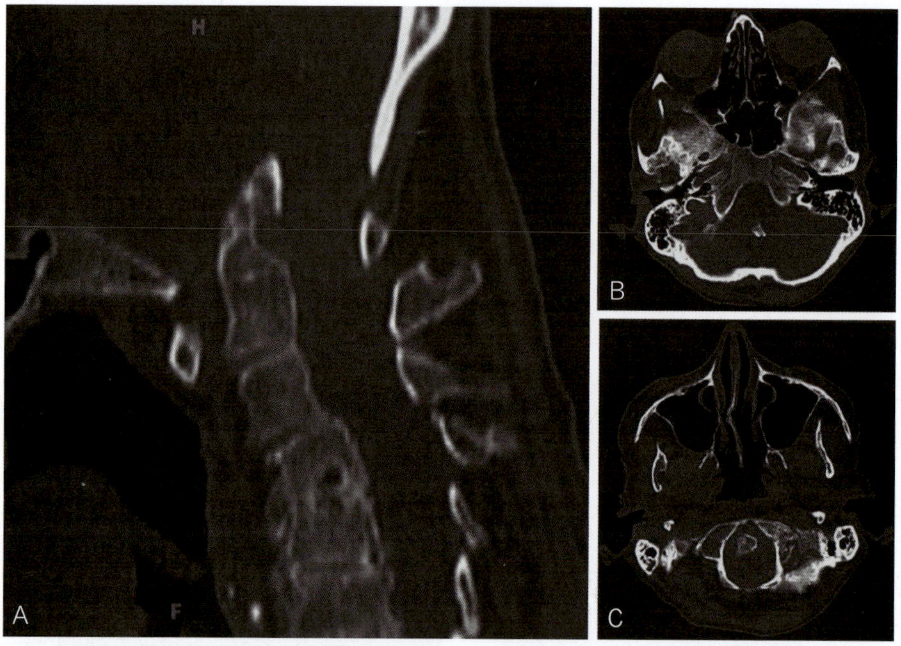

图 6.1　A. 矢状位 CT。B. 后颅窝的横断面 CT。C. 枕骨大孔水平的横断面 CT，显示颅底凹陷，齿状突明显上移至后颅窝

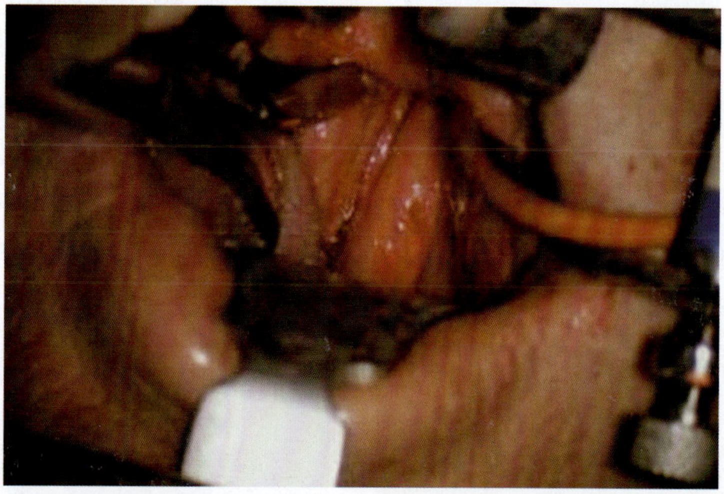

图 6.2　术中显示经口咽入路进入颅颈交界区的照片。自动牵开器使嘴张开并将舌头从手术区域牵开。注意红色橡胶导管用于牵开软腭。为显露 C1 环做准备，已在咽部做了切口

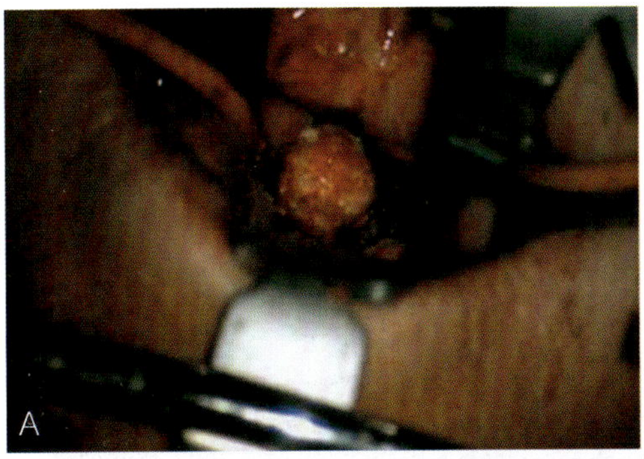

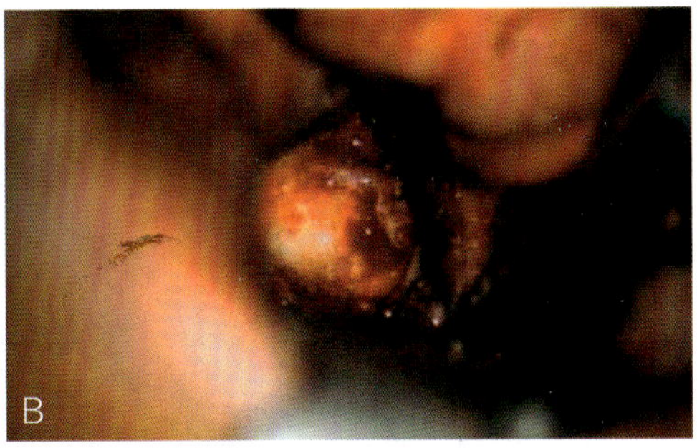

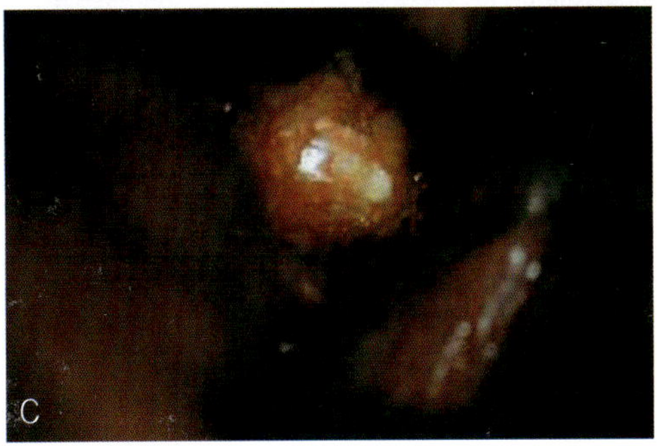

图 6.3 术中图片显示 C1 环的显露（A）和随后利用磨钻切除（B）。C. 术中 C1 前环及齿状突切除照片，显示横韧带

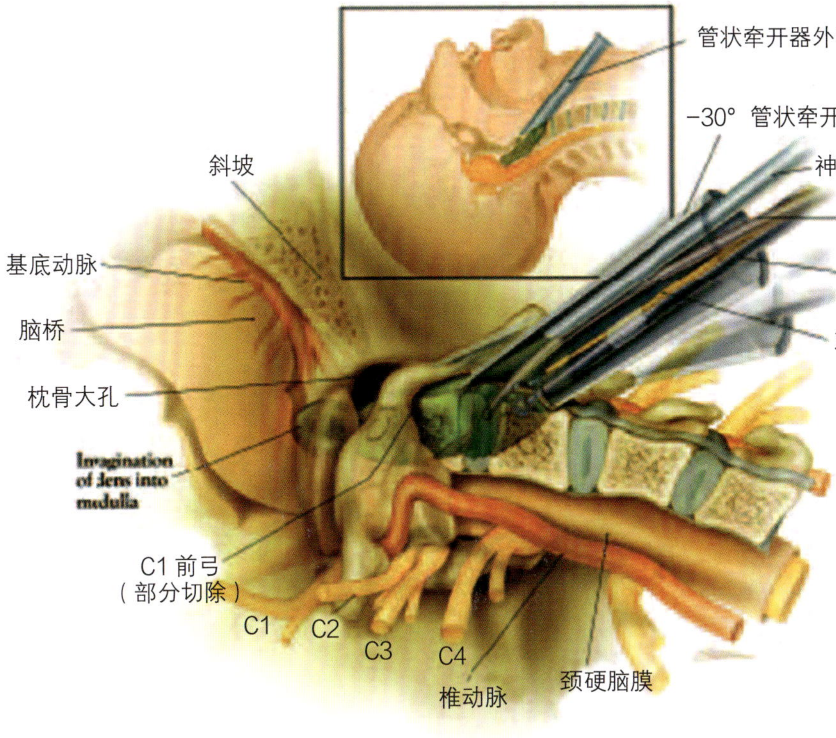

图 6.4 该图显示管状牵开器放置在颈椎前方，作为一个固定和内窥镜工作通道。插图显示了患者在手术室的方位。a= 动脉

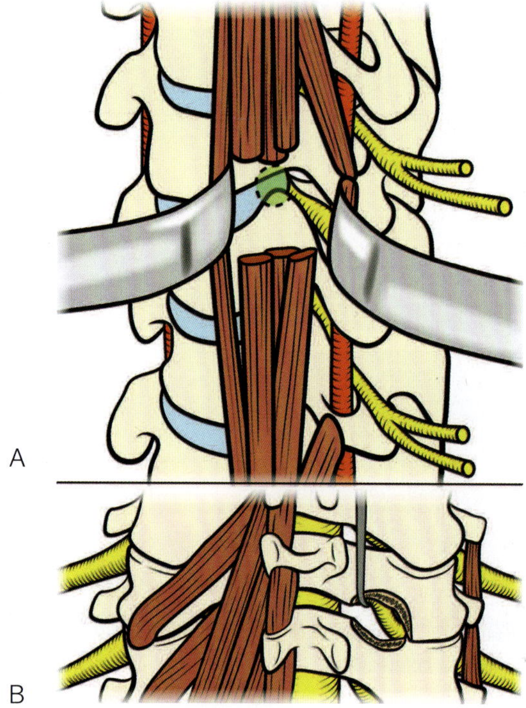

图 11.2 颈椎椎间孔切除术的前后入路

A. 显示前路椎间孔切开术的插图，描绘了椎间盘突出碎片的位置（圆圈）。侧向牵开器用于保护神经根和椎动脉。颈长肌已被分开，以暴露椎间盘。**B.** 显示后路椎间孔切开术的插图。磨钻钻取椎板—小关节突交界处，以便进入出口神经根。显示出一个神经钩牵开出口神经根